高等学校教材

中国传统养生概论

Zhongguo Chuantong Yangsheng Gailun

王凤阳　主编

高等教育出版社·北京
HIGHER EDUCATION PRESS　BEIJING

图书在版编目（CIP）数据

中国传统养生概论/王凤阳主编. --北京：高等教育出版社，2010.6（2018.9重印）
ISBN 978-7-04-028718-9

Ⅰ.①中… Ⅱ.①王… Ⅲ.①养生（中医）-教材 Ⅳ.①R212

中国版本图书馆CIP数据核字（2010）第074619号

策划编辑 范 峰　责任编辑 丁燕娣　封面设计 刘晓翔　责任绘图 尹 莉
版式设计 王艳红　责任校对 殷 然　责任印制 刘思涵

出版发行	高等教育出版社	咨询电话	400-810-0598
社　　址	北京市西城区德外大街4号	网　　址	http://www.hep.edu.cn
邮政编码	100120		http://www.hep.com.cn
印　　刷	山东百润本色印刷有限公司	网上订购	http://www.landraco.com
开　　本	787mm×960mm　1/16		http://www.landraco.com.cn
印　　张	20	版　　次	2010年6月第1版
字　　数	370千字	印　　次	2018年9月第3次印刷
购书热线	010-58581118	定　　价	29.80元

本书如有缺页、倒页、脱页等质量问题，请到所购图书销售部门联系调换

物 料 号　28718-00

编 委 会

编写说明

“健康第一，终身养生”的思想，已逐渐成为21世纪人们的主流观念而影响着人们生活、学习、工作的方方面面。中华民族是一个“贵生”的民族，数千年来形成了独特的养生思想和健身方法，其理论系统、内容丰富、效果显著，代代传承不息。中国传统养生文化内涵着中国传统文化的哲学思想、中医学理论，是中华民族大文化的重要组成部分。

近年来，在全国高等院校体育学各专业方向的教育中，已有许多专业把中国传统养生文化与现代健康教育等一起作为必修、必选或自选等课程列入教学计划之中，确立并丰富了中国养生文化在现代健康教育中的地位和内容。

本教材的出版是当前高等体育学各专业教学的需要，也是填补教材空缺的需要，又是现代健康教育内容补充的需要，更是弘扬中国传统文化、为大学生形成现代健康观、提供中国传统养生文化元素的需要。因此，得到了高等教育出版社的大力支持。

本教材的基本内容包括：中国传统养生文化概论，中国传统养生理论基础，中国传统养生基本理论，环境与养生、起居与养生、药食养生、精神与养生、性与养生、传统运动养生、气功与养生、针灸、按摩与养生，以及中国古代养生文献名录等内容。

本教材以理论教学为基本方式，以可读、易学、实用为基本原则，突出科学性、知识性、时代性以及中国特色，力争做到深入浅出、通俗易懂，使学生感到有趣爱读，促进教学与自学互动。

参加本教材编写工作的同志有(以章节顺序)：河北师范大学王凤阳教授(导论，第八、十章)，天津体育学院杨祥全博士、副教授(第一章)，首都体育学院洪峰副教授(第二、七章)，河北师范大学马剑博士、副教授(第三章)，廊坊师范学院谭英杰副教授(第四章)，湖北孝感学院陈叶坪副教授(第五章)，曲阜师范大学孔喜良副教授(第六章)，北京师范大学屈国锋博士、副教授(第九章)，湖南师范大学刘祥梅副教授(第十一章)，福建师范大学魏胜敏博士(附录)。

本教材在2008年12月启动到2009年12月完稿，历时1年。由于编写时间紧迫和我们的业务水平有限，加之以前没有相同的参考教材，书中难免有不妥或错误之处，期望广大师生在教学实践中给予批评和建议，以便在今后的修订中加以改进和完善。

编委会

2010年4月

目　录

导　论

【导论提要】

中华民族是一个“贵生”的民族。数千年来形成的传统养生文化是中国大文化的重要组成部分。追求健康、长寿是人类的共同愿望，“健康第一，终身养生”的思想已深入人心。本导论以概述传统养生、运动健身概念为前导，分别探讨中国传统养生的基本思想与西方运动健身观念，讨论中西方养生与健身文化的差异性以及互补的实践意义，为当代大学生建立和形成科学的现代健康观奠定基础。

【学习目标】

1. 深入理解传统养生与运动健身的概念与文化内涵。
2. 掌握中国传统养生文化的基本思想。
3. 了解西方运动健身文化的基本观念。
4. 对比中西方养生与健身文化的差异及其互补的当代意义。
5. 建立科学的现代健康观与健康价值观，自觉承担弘扬和传播中国传统养生文化的责任。

对健康、长寿的追求，是人类永恒的课题，是当代人们的共同愿望！

亲爱的同学，当你打开《中国传统养生概论》这本教材的时候是否会首先想到什么是“传统养生”、什么又是“运动健身”呢？难道“养生”与“健身”不一样吗？为了弄清楚二者的深刻含义，在你翻开英汉大词典想要对比一下时，却会发现找不到与中文“养生”一词完全对译的英文词汇。通过学习，你会发现“养生”一词的内容是多么的丰富，它是一个有着浓厚中国传统文化色彩的词汇，内含着中国人对生命深刻认识的“生命观”，以及对保养生命、追求长寿有着积极态度和方法的“养生观”。

人类社会步入21世纪之时，物质文明的高速发展使人们渴望拥有更高水平的生活需求，“健康第一、终身养生”的思想也随之深入人心。千百年来，中西方养生与健身文化都有着悠久的历史与其丰富的内涵，都对人类的健康作出过重要贡献。在当今全球一体化的时代背景下，注重中国养生与西方健身文化的交流、融合与互补，具有重要的实践价值。“古为今用、洋为中用、中西结合”，建立科学的现代健康观，弘扬传播以及推广普及中国传统养生文化，对造福人类健康事业具有重要的时代意义。

一、什么是传统养生？什么又是运动健身？

（一）传统养生的概念与内涵

中国人的养生与中国历史一样悠久，与传统中医学理论同根、同源。“养生”一词最早的论述见于《庄子·内篇·养生主》：“文惠君曰：善哉！吾闻庖丁之言，得养生焉。”《吕氏春秋·节丧》：“知生也者，不以害生，养生之谓也。”在不同的文献中，与养生一词同义的有摄生、道生、卫生、保生、寿世等不同称谓。养生一词中的“养”字，体现出一种积极的态度和行为的珍爱思想，其含义是指保养、调养、培养、补养、护养、练养等之意。所谓“生”字，就是指“生命”，而生命在中国人的生命观中是“形神合一”的统一体．生命是一个具有生长、发育、成熟、衰老，并按“生、长、壮、老、已”的自然规律发展变化，由生至死的过程。所谓“养生”，就是根据生命的发生、发展各阶段变化规律，依据其具体情况，采取能够保护身体、减少疾病、增进健康、延年益寿的有效方法所进行的欲达“天年”目标的修养身心、保养生命的实践活动。传统养生概念的内涵不单纯是为了生命的长度，更重要的是提高生命的质量和提升健康水平的境界。也就是说，中国人的养生不仅把身体健康当做目标，而且更把精神、道德的修养当做目标，是身心双修的和谐统一。

自古以来，中国人就把养生的理论和方法称之为“养生之道”。在最早的医典《黄帝内经·素问·上古天真论》（《黄帝内经》简称《内经》，包括《素问》和《灵枢》）中就有“上古之人，其知道者，法于阴阳，和于术数，食饮有节，起居有常，不妄作劳，故能形与神俱，而尽终其天年，度百岁乃去”的论述，全面而高度地阐述了对养生之道的基本认识和基本内容，是中国人养生实践的高度概括和对养生规律的经典总结，并提出了“天年”终极目标的生命命题。几千年来，在漫长的历史进程中，理论系统和方法完善、内容丰富的传统养生文化，影响着中国人民养生实践的方方面面。

（二）运动健身的观念与本质

西方的哲学思想认为人与自然、身体与精神等关系是：“主客两分、身心两分”。因此，西方人对健康追求的手段和方法是把精神和身体的锻炼独立开来，把体育运动作为身体健康的基本手段。人的躯体运动之所以能够健身，其关键因素是运动的强度和时间（即运动量），表现于各个运动项目之中。运动健身遵循“刺激→反应→适应”的训练学理论，其机制是通过运动刺激引起机体代谢的反应变化，随后提高适应性来塑造自身结构和功能的统一，以求身体生理上的健康。从运动对人体作用的效果来看，运动无疑是提高或保持机体能力、对抗或延缓机能退化等最有效的基本手段和方法。对于青少年来讲，合理的运动能有效促进生长、发育、身体功能和结构的塑造，保证旺盛的代谢能力；对于中老年人来讲，适量的运动能有效减慢身体功能和结构的退化，从而延缓衰老的进程。

运动健身是指肢体适量运动所带给机体结构与机能增强的适应性变化。运动之所以能够使身体健康，其生理作用的本质是获得"功能储备"。所谓功能储备是指运动时机体最大功能值减去安静时功能值之间的差值。差值越大，储备就越大，机能状态就越好；反之就差。我们可以试想一下，运动员为什么身体那样好、那样有活力？而一般人、体弱者的身体就相对较差？人体机能的退化与衰老就是功能储备的差值越来越小的动态变化过程。它遵循"用进废退"的生物学原理，所以"生命在于运动"，这一点已被现代人体科学所证实。为此，合理的体育运动是对抗衰老、增强功能储备等最有效方法之一。"动则不衰"是运动健身的根本，"功能储备"是运动健身的本质，"合理运动"是运动健身的保证。

二、中国人养生的基本思想

中国人的养生思想，在"天人合一，形神合一"传统理论的影响下，始终与生命观、疾病观、衰老观以及"气学说"为代表的朴素唯物自然观紧密联系。千百年来，传统养生思想与中医学理论以及医疗实践一脉相承，同根、同源。

（一）传统养生思想的中医学基础

中医学理论认为，"生之本，本于阴阳"；"阳化气，阴成形"，是说生命的根本，就在阴阳。生命过程是一个不断地化气与成形的过程；也是机体同外界环境不断地进行物质和能量的交换过程，即新陈代谢。阴阳既对立斗争，又相互统一，化气与成形互为依存、互为转化、互为消长。阴阳任何一方太过或不及，均可导致另一方受损，因此生命健康的根本就在于阴阳的平衡。阴阳过度失衡就是疾病，阴阳轻度失衡就是虚弱（亚健康），阴阳动态平衡就是健康。中医治病以及传统养生的基本思想就是调理阴阳变化的偏胜与偏衰，由失衡到平衡的调整过程。"阳胜则热，阴胜则寒；阳虚则寒，阴虚则热；热者寒之，寒者热之；虚者补之，实者泻之"，"补"与"泻"一直是中医调理阴阳平衡、治疗疾病的基本原则，培养自身阴阳平衡的调整能力又是养生实践的基本准则。

中医学理论认为，疾病可知，不仅能治，又可防之；"治"是中医诊治疾病，"防"是养生；治与防同理、同源。导致疾病发生的基本因素包括内因和外因等因素。内因因素是指人的喜、怒、忧、思、悲、惊、恐七情的变化；外因因素是指外界风、寒、暑、湿、燥、火六淫的变化，即内伤七情、外感六淫。中医学把致病的内、外因素称之为"邪气"，并认为邪气侵犯人体，破坏了阴阳平衡，使阴阳失调、失衡而发病。邪气是否致病，关键就在于机体"正气"的强弱。所谓"正气存内，邪不可干；邪之所凑，其气必虚”，是说体内“正与邪”的斗争关系。中医学的“扶正固本”，是说扶助正气在于固本，这个“本”是指生命的本能，即内在的生命力，它是维持生命和提升健康的生命潜能。健康源于养生，养生的核心在于固本。如果说“扶正固本”是中医治疗疾病的基本思想之一，那么“养生固本”就是养生的基本内容之一。

中医学理论认为，人的生命规律是“生、长、壮、老、已”。“天年”是指天赋予人的寿限，即自然寿命，应该是100～120岁。是什么因素影响着人的寿命呢？是衰老。衰老是随着年龄增长而发生的一系列生理功能和形态方面的退行性变化，是不可抗拒的自然规律。人不该衰老的时候提前衰老，就是“早衰”。早衰是影响人寿命的基本因素，由疾病或缺乏运动而导致的机能退化是早衰出现的内在原因。从中医理论看，人体衰老主要与脏腑功能衰退、气血阴阳失调而形成的气滞血瘀等有关。只有深入了解早衰的本质及其机制，才能采取正确的养生方法，以防止早衰、延缓衰老。因此，养生的过程又是抗衰老的过程，“动则不衰”，合理的运动是抗衰老的最有效方法之一。

中医学理论认为，人生命的完整意义是“形神合一”。所谓“形”，是指身体，即全身的组织器官，是物质基础。所谓“神”，是指思维、意识、情感为特点的心理活动以及生命活动的生理功能及外在表现。二者的关系是相互依存、相互影响，密不可分，是对立统一的有机整体。“神本于形而生，依附于形而存；形为神之基，神为形之主，”故有了“守神全形，保形全神，形神供养”的养生思想。“静以养生，重在养神”。《内经》指出：“神太用则劳，其藏在心，静以养之”；“静则神藏，躁则消亡”；“精神内守，病安从来”强调了“静”的养生意义。“动以养生，重在养形”。身体的动静状态与精气神的生理功能状态有着密切联系，久静不动则易导致精气郁滞、气血凝结，久之损寿。《吕氏春秋·达郁》说：“形不动则精不流，精不流则气郁”，“动摇则谷气得消，血脉流通，病不得生”，又强调了“动”的养生意义。动静适宜，刚柔相济，动静互涵是中国传统养生“形神合一”的重要原则。古人云：“人身阴阳也，阴阳动静也。动静合一，气血和畅，百病不生，乃得尽其天年。”

“药食同源，寓医于食，食药一体，膳药同功”是中医学的重要思想，不仅应用于治疗疾病，更注重于饮食养生。中医学认为，一切中药与食物都具有“偏”性，分“四性、五味”。四性是指热、寒、温、凉四种偏性，热、温与寒、凉分别属于阳和阴两类不同的性质。五味是指辛、甘、酸、苦、咸五种味道，不同的味也有不同的阴阳属性。中医学就是利用药与食所具有的“偏”性，来纠正、调理人体的“偏”性，以求阴阳平衡，达到治病与养生的目的。《养老奉亲书》认为：“高年之人，真气耗竭，五脏衰弱，全仰饮食为资气血。”药食调理要求“辨证用药、用膳”，要根据四时气候、体质、表现等具体证候，选择与之相适应的药食治疗或预防。合理的饮食可使人体气血协调、正气旺盛，有利于机体健康，有利于疾病痊愈；反之，饮食失节，可使气血失调、脏腑功能下降、正气衰败，而加速疾病的恶化。

（二）传统养生思想的唯物自然观

中国的“气学说”认为，构成宇宙间万物的最基本东西是“气”。它“无形无象，其大无外、其小无内”，常人看不见、摸不着，充斥在整个宇宙之中，可直称为“气”或“元”，又可称为“精气”或“元气”。气具有阴阳二性，宇宙间的万物以及生命体都是气的阴阳相互作用、相互转化的斗争结果。《素问·五常政大论》说：“气始而生化，气散（聚）而成形，气布而蕃育，气终而象变。”就是说自然界一切事物的生、长、衰、亡的过程都是“气”变化的结果。《素问·宝命全形论》讲：“人以天地之气生，顺四时之法成。”人生天地之间，宇宙之中，一切生命现象都与大自然息息相关。人与自然有相通、相应的关系，不论四季气候、昼夜晨昏、日月运行、地理环境，以及饮食、起居等各种变化，都会对人的生命产生影响。这就是“天人合一、天人相应”唯物自然观的基本思想。

在这一思想的指导下，中医学提出顺应四时、地理、起居等种种养生原则。四时气候的变化是“春温、夏热、长夏湿、秋燥、冬寒”，对应的是“春生、夏长、长夏化、秋收、冬藏”。依据阴阳五行学说，中医理论提出“春属木，其气温，养肝；夏属火，其气热，养心；长夏属土，其气湿，养脾；秋属金，其气燥，养肺；冬属水，其气寒，养肾”等顺四时养五脏的原则。地理区域、环境、气候等对人们的生活习惯以及生理活动产生影响，如南方多湿热，人体腠理多疏松；北方多燥寒，人体腠理多致密。习惯于这样的环境，一旦改变，多有生理不适之感，要经过一段时间，才会适应。在居住环境方面“凡人居住之室，必须固密，勿令有细隙，有风雨得入”；“栖息之室，必常雅洁，夏则虚敞，冬则温密”；“积水沉之可生病，沟渠通浚，屋宇清洁无秽气，不生瘟疫病”；等等，都是顺应自然、改善环境的具体养生措施。此外，“动作以避寒，阴居以避暑”；“日出而作，日落而息”；“春捂，秋冻”；等等也都是顺应自然的养生思想。

人与天地相应不是消极被动的，而是积极主动的。人之所以能主动地适应自然，是因为人能够认识自然和改造自然，能够认识生命规律以及生命与自然的关系，从而积极主动地顺应自然规律，以减少疾病的发生。《吕氏春秋》记载道：“天生阴阳寒暑燥湿，四时之化，万物之变，莫不为利，莫不为害。圣人察阴阳之宜，辨万物之利，以便生，故精神安乎形，而寿长焉。”《素问·四气调神大论》说：“阴阳四时者，万物之终始也，死生之本也，逆之则灾害生，从之则苛疾不起，是谓得道。”《灵枢·本神》说：“智者之养生也，必顺四时而适寒暑，和喜怒而安居处，节阴阳而调刚柔，如是则僻邪不至，长生久视。”

（三）传统养生实践的基本指导思想

《素问·四气调神大论》指出：“圣人不治已病治未病，不治已乱治未乱，此之谓也。夫病已成而后药之，乱已成而后治之，譬犹渴而穿井，斗而铸锥，不亦晚乎。”中国人自古就有“救治于后,不若摄养于先”的养生观念。“未病先防,治未病”的预防理念就是中国传统养生实践的基本指导思想。可贵的是,中医学这一预防为先的思想要比西方医学由“治疗”转变到“预防”为主的现代医学模式早了几千年的时间,足以证明中国传统养生文化的博大精深和历史的源远流长。调理阴阳是养生的理论,抵抗早衰是养生的根本,培养正气是养生的核心,身心双修是养生的内容,辨证调摄是养生的原则;顺应自然,四季保养,动静结合,劳逸适度,通经活络,行气养血,膳药调补,食饮有节,起居有常,房事有度等都是传统养生实践的基本内容和思想。

中国传统养生文化继承了中国古代的哲学思想和中医学理论之精华,“天地统一,世间人和”。《内经》主张:“上知天文,下知地理,中知人事,可以长久。”把“天”、“地”、“人”看成是统一的有机整体。在“天人合一”的观念下,以“天人相应、相通,形神合一”的整体观为出发点,主张从综合分析的角度去看待生命和生命现象。把“精”、“气”、“神”视为人体三宝,以调理五脏为基础,疏通经络为方法,作为养生实践的核心。强调和谐适度及综合辨证的指导思想,突出防微杜渐“治未病”预防为主的宗旨,确定了生命活动的动静互涵、平衡协调发展为养生实践的基本准则,主张“正气为本、求本固本”,提出“摄取与调养”的固本原则,要求具备“坚持不懈、持之以恒”的精神。指出欲要得到健康长寿,不仅在于懂得养生之道;更重要的是把养生之道的理论和方法贯彻到日常生活中去,而形成良好的生活方式。自觉地运用正确的养生保健知识和方法,通过自养、自疗、自练等提高自身的素质和抗病、防病的能力,达到延年益寿、无病而终、颐养天年之目的。

三、西方人运动的健身观念

西方人的健身观与中国人的养生思想有很大不同,其根源在于对“人与自然”、“人的身心”关系认识上的差异,有着不同的文化背景。

(一) 机械唯物主义的自然观

机械唯物主义的自然观源于古希腊的原子论,经过中世纪一千多年“神学”阶段的反思、否定,在文艺复兴的16世纪兴起,并在17、18世纪的西方哲学中占据支配地位。机械唯物主义的自然观是一种单纯用古典力学解释一切自然现象的观点,认为自然界中的一切事物都完全服从于机械因果律,它把物理的、化学的、生物的系统和运动形式都归结为力学的系统与运动形式。这一自然观把自然科学从“神学”的禁锢中解放出来,对自然界进行分门别类的研究并取得了巨大成就,奠定了现代科学的基础。机械唯物主义的自然观在历史上所起的进步作用在于它与当时最发达的自然科学相结合,坚持从自然本身说明自然,证实了以往被视为根本不同的领域(如地上的运动和天上的运动)都服从于同样的力学规律,从而有力地打击了“神学自然观”,维护了世界的物质统一性原则。机械唯物主义的自然观认为“人与自然是分离和对立的”，自然界没有价值，只有人才有价值。这发展了“人类中心主义”的价值观，为人类无限制地开发、掠夺和操纵自然提供了伦理基础。

19世纪后，机械唯物主义的自然观所暴露出的局限性被指责为现代生态环境危机的思想根源。它受到德国自然哲学家的批判，但只有在马克思主义科学的、完整的辩证唯物主义的自然观中才得到了真正的扬弃，使得现代自然科学的发展也逐步突破了机械唯物主义的束缚。19世纪以来先后出现了能量守恒定律、达尔文进化论、细胞学说、热力学统计理论和电磁场理论，真正勾画出了一幅自然界辩证发展的图景。

西方医学是以盖仑解剖学为起点，在16世纪解剖学进一步发展的基础上，经过17世纪的生理学、18世纪的病理解剖学、19世纪的细胞学和细菌学等的发展，以及19世纪末和20世纪的临床医学的发展，才成为今天的现代医学科学。西方医学的发展一直显现着机械唯物主义自然观的“身心两分论”的思想痕迹，它是从分解或还原论的角度来研究人体，把系统分解为器官，器官再分解为细胞，一直追溯到构成细胞的分子，而分子生物学把一切生命现象最终都归结为化学作用，这些方法直到现在都在沿用着。可以说，中西方两种医学的发展是在文艺复兴的16世纪以后，才明显分化成两个不同的医学系统。

（二）西方运动健身的生命观

18世纪，启蒙运动的倡导者——法国哲学家伏尔泰提出了“生命在于运动”的著名论断，为西方人运动健身的观念奠定了基础，得到了千千万万人的共识，已成为现代人的主流观念而影响着人们的生命观。

生命的本质是运动，生命运动是高级的物质运动形式，蛋白体是生命运动的物质基础，细胞是生命的基本单位。生命是由蛋白质、核酸、脂类等生物大分子组成的物质系统。生命现象就是这一系统中物质、能量、信息三个量的综合的运动表现，生命运动是蛋白体的固有属性和存在方式。这种存在方式本质上就在于这些生命的蛋白体的化学组成部分的不断自我更新，即新陈代谢。

“生命在于运动”的内涵是：①生命的诞生在于运动，运动是生命诞生的前提条件，没有物质运动就不会有生命的诞生。②生命的生存在于运动，运动又是生命生存的基础，要维持生命体存在，也离不开物质运动。③生命的发展在于运动，运动更是生命发展的动力和源泉。其外延是：生命运动不仅包括植物、动物、微生物运动，更包括人类生命体运动。对人体生命来说，不仅指机械的物理运动，还包括化学的运动以及思维的、社会的运动；不仅包括宏观的躯体运动，还包括微观细胞的、分子的运动等众多运动形式。生命运动表现的最基本形式就是新陈代谢，通过运动使人体结构与功能在宏观和微观水平上发生新的适应性变化。这就是“生命在于运动”的本质内涵。

（三）西方体育运动的哲学观

西方体育起源于古希腊、罗马的西欧文化，形成于西方资本主义时代，是工业文明背景下的产物。西方体育文化与资本主义历史条件以及竞争性、冒险性的哲学思想相适应。西方体育是以“主客两分、身心两分”的哲学为其文化基础。从竞技性出发，形成了重视“力量、体格、健美”，讲究外在统一和激烈竞争的风格；从感性能力出发，是一种肉体上的沉醉和宣泄。因此，凡是能够表现出刺激、热闹、张扬等感性能力的各个方面，无论危险多大和代价多少，西方人都可以设立为比赛项目。在竞技体育与冒险性项目上，西方人感性冲动的潜能使得他们的社会有着天然的体育基础。西方体育是以竞技性、冒险性为主要特征的一种体育哲学文化。“征服自然、超越自我、竞技第一”是西方体育的价值取向，奥林匹克运动口号“更快、更高、更强”的理念，代表着西方体育“征服自然、超越自我”体育运动的哲学观。西方体育的发展，随着工业文明的发达以及现代科学技术的领先优势，成为强势文化而影响着20世纪的人类社会。

西方竞技体育是以挖掘人体最大潜能、竞技第一为目的的竞争性运动。从竞技训练角度看，是以超负荷极量运动训练为主要特征；使得代谢加快、能量消耗加大，超量恢复加强；带来的结果是肌肉发达、体格健壮，有外在的形体美；以及内脏器官功能亢盛与肌肉系统功能强健的统一。如果从健康的角度看，超负荷的极限训练无疑破坏了身体内在的平衡能力，是对机体的损伤或是潜在的伤害。这种结构与功能的统一，是暂时的、不稳定的、不安全的。它给身体内在的器官造成的不良影响，在某种意义上说是降低了健康水平，且受伤率非常高。可以说，西方体育运动的哲学观是与竞争性比赛目的相一致、相适应；但是对于人的健康来说是有它的局限性的，这一点已被越来越多的人所认可。西方人在科学健康观的影响下，已经意识到超负荷的极量运动是对人体健康不利的运动，致使西方体育运动的发展分化为竞技体育和健身体育。健身体育又称为大众体育，是以合理运动保持或提高自身结构和机能为目的的肢体的活动。由于竞技体育和健身体育之间目的性不同，所以训练手段和方法也不尽相同，同样的项目关键是运动强度和运动时间的把握。西方人是把体育运动作为获得身体健康的基本观念和手段，这与机械唯物主义自然观“身心两分”的哲学思想相吻合。

四、中西方养生与健身文化的差异性及互补性

中国人“天人合一，形神合一”的养生观与西方人“主客两分、身心两分”的健身观在文化的观念及其形成背景上有着很大的差异。这种差异性导致了中西方养生与健身文化的不同发展走向，但都有其合理的内涵，二者互补是当代发展的需求。

（一）中西方养生与健身文化的差异性

1. 人与自然的关系

中国人的养生强调“天人合一，顺应自然”，突出的是人与自然和谐；西方人的健身主张“主客两分，征服自然”，突出的是人改变自然。中国文化所关心的是“生命”；而西方文化所关心的是“自然”。中国的哲学可以说是“生命哲学”，西方的哲学可以说是“自然哲学”。中国的文化历史是以“生命”为本的文化，西方的文化历史是以“自然”为本的文化。

2. 人的身心关系

中国传统养生把身体的修炼与精神的修养相结合，讲究“身心合一”；西方运动健身则偏向于单纯的身体锻炼，主张“身心分离”。中国传统养生强调“形神兼养，以神为主”，西方运动健身注重“身体运动，以形为主”。中国传统养生重视“整体调节”，西方运动健身侧重“局部锻炼”。中国人情感的表露，一般是内向、含蓄、内敛、稳重；西方人情感的表露，一般是外向、奔放、张扬、豪爽。

3. 疾病与防治的关系

中国传统医学强调“治未病”，西方医学注重“治已病”。中国传统医学与养生“救治于后，不若摄养于先”的养生保健理念已有几千年的历史，西方医学“有病治病，没病就算健康”的生物医学模式已延续了许多世纪。有人说“西医治病，中医养生”，很有道理。对于人体机能退化性疾病，如心脑血管疾病、糖尿病等慢性疾病的治疗，中医“整体调理”就充分显示出优势；而对于微生物侵入性疾病，如各类感染性疾病的治疗，西医“针对医治”就充分显示出优势。“药治末，气治本”的中医思想是说，药治的是具体病，是“标”；养生炼气提高的是生命力，是“本”；标本兼治，以本为主。药物可头痛治头，而修炼则是全身性“正气”的综合调理。

4. 运动风格的表现

中国传统养生主张“动静结合，以静为主”，求内；西方运动健身主张“动静分离，以动为主”，求外。中国传统养生注重内在的“精、气、神”，西方运动健身注重外在的“力、健、美”。中国传统的养生术多是“缓慢、柔和、意念、呼吸配合的‘慢’运动”，而西方体育运动健身项目则多是“力量、速度、剧烈、感性化的‘快’运动”。中国的养生功法内容相对复杂，不易掌握、推广；而西方的体育项目内容相对简单，容易学习、普及。

5. 运动与代谢的关系

中国传统养生以“养”为主，运动的强度相对小；西方运动健身以“练”为主，运动的强度相对大。“养则有余，耗则不足”，所以西方运动健身因消耗大，注重大量的营养补充；而中国的养生术注重“精、气、神”的运化，因消耗小不需要过多的营养补充。最明显的现象是，去健身房或运动场锻炼结束后需要补充大量的蛋白质、糖类、维生素等；而练完中国传统养生术后则不需要过多的补充，只想吃清淡的食物。不仅练功的时候如此，生活中中国人也不会像西方人那样获取过多的营养资源。

概而言之，中国的传统养生与西方的健身文化有很大的差异。西方的体育运动健身体系强调“局部”的锻炼，中国传统养生体系强调“整体”的和谐发展。二者是局部与整体的关系，是定量与定性的关系，都有其合理的内涵。

（二）中西方养生与健身文化的互补性

1. 中国的养生思想特点

中国的传统养生是以人的整体为出发点，以综合的思想来认识生命、对待生命，明确指出人与自然、社会是相通、相应的关系。中国的传统养生强调“天、地、人”统一，不仅注重人体自身的统一，还注重人与自然、社会的和谐统一，突出的是“身心合一、天人合一”的整体观。中国传统养生文化体现出宏观定性、整体模糊，带有某种经验性、直觉性、感悟的性质。

2. 西方的运动健身观特点

西方的运动健身观是以人的局部为出发点，以肢体肌肉活动为基本手段，通过代谢的变化来改变和提高人体结构与功能的适应性（即身体健康水平）的方法。西方体育运动的健身是建立在解剖学、生理学、生物化学、现代医学、科学实验等具体学科基础上的实践运用，突出的是人体“身心分离”运动健身的局部观。它体现出具体清晰、微观定量、逻辑严谨等现代科学性质。

3. 中西方养生与健身文化的互补

中国的传统养生与西方运动健身的目的性说到底，都是追求人的健康。健康是身心和谐的统一，是人与自然、社会和谐的统一。无论是从整体的中国养生还是从局部出发的西方健身，都有着合理的内涵与特点。“取长、补短”是当今的必然趋势，交流必然导致新一轮人体生命科学的革命，其最终结果必将以人的身心和谐发展——健康为归宿，这已被中西方越来越多的人所接受。

现代系统科学思想认为，以分解论或还原论的方法经过几百年发展起来的西方医学，虽然对疾病以及人体各组织器官的结构、功能等研究得很深、很透，但有不完整的地方，那就是缺少了整体系统的思想。系统科学思想认为，“系统的整体功能大于系统局部要素功能相加之和”。人体是一个极其复杂的系统，对于整体性机能退化类疾病，如心脑血管疾病、糖尿病等慢性病的治疗，西医一般只能用药物控制；而中医学“整体调理、标本兼治”就能充分显示出其优势。对于各类感染性疾病，西医学“抗菌消炎、具体针对”就有充分的优势。恩格斯早在100多年前就说过“不追根到底不行”，所以分解还原的方法还是需要的，但光有还原论是不行的；还必须进一步把人当做一个整体来观察。只有如此，才能解决西方医学所遇到的一些困难，养生亦然。因此，中西方养生与健身文化在理论上和实践上跟中西方医学的关系一样，都有很好的互补性。互补是当代的需求，也是今后发展的方向。

五、建立科学的现代健康观

从古至今，健康都是人们谈论的永久话题。追求“健康”已被当代人视为最重要的需要之一。什么是健康？健康的标准是什么？怎样建立科学的现代健康观？这些是我们必须要清楚的。

（一）健康的概念

世界卫生组织（World Health Organization，WHO）1948年在其宪章中就明确提出了：“健康不仅是没有疾病或不虚弱，而且是身体健康、精神健康与社会适应良好的完美状态。”即身体、精神、社会的三维健康概念，并明确指出：“健康是基本人权”，达到尽可能的健康水平，是世界范围内一项重要的社会性目标。这一健康观的“心理健康、社会适应”是对传统“没有疾病就算健康”一维的陈旧观念的有力补充和发展，既考虑到人的自然属性，又考虑到人的社会属性，从而摆脱了人们对健康的片面认识。1989年，世界卫生组织又一次深化了健康的概念，把“道德健康”填补到了三维健康观之中。

时代在发展、科学在进步、环境在变化、疾病在变异，尤其是在抗击严重急性呼吸综合征（severe acute respiratory syndrome，SARS，即非典型性肺炎，简称非典）、鸟禽类流行性感冒（禽流感）之后，人们又提高了认识。一度先进的“三维”健康观，如今又显露出不足。有人又提出了“生理、心理、社会、生态”四维的大健康概念。可见健康的观念随着时代的发展，其内容也需要不断地填补和更新，才能体现出健康概念的整体性、动态性、发展性。

对比中国传统养生与西方运动健身文化，不难看出，在几千年前就已形成的“天人合一”的中国养生思想与现代健康观就如此的贴近，足以证明中国传统养生文化的博大精深。因此，深入了解、学习和传播中国传统养生文化，对人们现代健康观以及健康价值观的形成有着十分重要的当代意义。

（二）健康的标准

衡量一个人是否健康，其标准是什么？世界卫生组织为此制定了10条健康标准：

1. 精力充沛，能从容不迫地应付日常生活和工作。
2. 处事乐观，态度积极，乐于承担任务而不挑剔。
3. 善于休息，睡眠良好。
4. 应变能力强，能适应各种环境的各种变化。
5. 对一般感冒和传染病有一定的抵抗力。
6. 体重适当，身材匀称，头、臂、臀比例协调。

7. 眼睛明亮,反应敏锐,眼睑不发炎。

8. 牙齿清洁、无缺损、无疼痛,牙龈颜色正常、无出血。

9. 头发有光泽、无头屑。

10. 肌肉、皮肤富有弹性,走路轻松。

据调查统计,只有15%的人能够达到上述健康标准,而15%的人属于病态,有70%的人处于中间状态,即没有疾病又不完全健康的状态,也就是说,处于机体无明显疾病状态,但活力降低、适应能力出现不同程度减退的一种生理状态,这种中间状态即为"亚健康"状态(第三状态)。可见,养生健身,人人需要。

(三) 建立科学的健康观

所谓健康观,是指人们对健康的认识和态度。所谓健康价值观,是指人们对于人生健康价值的认识、信仰、主张以及支配人们行为的系统观念。由于人们对健康的认识和态度存在差异,所以在健康实践中的行为取向、评价标准、衡量尺度等也各有不同。价值就是需要,没有了需要,也就没有了价值,健康问题是当今人类最迫切的需要。因此对当代人来讲,建立起现代科学的健康观和健康价值观显得十分重要。

对于个人来说,健康是身心的健康,是对生活、工作、环境的良好适应。因此,健康是幸福生活的前提;健康是事业发展的资本;健康是延年益寿的根基;健康是和谐人生的保证;失去健康,就会失去一切;有了健康,才有创造一切的机会。"年轻时,用健康去拼命挣钱;年老时,用辛苦钱去买健康"这种错误的观念会导致人"辛辛苦苦,老来一场空"。人们应在年轻的时候就要学会经营健康。"投资健康就等于存钱"这一观点是建立科学的现代健康观最有价值的理念。人生于世,财富、地位不可能人人平等,但在健康、快乐面前却是人人平等的。新世纪的健康标准应该是什么样呢?著名的健康教育专家洪昭光教授在生活实践中总结了几句话值得深思:"健康快乐100岁,天天都有好心情,60以前没有病,健健康康离退休,80以前不衰老,轻轻松松100岁,自己少受罪,儿女少受累,节省医药费,造福全社会!"

人生中最宝贵的东西是什么?切记第一位的不应是金钱和地位,而是健康和快乐!有人用数字"10 000……"来比喻健康与金钱、地位等关系,很是耐人寻味。把健康比喻为"1",而拥有的金钱、地位等不过是"1"后边的"0";当失去了健康"1",后边的"0"也就没有了意义;只有健康"1"的存在,后边的"0"才能最终成为财富。在叹息那些英年早逝的"成功者"之时,请你在年轻最拥有健康的时候,就开始经营你的健康吧。"一切缘于一个观念",观念决定你的一切,只有有了健康的观念,你才会珍惜健康,去追求健康,为健康付诸行动。

希望同学们,从学习《中国传统养生概论》这一门课开始时就自觉地开始行动!

复习思考题

1. 了解传统养生与运动健身内涵与本质。
2. 试述中国传统养生观的基本思想和内容。
3. 分析对比西方运动健身观的内容特点。
4. 试述中西方养生与健身文化的差异及其互补的当代意义。
5. 结合生活实际试述建立现代健康观与健康价值观。

主要参考文献

1. 邱丕相.中国传统体育养生学.北京:人民体育出版社,2007.
2. 高等学校新世纪体育教材编写委员会.中国传统养生.北京:高等教育出版社,2006.
3. 吴纪饶.大学生健康教育.北京:高等教育出版社,2005.
4. 烟建华.内经选读辅助教材.北京:学苑出版社,2004.
5. 童春秋.中华养生百科.呼和浩特:远方出版社,2002.
6. 于桂兰.中国特色自我医疗全书.北京:华龄出版社,2000.
7. 陈楠.中华养生全书.北京:九州图书出版社,1999.
8. 张广德.导引养生学.北京:北京体育学院出版社,1993.
9. 王玉川.中医养生学.上海:上海科学技术出版社,1992.
10. 印会河.中医基础理论.上海:上海科学技术出版社,1984.

（王凤阳）

第一章　中国传统养生文化概论

【本章提要】

在“天人合一”哲学思想的影响下，中国传统养生表现为“养生生活化”的特点，处处可养生、时时在养生。概括而言，中国传统养生的思想资源主要存在于道家（道教）、儒家、中医、佛家、武术、杂家六个领域。六家养生资源分别呈现出修德养心、人法自然、养心为本、整体养生、筑基强身、融会贯通的特点。中国传统养生在经历了先秦起源与创立、秦汉至隋唐的调整与完善、宋元明清的融会贯通以及近现代转型后，日益由医学、宗教、文人领域走向民间，成为人民大众强身健体的重要工具和“全民健身计划”的重要组成部分。

【学习目标】

1. 熟知中国传统养生的概念。
2. 概括了解中国传统养生六大资源的基本内容。
3. 熟知中国传统养生六大资源的特点。
4. 了解中国传统养生的特点。
5. 对中国传统养生的历史演化脉络有清晰的认识。

“贵生”的中华民族创造了丰富、完善的中国传统养生文化，它分散于中国人生活的每一个角落，尤其存在于道家、儒家、中医、佛家、武术及杂家六个主要领域内。经过先秦、秦汉至隋唐、宋元明清至近现代的发展，中国传统养生逐渐形成了“养生生活化”、“性命双修”、“阴阳互补”、“绵缓运动”四个主要特点。

第一节　中国传统养生的概念

中国传统养生由“中国”、“传统”、“养生”三个词组成，探讨“中国传统养生”的概念应当在厘清这三个词的基础上进行。

一、“中国”的范围

“中国”一词的界定并不是一个简单的地理学和政治学命题，而是涉及历史学和文化学的复杂命题。

历史上，由于我国华夏族建国于黄河流域一带，居四方之中、文化发达，而被称作“中国”、“中华”。后来，“中国”的地理范围和相应的行政区划处于不断变化、调整过程中。因此，对于“中国”的理解我们应该坚持历史与现状兼顾的原则。

二、动态、流动的“传统”

“传”原指古驿道沿途设有许多驿站，传递信息，使者每到一个驿站，便可换乘车马，继续赶路。这样看来，“传”的含义是指一站传一站的意思，引申为相传继续，代代相传的意思。“统”，本义是茧的头绪。段玉裁《说文解字注》：“众丝皆得其首，是为统。”所以，“统”被引申为一脉相承、世代相继的系统。

“传统”由单一概念转变为联结的概念，是取“传”的相传继续和“统”的世代相承某种根本性的东西之意。中国社会科学院语言研究所编辑的《现代汉语词典》认为“传统”是指“世代相传、具有特点的社会因素，如文化、道德、思想、制度等”。从这一认识出发，本书认为：

1. 传统并不是历史上所有事物的统称，更不是过去的概括，而是依然对今天产生影响的过去的存在。

2. 过去的文化只要能与今天建立起某种关联，我们就应该承认其为传统。“因为其本身已经流存下来，具有‘传’的意味，其对今天具有意义，也拥有‘统’的含义。”

传统是流动的、动态的，这启示我们应该动态地看待中国传统养生，在厘清中国传统养生的源流与基本内容的基础上进行合理的扬弃，以便为“全民健身计划”服务、为社会主义现代化建设服务。

三、养生——保养生命

在古代文献中，养生一词的含义主要有以下三个。

(一) 保养生命

在这个意义上使用养生一词的文献主要有：

1.《管子·白心》：既知行情，乃知养生。

2.《庄子·养生主》：吾闻庖丁之言，得养生焉。

3.《吕氏春秋·节丧》：知生也者，不以害生，养生之谓也。

(二) 维持家国生计

在此意义上使用养生一词的文献主要有：

1.《孟子·梁惠王上》:谷与鱼鳖不可胜食,材木不可胜用,是使民养生丧死无憾也。

2.《申鉴·政体》:国无游民,野无荒业,财不虚用,力不妄加,以周民事,是谓养生。

(三)子女供养父母

在此意义上使用养生一词的文献主要出现在《孟子·离娄下》:“养生者不足以当大事,惟送死可以当大事。”

本书中所使用的“养生”为第一种含义——保养生命。在这一意义上养生与摄生、保生、卫生、寿世等有基本相同的内涵。

四、“中国传统养生”的内涵与外延

在阐明了“中国”、“传统”、“养生”的基本意蕴后,本书把“中国传统养生”界定为:中华民族依据中国传统文化、根据生命发展规律所创造的以延长寿命、提高生命质量为目的的理论和方法。

按照不同的分类,它主要由如下几个方面组成:

1. 按照中国传统养生分布的领域分为:道家养生、儒家养生、中医养生、佛家养生、武术养生、杂家养生等。

2. 按照养生生活化的原则可分为:四时起居养生(含房中)、药食养生、精神养生、导引养生等。

第二节　中国传统养生的基本资源

相对于西方而言,中国古人很早就把长寿看做人生最大的幸福,早死视为人生最大的不幸。如《尚书》中就明确地将“寿”看做“五福”之首,将“凶、短、折”(早死)看做“六极”之冠。

牟宗三在进行中西哲学对比时认为:“中国文化之开端,哲学观念之呈现,着眼点在生命,故中国文化所关心的是‘生命’,而西方文化的重点,其所关心的是‘自然’或‘外在的对象’”。中国哲学不同于希腊哲学,希腊哲学的对象是自然,是以自然界为主要课题(习于外看);而中国哲学是生命的学问,其主要课题是生命(惯于内求)。山东大学高旭东在进行中西文化比较时,试图以生命之树与知识之树作为比较的起点来系统地表述其对中西文化的一些基本差异的看法,他认为:“大体说来,中国哲学就是生命哲学,中国的道教就是生命宗教,中国文化就是以生命为本的文化”,选择生命之树“是中国文化的传统,从而使中国人对生命的爱护胜于对知识和真理的追求”。

尊重生命的中华民族创造了丰富的养生文化，可以说，养生文化渗透在中国文化的各个方面。概括其重点，中国传统养生文化主要集中在道家、中医、佛家、儒家、武术、杂家六个领域。六个领域对养生的探索各有特点，可以说是中国传统养生的六大支柱。

一、人法自然——道家(道教)的养生之道

老子是道家养生的开创者，庄子则是老子之后道家养生的主要阐释者，他们的养生思想为秦汉后道家(道教)的养生思想打下了坚实的基础。

“人法地，地法天，天法道，道法自然。”《道德经》中的这句话可看做道家养生思想的总纲。在“道法自然”这种思维方式影响下的道家养生最大的特点就是“人法自然”。

在“人法自然”的引领下，先秦道家养生形成了顺应自然、重神轻形、动静结合、内外兼顾的养生观，处其和、爱惜精神的养生原则以及相应的养生方法。

(一) 先秦道家的养生观

1. 顺应自然的养形调神观

天人合一是人与自然关系的最佳境界，这要求养生者认识人与自然本身所固有的客观规律，并依据这些规律来养生，才可以达到健康长寿的目的。

“人之生也柔弱，其死也坚强。万物草木之生也柔脆，其死也枯槁。故坚强者死之徒，柔弱者生之徒”(《老子·道德经·七十六章》)。庄子不但以“庖丁解牛”的故事来说明养生要因乎自然、“缘督以为经”，而且鉴于社会生活中有许多以柔克刚的事例，提出了养生“贵柔”的思想，在养形上推崇回归到婴儿的状态。

2. 重神轻形的形神共养论

形神关系是中国哲学讨论的重点命题之一。受中国传统文化的影响，中国传统养生大都主张形神共养、身心并修。这一点在道家中亦有反映，如《庄子》中就认为：“形全者神全”、“其形化，其心与之然”。另外，养形与养神还可相互促进，“抱神以静，形将自正”(《庄子·外篇·在宥》)。因此，先秦道家养生比较注重形神、身心的并修、共养。

形神共养并不等于形神在养生上占据同等重要的地位，在这方面先秦道家似乎更为强调养神的重要性。如老子就认为：“吾所以有大患者，为吾有身，及吾无身，吾有何患”(《老子·道德经·十三章》)；庄子则追求精神超越物质的肉体，进入毫无约束的“逍遥游”境界。

3. 动静结合的养神观

先秦道家在主张以静制躁来养神的同时，强调以动导神使之专一，两者相互促进来达到身心并修、延年益寿的目的。

“静为躁君”(《老子·道德经·二十六章》)、“中不静,心不治”(《管子·内业》),清静养神是道家养生的一个鲜明特点。但人的精神是一直处于活动中的,它不可能不运动。庄子注意到了这一点,他作了一个形象的比喻:“水之性,不杂则清,莫动则平,郁闭而不流,亦不能清,天德之象也。故曰,纯粹而不杂,静一而不变,淡而无为,动而以天行,此养神之道也”(《庄子·外篇·刻意》)。

4. 内外兼顾的养生观

“善养生者,若牧羊然,视其后者而鞭之。威公曰:‘何谓也?’田开之曰:‘鲁有单豹者,岩居而水饮,不与民共利,行年七十而犹有婴儿之色。不幸遇饿虎,饿虎杀而食之。有张毅者,高门县薄,无不走也,行年四十而有内热之病以死。豹养其内而虎食其外,毅养其外而病攻其内,此二子者,皆不鞭其后者也’。”由《庄子·达生》中的这段内容我们可以看出,单豹善于保养身心,但对外部的威胁没有戒心;而张毅注意防御来自外部的威胁,却不注意保养身心。两人都没有内外兼修,因而都不能健康长寿。

《庄子》这种“鞭后而寿”的思想与现在的“木桶原理”有一定的共通之处。它要求善于养生者要“内修形神,使延年愈疾,外攘邪恶,使祸害不干”(《抱朴子内篇·微旨卷六》)。

（二）先秦道家的养生原则

1. 处其和

“和”是中国哲学的一个重要概念,它要求处理任何事情都要有一个度,不能过。先秦道家早已认识到这一点。如老子认为:“终日号而不嗄,和之至也。知和曰常,知常曰明”(《老子·道德经·五十五章》)。庄子则在此基础上说:“我守其一以处其和……吾形未尝衰”(《庄子·外篇·在宥》),明确地提出了“处其和”的养生原则。

2. 唯神是守,爱惜精神

先秦道家养生重神而轻形,必然会有“纯素之道,唯神是守;守而勿失,与神为一”(《庄子·外篇·刻意》)的认识。而为了更好地保养精神,先秦道家在“唯神是守”的前提下又提出了“爱惜精神”的养生原则。如老子认为:“治人事天,莫若啬。夫惟啬,是谓早服;早服谓之重积德。重积德则无不克,无不克则莫知其极……是谓深根固柢,长生久视之道”(《老子·道德经·五十九章》)。另外,从“夫惟啬,是谓早服”来看,这一原则还隐含着养生要早作准备的含义。

（三）先秦道家的养生方法

1. 少私寡欲法

“五色令人目盲;五音令人耳聋;五味令人口爽;驰骋畋猎,令人心发狂;难得之货,令人行妨。是以圣人为腹不为目,故去彼取此”(《老子·道德经·十二章》)。老子意识到声色对人健康长寿的损害,提出了“见素抱朴,少私寡欲”(《老子·道德经·十九章》)的养生主张。

“贵富显严名利六者，勃志也。容动色理气意六者，谬心也。恶欲喜怒哀乐六者，累德也。去就取与知能六者，塞道也。此四六者不荡，胸中则正，正则静，静则明，明则虚，虚则无为而无不为也”(《庄子·杂篇·庚桑楚》)。庄子认为情欲使人“累德”、“勃志”、“谬心”，影响人的健康，而提出了拒绝世俗的哀乐之情(哀乐不能入也)，顺应人的自然之情(安时而处顺)的主张。

2. 修养自然性道德法

德利于修身养性，提高健康水平，与儒家一样，道家亦十分重视“德”在养生的重要作用。但道家反对儒家所倡导的世俗性道德而提倡具有超功利性、非人为性的自然性道德。

“含德之厚者，比于赤子”(《老子·道德经·五十五章》)。老子认为道德涵养高的人，身体像婴幼儿一样柔软，脸色像婴幼儿一样红润。庄子进一步发挥了老子的这种思想，提出了“德全者形全，形全者神全”(《庄子·外篇·天地》)、“德全而神不亏”(《庄子·外篇·刻意》)的观点。

3. “心斋”与“坐忘”

心斋与坐忘是道家养心的两个具体方法，其中心斋是排除心中的一切杂念，使心虚静得像斋戒一样；坐忘就是凝神静坐以忘心。这两种方法开端于老子的“致虚极，守静笃”，而由庄子直接提出。庄子认为：“虚者，心斋也”(《庄子·内篇·人间世》)、“堕肢体，黜聪明，离形去知，同于大通，此谓坐忘”(《庄子·内篇·大宗师》)。

4. 吐纳与导引

吐纳就是“吐故纳新”，是一种以调节呼吸为主的养生法；导引就是“导气令和，引体令柔”的意思。先秦道家多用两者作为“养形”的重要手段。

“吹呴呼吸，吐故纳新，熊经鸟申(伸)，为寿而已矣；此导引之士，养形之人，彭祖寿考者之所好也”(《庄子·外篇·刻意》)。在这里，庄子明确地提出了“吐纳”和“导引”的概念。

(四) 后世的补充与发展

先秦道家的养生之道主张兼顾生理、心理、自然、社会四方面的因素，蕴含着一个整体养生模式。但在形神共养、自然与社会兼顾的前提下，先秦道家养生还表现出重调神轻养形、重自然轻社会的倾向。后世道家普遍加强了对“形”的重视，以至于将早期道教“众术合修”，突出了养形的主导地位。到兴盛于金元时期的全真教是已明确地提出了“性命双修”的命题。另外，通过引儒入道，后期道家还弥补了先秦道家社会因素养生思想的不足，开始强调养生与入世相结合、重视修养世俗的道德。道家养生方法则又增加了外丹、内丹、房中等，养生术趋于完善。

二、修德养心——儒家的养生之道

儒家养生思想由孔子奠基，孟子、荀子对其进行了阐发，其养生思想非常重视社会因素对人健康长寿的重要性，强调“礼”、道德修养和中庸之道在养生中的作用。

先秦儒家的养生思想为后世儒家养生之道提供了一个基本框架。这个基本框架主要体现在身心共养观、动静结合观和重视养心、标举“中庸”、修德养生以及慎独、兴趣养生法等方面。

（一）先秦儒家的养生观

1. 身心共养的养生观

“形具而神生”，先秦儒家明确地提出了形先神后的关系，主张形神结合、身心并修来养生。如儒家的开山者孔子一方面提出了“仁者寿”（《论语·雍也篇第六》）和“故大德……必得其寿”（《四书章句集注·中庸章句》）等命题，强调心理因素对健康的重要性。另一方面，孔子提倡饮食养生法，他说：“食不厌精，脍不厌细。食饐而餲，鱼馁而肉败，不食。色恶，不食。臭恶，不食。失饪，不食。不时，不食。割不正，不食。不得其酱，不食。肉虽多，不使胜食气。惟酒无量，不及乱。沽酒市脯，不食。不撤姜食，不多食。祭于公，不宿肉。祭肉不出三日。出三日，不食之矣。食不语，寝不言。”（《论语·乡党篇第十》）饮食养生法主要是保证身体的健康，从上述两个方面来看，孔子本人是推崇身心共养的。

2. 动静结合的养生观

“知者乐水，仁者乐山，知者动，仁者静，知者乐，仁者寿”（《论语·雍也篇第六》）。先秦儒家养生强调身心共养来养生。如果说养心的关键是“静”，那么养身的关键则是“动”。如孔子就提倡“动静以义”（《孔子家语·卷一·五仪解第七》）的养生之道，在强调“仁者静”的同时，重视“动”的重要作用，其“射”、“御”等锻炼身体的内容教授弟子就是明证。

（二）先秦儒家的养生原则

1. 修德养心

先秦儒家大都持“主心说”，在养生上主张养心为主，而养心又以修养高尚的品德为上。“君子坦荡荡，小人常戚戚”（《论语·述而篇第七》）、“仁者无忧”（《论语·宪问篇第十四》），正因为道德高尚的人“坦荡荡”、“无忧”，所以他们一般长寿。这一点对后世养生影响深远且得到了现代相关研究的证明。

需要说明的是，儒家所倡导的道德与道家不同。道家是出世的，对他们而言心情平静是道德的高级境界，而世俗的道德情感功利性太强，不是出于自然而是出于人为，所以道家普遍反对这类道德情感。儒家是主张入世的，提倡带有功利性的道德情感。在具体的操作层面上以“礼”来约束言行，认为言行做到“中庸”就达到了道德的高级境界。

2. 标举“中庸”

“中庸之为德也，其至矣乎！”（《论语·雍也篇第六》），既然儒家认为“大德……必得其寿”，那么中庸就自然是儒家养生的指导原则了。

“中者，不偏不倚、无过不及之名。庸，平常也。”（《四书章句集注·中庸章句》）中庸之道要求养生要适中，不能太过与不及。于是孔子对符合中庸之道的“中行”性格特别推崇：“不得中行而与之，必也狂狷乎。狂者进取，狷者有所不为也”（《论语·子路篇第十三》）。有“中行”性格的人，往往能有效地控制自己的情绪，达到“中和”的状态，正如《中庸》所言：“喜怒哀乐之未发，谓之中；发而皆中节，谓之和。中也者，天下之大本也；和也者，天下之达道也。致中和，天地位焉，万物育焉。”

（三）先秦儒家的养生法

先秦儒家的养生方法大都围绕修德养性展开，具有鲜明的儒家特点。

1. 节情寡欲法

儒家的开创者孔子倡导根据不同年龄阶段身心发展的特点来养生，他认为：“君子有三戒：少之时，血气未定，戒之在色；及其壮也，血气方刚，戒之在斗；及其老也，血气既衰，戒之在得”（《论语·季氏篇第十六》）。孔子的这种养生思想开创了后世阶段节欲养生的先河，继之者孟子在此基础上首次提出了“养心莫善于寡欲”（《孟子·尽心下》）的养生主张。

2. 修德养性法

积极入世的儒家特别强调“德”对养生的重要性，在现实生活中则主要通过如下方面来提高自己的道德修养。

孔子提倡礼以修德，他认为：“克己复礼为仁”（《论语·颜渊篇第十二》），即人只有克制自己的各种欲望，规范自己的各种言行，才能达到“仁”的境界，才能实现“仁者寿”的目的。正因为此，孔子特别强调“非礼勿视，非礼勿听，非礼勿言，非礼勿动”（《论语·颜渊篇第十二》）。

孟子强调养生要善于保养“至大至刚”的“浩然之气”，而这种“气”要“配义与道”靠“直养”才能养成（《孟子·公孙丑上》）。只要具备了这种“气”，就能在生活中保持生活的自尊，达到“富贵不能淫，贫贱不能移，威武不能屈”的“大丈夫”（《孟子·滕文公下》）境界。

“凡治气养心之术，莫径由礼，莫要得师。”（《荀子·修身》）孔子的另一继承者先秦大儒荀子一方面强调礼以修德要寻求老师的帮助，另一方面提出了善行以养气的主张，认为：“扁善之度：以治气、养生，则后彭祖。”（《荀子·修身》）这一点对比孔子的“四勿”、孟子的“配义与道”更具有操作性。

3. 兴趣陶冶养生法

荀子早就意识到兴趣爱好对养生的重要作用。目前，许多老人的钓鱼、花草虫鱼养生等实际上正是荀子养生思想的具体体现。

4. 慎独养生法

“吾日三省吾身，为人谋而不忠乎，与朋友交而不信乎，传不习乎。”(《论语·学而篇第一》)为提升自己的道德修养，儒家提倡慎独。具体在养生上则要求我们即便一个人的时候，也要注意约束自己的言行，不能随意而为。只有这样，才能不断提升我们的道德修养水平，从而达到长寿的目的。

(四) 后世的补充与发展

积极入世的儒家养生思想与出世的道家养生思想既有共同点，又有明显的不同。当个人利益与国家利益相同时，儒家重养生，此时的一些思想与道家有些地方是相通的；但当两者发生矛盾时，儒家更为看重国家的利益，此时它更加强调社会的责任与义务。

由于先秦儒家认为人生的首要价值就是治国平天下，所以儒家养生对形神关系、人与自然的关系探讨较少。为克服这一缺陷，秦汉以后的儒家积极借鉴道家、禅宗的思想，在养形与养神的关系、自然与养生的关系等方面有所突破，进一步丰富、完善了儒家养生思想。

三、整体养生——中医的养生之道

中医的养生之道主要蕴藏在《黄帝内经》一书中，该书奠定了后世中医养生学的基本理论框架。

《黄帝内经》简称《内经》，包括《素问》、《灵枢》两大部分。关于该书的成书年代，多数学者认为其基本内容写于战国后期，后来陆续有所增补。与道家、儒家养生相比，中医养生的最大特色就是在主张整体养生的前提下，提出了以情制情的养生观、“治未病”的养生原则。

(一) 中医的养生观

1. 以情制情

《内经》将人的情志与脏腑联系起来，并进一步将人体内脏与五行相搭配，这样根据五行相生相克的理论，《内经》认为人的情志活动亦存在相生相克的关系，其具体生克情况见图1-1。

情和情之间存在相生相克的关系，为此《内经》提出了以情制情的养生观。

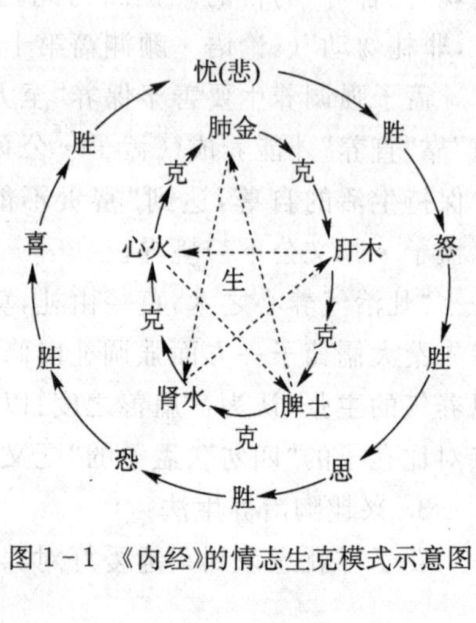

图1-1 《内经》的情志生克模式示意图

2. 形神兼顾、动静结合

《内经》认为：“五脏已成，神气舍心，魂魄毕具，乃成为人”(《灵枢·天年》)、

“百岁，五脏皆虚，神气皆去，形骸独居，而终矣”（《灵枢·天年》）。从这两句我们可以看出，《内经》认为先有形体，后有心神，两者兼备才成为人。形与神是相互依存的关系，如果神去了而独留下形，人也就不存在了。为此，《内经》认为养生只有“形与神俱”，才能“尽终其天年，度百岁乃去”（《素问·上古天真论》）。

“静则神藏，躁则消亡”（《素问·痹论》），养神要靠清净来完成，而养形怡神则主要靠适度运动。《内经》已经认识到：“出入废，则神机化灭；升降息，则气立孤危。故非出入，则无以生长壮老已；非升降，则无以生长化收藏。是以升降出入，无器不有”（《素问·六微旨大论》）。只有适度运动，形才能得到较好的锻炼；只有动静结合，神才能得到较好的保养，《内经》中的这种养生思想对后世有很大的影响。

3. 顺时养生

“五脏者，所以参天地，副阴阳，而连四时，化五节者也”（《灵枢·本脏》）。《内经》以天人感应观的哲学理论体系为基石，认为人与自然是相互关联、息息相关的。四时节气变化是自然界的大规律，为此，《内经》明确地提出了“智者之养生也，必顺四时而适寒暑”（《灵枢·本神》）的养生观点，并专门有《四气调神大论》专篇来讨论顺时调神的问题。

（二）中医的养生原则

1. 治未病

《内经》所阐述的“不治已病治未病”的思想反映到养生上要求提前做好预防措施，在身体健康时就要注意锻炼身体，只有这样，才能健康长寿。

2. 得神者生

形体与精神是相互依存的关系，但在养生上两者并不是对等的关系。在形与神的重要性上，《内经》似乎更为重视“神”对养生的重要作用。正如该书认为：“心者，君主之官，神明出焉”（《素问·灵兰秘典论》）、“失神者死，得神者生”（《灵枢·天年》）。

3. 平和适中

与先秦其他养生思想一样，先秦中医养生亦强调平和适中的养生原则。如《素问》认为：“上古之人，其知道者，法于阴阳，和于术数，食饮有节，起居有常，不妄作劳，故能形与神俱，而尽终其天年，度百岁乃去”；《灵枢》亦有类似的认识：“和喜怒而安居处，节阴阳而调刚柔。如是则僻邪不至，长生久视”。

4. 全德养生

与儒家养生一样，《内经》亦特别强调德对身心健康的重要性。如《素问》认为上古之人长寿的原因之一就是因为他们“淳德全道”，而上古圣人“所以能年皆度百岁，而动作不衰者，以其德全不危也。”

（三）中医的养生方法

1. 四时养生法

《内经》已经认识到春温、夏热、秋凉、冬寒的四季变化规律，并在此基础上提出了养生需要注意的问题及其违背规律的危害。

“春三月，此谓发陈，天地俱生，万物以荣。夜卧早起，广步于庭，被发缓形，以使志生，生而勿杀，予而勿夺，赏而勿罚，此春气之应，养生之道也。逆之则伤肝，夏为寒变，奉长者少。

“夏三月，此谓蕃秀，天地气交，万物华实。夜卧早起，无厌于日，使志无怒，使华英成秀，使气得泄，若所爱在外，此夏气之应，养长之道也。逆之则伤心，秋为痎疟，奉收者少，冬至重病。

“秋三月，此谓容平，天气以急，地气以明。早卧早起，与鸡俱兴，使志安宁，以缓秋刑，收敛神气，使秋气平，无外其志，使肺气清，此秋气之应，养收之道也。逆之则伤肺，冬为飧泄，奉藏者少。

“冬三月，此谓闭藏，水冰地坼，无扰乎阳。早卧晚起，必待日光，使志若伏若匿，若有私意，若已有得，去寒就温，无泄皮肤，使气亟夺，此冬气之应，养藏之道也。逆之则伤肾，春为痿厥，奉生者少”（《素问·四气调神大论》）。

这是中国养生史上第一次系统阐发根据四时变化规律来养生的论述，对后世养生思想产生了深远的影响。

2. 节情制欲养生法

节欲对养生有利，《内经》通过对“上古之人”和“今时之人”的对比给我们提示了这一道理：“上古之人，其知道者，法于阴阳，和于术数，食饮有节，起居有常，不妄作劳，故能形与神俱，而尽终其天年，度百岁乃去。今時之人不然也，以酒为浆，以妄为常，醉以入房，以欲竭其精，以耗散其真，不知持满，不时御神，务快其心，逆于生乐，起居无节，故半百而衰也。夫上古圣人之教下也，皆谓之虚邪贼风，避之有时，恬惔虚无，真气从之，精神内守，病安从来？是以志闲而少欲，心安而不惧，形劳而不倦，气从以顺，各从其欲，皆得所愿。故美其食，任其服，乐其俗，高下不相慕，其民故曰朴。是以嗜欲不能劳其目，淫邪不能惑其心，愚智贤不肖不惧于物，故合于道”（《素问·上古天真论》）。

3. 气功养生法

“正气存内，邪不可干”（《素问·刺法论》），《内经》特别重视气功培育“正气”的重要作用，认为：“上古有真人者，提挈天地，把握阴阳，呼吸精气，独立守神，肌肉若一，故能寿敝天地，无有终时，此其道生”（《素问·上古天真论》）。

（四）后世的补充和发展

《内经》养生思想深受道家思想的影响，其整体养生的特点、“治未病”的养生原则及四时养生法等，对后世都产生了深远的影响。经过秦汉至隋唐中医养生思想家博采众长的努力，中医养生思想得到不断发展和完善。明清时期，中医养生向世俗化的方向发展，成为老百姓易于接受、能够接受的重要养生手段。

四、养心为本——禅宗(佛家)的养生之道

秦汉至隋唐时期，以有生为空幻，认为人即使能长生也不免一死的佛教传入中国。佛教主张涅槃清寂，超脱生死轮回，其思想主流原本不重养生。但由于佛教特别重视精神修炼，其基本教义和修行方法中客观上对修行的人们又有一定的养生作用。也许正因为此，有人干脆将佛教中有利于养生的部分称之为佛教的养生之道。如晋人郄超认为："五戒：一者不杀，不得教人杀，常当坚持，尽形寿；二者不盗，不得教人盗，常当坚持，尽形寿；三者不淫，不得教人淫，常当坚持，尽形寿；四者不欺，不得教人欺，常当坚持，尽形寿；五者不饮酒，不得以酒为惠施，常当坚持，尽形寿。若以酒为药，当推其轻重，要于不可致醉。醉有三十六失，经教以为深戒。不杀则长寿，不盗则常泰，不淫则清净，不欺则人常敬信，不醉则神理明治。已行五戒，便修岁"(《释僧佑·弘明集·卷十三·奉法要》)。

经过长期的发展，佛教这种外来宗教逐渐中国化，并产生了禅宗这一中国特色的佛教。方立天认为禅宗是"在中国传统儒家思想熏陶、影响下，接受佛教解脱思想的启发，吸取佛教外壳，打着佛教旗号而创立的宗派"，它的创立，标志着佛教中国化的完成，其思想在《坛经》中有比较全面的体现。

禅宗养生以修心为本，方立天在《中国佛教散论》中认为其"修持方法、生活态度、终极关怀、超脱情怀，对于人的心灵世界、精神生活是有不可否认的正面意义的"。

(一) 基本教义与养生

"人性本清净"和"定慧一体"是禅宗的两个基本教义，这两个基本教义中蕴含有一定的养生思想。

1. 人性本清净

"我心自有佛，自佛是真佛，自若无佛心，何处求真佛？汝等自心是佛，更莫狐疑。外无一物而能建立，皆是本心生万种法。故经云：心生种种法生，心灭种种法灭"(《坛经·付嘱品第十》)。对禅宗而言，佛在自己心中。佛本身是清净的，那么人性、人心也应是清净的。

但现实生活中，人由于诱惑，产生了种种妄想，使本来清净的人性沾染上了"尘埃"。修佛的目的就是去掉心中的妄想，从而净心而能自悟本心。这与道家"致虚极，守静笃"(《老子·道德经·十六章》)和儒家"人生而静，天之性也"(《礼记·乐记》)的观点是一致的，同样对人的身心健康有一定的作用。

2. 定慧一体

"定"指心专注一境而不散乱的精神状态，在中国它常常与"禅"连称为"禅

定”。“慧”指由“定”而产生的智慧。在早期佛家时期，“定”、“慧”是分开讲的，发展至南禅时，禅宗讲“定”、“慧”结合在一起并称提出了“定慧一体，不是二”(《坛经·定慧品第四》)的主张。

如何才能做到“定慧一体”呢，慧能认为应“先立无念为宗，无相为体，无住为本”(《坛经·定慧品第四》)。这实际上是一种净心的方法，与庄子“心斋”有类似的养生功效。

(二) 修行法与养生

从“人性本清净”和“定慧一体”出发，《坛经》提出了一系列有关清心、净心的修行方法。

1. “三归依戒”与养生

佛教发展至禅宗时期，《坛经》对佛门三宝——佛、法、僧进行了新的解释：“佛者，觉也；法者，正也；僧者，净也”(《坛经·忏悔品第六》)。对觉、正、净等禅宗“自身三宝”的“三归依”就是要求学佛者清心寡欲、净心养性，“内调心性，外敬他人”(《坛经·忏悔品第六》)。这些修行法在客观上对人的身心健康是有利的。

2. “祖师禅”与养生

佛教虽有不同的观点流派，但都主张学佛要经过“禅定”这一阶段。就禅宗而言，《坛经》反对“住心观静，长坐不卧”式的坐禅，而提出了自己的禅定方法：“何名‘坐禅’？此法门中，无障无碍，外于一切善恶境界，心念不起，名为‘坐’；内见自性不动，名为‘禅’。善知识，何名‘禅定’？外离相为禅，内不乱为定。外若著相，内心即乱；外若离相，心即不乱……善知识，于念念中，自见本性清净，自修自行，自成佛道”(坛经·坐禅品第五)。

惠能的这一禅法与其他的禅法不同，他的弟子称其为“祖师禅”。“祖师禅”是一种直指人心的清心净心之法，与道儒两家所主张的清静养神法有异曲同工之妙。

3. “奉行十善”与养生

“众生以十事为善，亦以十事为恶。何等为十？身三者：杀、盗、淫。口四者：两舌、恶口、妄言、绮语。意三者：嫉、恚、痴。如是十事，不顺圣道，名十恶行。十恶若止，名十善行耳”(《四十二章经》)。早期佛教将十善与修行联系起来，为成佛作准备。《坛经》将“奉行十善”与明心见性直接联系起来，把它们视为修善心去恶心的重要途径。这又与儒道两家的修德养生法类似，同样对人身心的完善、长寿有重要的作用。

作为佛教的一种，禅宗大谈“养心之道”，且颇多新论。禅宗这种缜密、深刻的对“养心之道”的论述，一方面对儒家新理学、全真教的产生起到了较大的推动作用，另一方面其本身所蕴含的养生思想，对后来道家、儒家、中医、武术养生等提供了思想元素。

需要注意的是，除禅宗外，天台宗“止”、“观”并重的止观法以及藏传佛教、上座部佛教中都有丰富的养生内容值得挖掘、整理。

五、筑基强身——武术健身功能的强化与健身武术的出现

武术是中华民族用来保存、保养和体认生命的学问，它主要包括功法、套路和格斗三大部分。经过几千年的发展演化，武术由先秦的军事技术逐渐发展到明清时期的综合实用技术，近现代又慢慢演变为一种体育技术。目前，我们普遍把武术作为优秀的非物质文化遗产来看待。

随着武术的动态演化，其本来所具有的健身功能逐渐强化，武术功法中出现了内功、八套健身功法，套路中在太极拳的基础上发展而出专门健身的木兰拳。至于武术格斗，本书认为养生是保养生命，而技击则是保存生命，属于大养生的范畴，技击与养生本应是统一的有机体。

武术健身具有“机理深邃、健身于乐”、“内容丰富、老少咸宜”、“身心化一、肌体协调”、“气神两合、内外兼修”的特性，随着社会的发展，武术的健身功能逐渐得以强化而最终形成了健身武术——木兰拳，“练为养”的武术健身思想得以成熟。

（一）武术健身功能的强化

武术具有健身的功能，先民已有较清醒的认识。从《管子·小匡》中的“有拳勇股肱之力，筋骨秀出于众者”的记载可以看出，当时的人也许已经认识到“拳勇”与“筋骨秀出于众”有一定的联系。从《史记·太史公自序》中“非信廉仁勇，不能传兵论剑，与道同符，内可以治身，外可以应变，君子比德焉”的记载我们可以看到，先人对“传兵论剑”与“治身”有一定的关系已有所认识。唐代的《开元释教录》有“宫中常设日百僧斋，王及夫人手自行食，斋后消食，习诸武艺”的记载，说明“习武艺”与“消食”有一定的关系。唐代还认识到角抵与健身的关系，从“七月中元节，俗好角力相扑，云秋瘴气也”的记载来看，人们已认识到“角力相扑”可以抵御“瘴气”的侵害。

明清之际，武术与导引养生开始大面积的交融、融会。明代问世的《易筋经》“构建起了武术功法的理论框架，辑录了丰富的武术功法，收入了促进武术功法训练成效的保障措施，并且始终沿着以增进习练者身心健康的方向不断发展”，可以说《易筋经》的出现“标志着武术功法运动已经在武坛中率先自成体系并率先迈入了体育化进程”。另外，该时期的武术家苌乃周还详细地阐述了“练形以合外，练气以实内”的“内外兼修”的拳学主张。最为突出的是，该时期不但出现了集武术、导引、中医理论为一体的陈式太极拳，而且还出现了柔化、简化陈式太极拳的现象。杨禄禅从学陈长兴后，到北京旗营教拳，将陈式太极拳中的发力、跳跃等难度动作进行了删、改，最终形成了杨式太极拳。王宗岳“详推用意终何

在？延年益寿不老春”口号的提出，更是折射出了太极拳的主体价值取向，无独有偶，在《少林拳术秘诀》中亦提出了“习此技术者，以强健体魄为要旨”的拳学主张。

近代，列强侵扰，中国力倡“尚武精神”，“这一代充满担当精神与悲剧意识的仁人志士，颇多以游侠许人或自许的诗文，而其生存方式与行为准则也有古侠遗风”，这股“遗风”形成了中国新文化运动中的一个重要思想学派——体育救国论。梁启超指出“其人皆为病夫，其国安得不为病国”(梁启超·《论尚武》)，并撰写了《中国之武士道》以宣扬“尚武精神”。在这样的氛围里，张之江提出了“强种救国，御侮图存”的口号，“南开最好的学生”——周恩来在南开就读时就曾跟韩慕侠“学会国术健身方法”(著名教育家张伯苓语)。

(二) 养生武术拳套、拳种的出现

沿着“详推用意终何在？延年益寿不老春”的思路，为更好地让武术为大众健身服务，新中国成立后开始了一系列的以太极拳为重点的创编工作，“实用技击功能逐渐减弱，强身健体功能更加突出”的新编太极拳、武术健身功法、太极柔力球、木兰拳等渐次浮出水面。

1. 二十四式太极拳的创编

为更好地开展群众性武术，国家体委邀请了吴图南、陈发科、高瑞周、田镇峰、李天骥、唐豪等太极拳名家，商讨、制定了“精简太极拳”初稿。但创编的结果是该套拳成了综合套路，内容包含各个门派的一些主要动作，结果普遍反映不好，不利于普及而宣告失败。

1955年，毛伯浩、李天骥、唐豪、吴高明等经再次研究后，终于以杨式太极拳为基础创编出了《简化太极拳》(由于其全套共有24个动作，故又称二十四式太极拳)。1959年，周恩来总理向来华访问的日本政治家古井喜实先生推荐太极拳，李天骥应约进行了教学工作，教学内容就是二十四式太极拳。目前，北京大学、中国人民大学、南开大学等高校已纷纷把该拳纳入体育课的教学内容。据保守统计，目前全球已有十几亿人练过该拳。有人认为二十四式太极拳的编创是“20世纪太极拳史上最伟大的变革之一”，是“拳为民所用”的重要功臣，看来是有一定道理的。

2. 太极柔力球的创编

太极柔力球创始于1991年，创编者是山西省晋中市卫生学校的白榕副教授，该项目将太极拳原理和网球运动结合在一起而形成了一项新的健身运动项目，受到人们的喜爱。2006年5月22日，国务院总理温家宝陪同正在北京访问的德国总理默克尔游览北京菖蒲河公园时，专门向默克尔介绍了太极柔力球的运动方法。

太极拳是以“延年益寿不老春”作为练功指南，以至于出现了“太极拳——现代养生运动”的提法以及有的中国体育史专著也把太极拳列入养生章节中,反映了人们对太极拳健身功能的高度认可。

沿着太极拳“延年益寿不老春”的思路,国家体育总局武术运动管理中心还推出了八套武术健身功法,承认木兰拳为中国的第130个拳种,进一步丰富和完善了武术健身的技术体系。

六、融会贯通——杂家养生及其他

“中国的传统文化是具有杂家性格的儒家文化”,这一趋向以《荀子》开其端,而由《吕氏春秋》(又称《吕览》)发扬光大。

《吕氏春秋》是于战国末年在吕不韦的主持下完成的“兼儒道,合名法”著作,其思想内容庞杂,天文、地理、艺术、术数无所不含而又有所取舍,自成一体。该书对养生特别重视,全书一百六十篇,涉及养生者有《本生》、《贵生》、《重己》、《情欲》等约五十篇。其养生的基本思路为:人与万物源于自然,养生应当效法天地。

在“法天地”这一基本养生思路的指引下,《吕氏春秋》提出了适度运动、适欲等一系列的养生主张。

“流水不腐,户枢不蠹,动也。形气亦然。形不动则精不流,精不流则气郁”(《吕氏春秋·卷三》)。“流水不腐,户枢不蠹,动也”的主张与西方格言“生命在于运动”有异曲同工之妙。另外,从人性本静的角度出发,《吕氏春秋》在强调“动”的前提下还强调“清静养神”、主张节欲。

“夫治身与治国,一理之术也”(《吕氏春秋·审分览第五·审分》)。《吕氏春秋》之所以重视养生,不仅仅是为了使人们健康长寿,更重要的是想通过养生来约束统治者的行为,从而为社会的长治久安服务。

需要说明的是,秦汉以后杂家作为一个派别消失了,但杂家的思想延续下来成为中国文化的一个重要特点,杂家的养生思想深深地影响着整个中国传统养生的演化与发展。尤其是宋以后,在三教合一的文化氛围里,中国传统养生的各个派别相互吸收思想精华,在养生的基本思想趋于一致:在养生观上,多主张形神共养或身心共养观、动静结合的养神观和顺应自然的养形调神观;在养生原则上,多主张养神(心)为主、德以养生、平和适中、以物养性和未病先治;在养生方法上,多主张动以养形怡神法、清静养神法、节制情欲法、修养道德法、精神陶冶法、顺时调养法等。

第三节　中国传统养生的特点

受中国传统哲学“天人合一”思想的影响,中国传统养生呈现出“整体养生”

的思想倾向，且表现出“养生生活化，处处可养生”的特点。

需要注意的是，中国传统养生“整体养生”的思想倾向又绝非简单的“两点论”，而是在坚持“两点论”的基础上呈现出“重点论”的特色。

一、养生生活化，处处可养生

中国传统养生讲求的不是训练、锻炼，而是修炼，要求练功生活化、养生经常化。为此，中国传统养生认为人的一天24小时、一年的365天都处在养生生活中，时时、处处都在养生。为此，中国传统养生方法名目繁多，既有起居养生、四时养生、药食养生、房事养生，又有运动养生、精神修养法等。

需要说明的是，中国传统养生的这一特点只是相对而言的。在中世纪欧洲医学中心的意大利，就曾经有一位医学家萨勒诺著有《养生训》，该书从人们日常生活的各个方面(包括饮食、睡眠、休息、娱乐、性生活及精神状态等)阐述养生保健问题。

二、性命双修，重在修性

人具有自然和社会两种属性，作为自然界的人要受自然规律的制约，作为社会的人又受到所处社会条件的限制。就人自身而言，则包括生理、心理两个重要组成部分，两者形影不离、互为补充。正因为此，中国传统养生坚持“性命双修”的养生原则。

中国儒家、医家、禅宗等在身心关系上都主“心”说，在形神关系上都主“神”观。认为“心”在精神情感方面有着巨大的作用，人之所以为人，归根结底是一种精神存在。如孟子认为“心之官则思”、“仁，人心也”(《孟子·告子上》)，荀子认为“心者，形之君也，而神明之主也”(《荀子·解蔽》)；医家的《内经》认为：“心者，君主之官，神明出焉”；禅宗的《坛经》认为：“心生种种法生，心灭种种法灭”。正是因为有这样的认识，中国传统养生在重视身心共养、形神共修的同时，特别重视“养心”、“养神”，特别重视心理因素的重要作用。

三、阴阳互补，贵在中和

受中国传统文化“天人合一”的影响，中国传统养生形成了“泛和谐价值论”，既讲求人与自然的和谐、人与社会的和谐，亦讲求人体身心的和谐。中国传统养生之“心”的修炼主要靠清心寡欲、静来实现，而“身”则主要靠适度运动来进行。中国传统养生的观点就是，要想达到人身心的和谐，就必须坚持阴阳互补、动静结合来进行身心的修炼。

受“中庸”思想的影响，中国传统养生无论是道家养生、儒家养生、医家养生还是佛家养生、武术养生都坚持“平和适中”的原则，这一点在上述中国传统养生的主要资源里有明显的反映。

四、绵缓运动，形要小劳

中国传统养生有“动以养生”和“静以养生”的争论，实际上受“天人合一”思想的影响，形神共养、内外兼修、动静结合是中国传统养生的基本特点，过分地强调动或静都不是中国传统养生的内在要求。

“形劳而不倦”(《素问·上古天真论》)，“人体欲得劳动，但不当使极耳”(《范煜·后汉书·卷一百十二下》)，“久坐久劳皆损寿也，时令小劳不致疲倦，不可强为不堪之事”(高濂《遵生八笺·卷一》)，上述两则养生文献点出了中国传统养生的一个基本原则——适度运动。正是在这一原则的指引下，中国传统养生大多选择五禽戏、八段锦、六字诀、易筋经、木兰拳、太极拳等作为运动项目来修身养性、锻炼身体。

从动作外形上来看，这些运动项目有一个共同的特征——绵缓，动作大多柔和、徐缓，是一种低强度有氧运动。这类运动在心理意识上强调放松、入静、精神内敛；运动时身体重心平稳，动作圆活、连绵。

北京体育大学的田麦久、徐伟军、胡晓飞等把中国传统养生的这些运动项目归纳为中华绵缓健身运动，并与“非绵缓健身运动”在心意特征、体姿特征、运动学特征、动力学特征四个方面进行了对比研究(表1-1)。

表1-1　中华绵缓健身运动与非绵缓健身运动基本特征比较

特征分类	特征表现	绵缓健身运动	非绵缓健身运动
心意特征	心理状态	松静	紧张
	精神意识	内敛	多外露
体姿特征	基本姿态	中正	表现多种姿态
	形意关系	意领形随	强调姿态运动外形
运动学特征	运动速度	徐缓	以快速为主
	运动路线	圆活	以直线运动为主
	运动过程	连贯、均匀	多求加速，常有中断
动力学特征	肌力变化	圆活	用力多变、刚健
	冲力变化	动作幅度小，重心平稳	动作幅度大，重心波动明显

第四节　中国传统养生简史

按照中国传统养生发展的“内在理路”，中国传统养生的发展大致可分为起源与创立、调整与完善、融会贯通和近现代转型四个历史时期。

一、中国传统养生的起源与创立

先秦时期是中华文明的奠基期，此时中国传统养生术开始萌芽并得到了初步发展。

（一）中国传统养生的起源

从中华大地上有人类活动至西周灭亡这一历史阶段，大致可视为中国传统养生的起源期。由于历史久远，探讨这一阶段的史料只能依靠如下三个方面：①记载在甲骨文或金文中的资料，这主要借助于考古学家的发现和古文字学家的研究成果；②《周易》、《尚书》、《国语》、《山海经》等古书；③春秋战国时期诸子书中对上古养生的论述与描绘。

广义地说，中华民族的祖先在中国这块土地上繁衍生息之日，就应当是中国传统养生文化的起源之时。但因为殷商时代之前的华夏民族发展史缺乏文字记载，目前我们还无法确定这种认识。根据现有文献推测，中国传统养生的起源有一个主要源头和两个次要源头。

1. 远古人类的保健活动——中国传统养生的主要源头

“昔陶唐氏之始，阴多，滞伏而湛积，水道壅塞，不行其原，民气郁阏而滞著，筋骨瑟缩不达，故作为舞以宣导之”（《吕氏春秋·卷五》）。这里的陶唐氏当为“阴康氏”。据传说，阴康氏是大约生活在三皇五帝之前的一个部落首领，他根据当时生产生活的实际需要创造了“舞”，其目的是为了“宣导”，从而调节人的生理状态和心理状态，使人们筋骨舒展、精神舒畅。这样看来，“阴康氏”所创造的“舞”是一种类似舞蹈的导引术。

随着时代的发展，远古人类的这种保健活动逐渐明朗清晰起来。据《史记》记载：“上古之时，医有俞跗，治病不以汤液醴酒，镵石跻引……炼精易形。”从这里可以明确看出，“上古之时”的俞跗用导引之类的方法来“治病”。另外，传说夏朝的开创者大禹因常年在外治水而“足不相过”，患了“偏枯病”，为了治疗这种疾病，大禹发明了“禹步”。

无论是“阴康氏”所创造的“舞”，还是大禹的“禹步”，都是针对疾病而采取的一种保健活动，具有应急性和临时性特点，还没有明确的“长寿”目的，所以还不能视为真正意义上的养生活动。但正是因为中国传统养生与这类保健医疗活动的渊源关系，导致中国传统养生术的使用范围较广，可无病时预防、有病时辅助治疗以及病后康复。

2. 远古巫术、神仙术——中国传统养生的次要源头

远古时期盛行自然和鬼神崇拜，为实现人神沟通，巫觋出现了。巫觋的主要功能是祭祀，为了实现与神灵的沟通，他们“皆善歌舞，用以取悦鬼神”。这种巫

舞是否与"阴康氏"之"舞"类似，是一种类似舞蹈的导引术，值得进一步研究。

另外，远古社会先民普遍相信疾病的产生是恶鬼附体所致，也需要巫觋用巫术来加以驱除。《山海经·海内西经》中有"六巫"之说："开明东有巫彭、巫抵、巫阳、巫履、巫凡、巫相……皆操不死之药以距之。"这"六巫"，据郭璞注"皆神医也"；而"以距之"据郭璞注为"为距却死气，求更生"。由此我们是否可以推测古代巫师——这些古代的神医们已经掌握了一套"不死之药"——养生术，尚值得我们进一步进行研究。

古代中国有许多关于长寿、不死药、不死山、不死国、不死民的神话传说，这些传说加上古人的自然和鬼神信仰逐渐演变而成神仙的传说。美丽的仙境充分地调动了人们的想象力，追求长生不老之术（神仙术）、成为仙境中的一员，这是许多人梦寐以求的事情。关于这点，《后汉书·华佗传》中就有"是以古之仙者为导引之事，熊颈鸱顾，引挽腰体，动诸关节，以求难老"的记载。神仙之术追求"难老"，对中国传统养生的发展和完善应具有重要的作用。但因它起源较晚，不可能像保健活动和巫术那样成为中国传统养生的最早源头，但可能是中国传统养生的重要后起源头。

（二）中国传统养生的创立

1. 人贵论思想的出现

"夏道尊命，事鬼敬神而远之"、"殷人尊神，率民以事神，先鬼而后礼"、"周人尊礼尚施，事鬼敬礼而远之"（《礼记·表记》）。夏、商、西周三代人们普遍信奉天命。但殷商后期，统治阶级中比较开明的人士已隐约察觉到单靠上天和鬼神是不行的，生活的现实比神更重要。如祖伊就认为："非先王不相我后人，惟王淫戏用自绝。故天弃我，不用康食"（《尚书·西伯戡黎》）。被压迫的人民出于生活的窘迫，还对神采取了"不礼貌"的行为："今殷民，乃攘窃神祇之牺牷牲"（《尚书·微子》）。

"民之所欲，天必从之"（《尚书·泰誓上》）。殷代出现的不敬神行动和思想在西周得到进一步发展，人们更加重视现实生活中人的作用。"惟命不于常"，周人认为上天所赐予的天命不是一成不变的，它要依据民情进行适当的更替。就这样，周公等西周统治者在天命观的基础上，更加注重人事，这种"重民"、"贵民"的思想对后世中国传统养生思想的形成起到了积极的作用。

2. 中国传统养生的创立

春秋战国时期，中国文化的"轴心期"来临，中国传统养生思想呈现百花齐放的局面，道家、儒家、医家、杂家等纷纷提出了独具特色的养生思想。其中，道家和杂家论养生较为偏重于"自然"因素，使得"顺应自然"成为道家和杂家养生思想的特色；儒家论养生偏重"社会"因素，呈现出"以德为本"的养生特色；医家论养生则考虑的较为全面，把社会、自然、生理、心理等因素都考虑在内，形成了"整体论”的养生特色。这些独具特色的养生思想为以后中国传统养生思想的发展奠定了理论基础，可视为中国传统养生的创立期。

依据现有文献，《行气玉佩铭》可算现存最早的记载先秦养生活动的实物文献。经郭沫若考证，《行气玉佩铭》是战国初年的实物(约公元前380年)，其铭文为:“行气，深则蓄，蓄则伸，伸则下，下则定，定则固，固则萌，萌则长，长则退，退则天。天几舂在上，地几舂在下。顺则生，逆则死。”对这句话的意思，郭沫若将其解释为:这是深呼吸的一个回合。吸气深入则量多，使它向下伸，向下伸则定而固;然后呼气，如草木之萌芽，往上长，与深入时的路径相反而退进，退到绝顶。这样天机便朝上动，地机便朝下动。顺此行之则生，逆此行之则死(另有的学者认为这是对周天功运气过程的描述)。

另在《庄子》一书中还有关于静功养生法的记载:当黄帝向广成子请教“治身奈何而可以长久”时，广成子认为长寿之道的关键是“无视无听，抱神以静，形将自正”。具体做法是“目无所见，耳无所闻，心无所知”，这样就可达到“神将守形，形乃长生”的目的。

从上述两则材料可以看出，春秋战国时期，不但出现了众多的养生流派，而且出现了静功养生法和呼吸吐纳之法，这些都是中国传统养生创立的标志。

二、中国传统养生的调整与完善

中国传统养生经过先秦的奠基和初步发展后，秦汉至隋唐时期已趋于完善。此时道家、儒家、中医均不断调整、完善自己的养生思想。另外，随着佛教的进入、禅宗的产生，讲求“禅定”的佛教养生思想亦日益得到人们的普遍重视。

(一) 道家养生思想的补充与完善

先秦道家养生思想主张顺应自然以养生，但存在重神轻形、重自然轻社会的倾向，秦汉至隋唐时期道家(道教)开始在继承的基础上试图纠正这种偏差。

1. 司马谈的观点

“夫神大用则竭，形大劳则敝。形神骚动，欲与天地长久，非所闻也……凡人所生者神也，所托者形也。神大用则竭，形大劳则敝，形神离则死。死者不可复生，离者不可复反，故圣人重之。由是观之，神者生之本也，形者生之具也。不先定其神，而曰‘我有以治天下’，何由哉?”(司马迁《史记·卷一百三十一·太史公自序第七十》)。思想偏向道家的司马谈(司马迁之父)认为“神者生之本”、“形者生之具”，形神相互依存，缺一不可，为此养生亦应形神兼养，如此才能“与天地长久”。

2. 早期道教(东汉至隋唐时期)的贡献

东汉中叶，在先秦民间巫术、神仙方术基础上产生了以“道”为最高信仰的道教。该教将老子神圣化、将《道德经》宗教化，相信人通过修炼后可以长生不死，得道成仙。

为实现长生不死的使命，道教非常重视人的健康长寿问题。为此，道教徒们一改先秦道家重神不重形的思想倾向，对人的形体特别重视，在养生方法上则强调依靠外力——服用外丹来实现肉体的飞升。

另外，为了道教自身的发展，道教放弃了先秦道家轻社会因素的思想倾向，转而特别重视与社会的协调问题，因而亦特别强调社会因素对养生的重要作用，重视修养世俗的道德。

3. 玄学的探索

魏晋时期盛行的玄学是以老庄思想为主体的一个哲学思潮。它崇尚自然，不重视对外在事功的追求。但嵇康的遭遇给当时和后来的养生家提出了一个严峻的课题——如何处理养生与社会的协调问题。

嵇康(223—263)，安徽宿县人，三国时期著名的文学家、思想家、养生家。著有《养生论》、《答难养生论》、《难宅无吉凶摄生论》、《答释难宅无吉凶摄生论》等养生著作。嵇康本人性格潇洒、清心寡欲，为著名的“竹林七贤”之一。因嵇康对当时掌握政权的司马氏不满，遭钟会构陷，为司马昭所杀。这一事件促使养生家不得不重视与社会的沟通和协调问题。如东晋葛洪主张“内以治身，外以为国”(《抱朴子内篇·明本卷十》)，南北朝的颜之推在“单豹养于内而丧外，张毅养于外而丧内，前贤所戒也。嵇康著养生之论而以傲物受刑，石崇冀服饵之征，而以贪溺取祸，往世之所迷也”的启示下提出了“养生者先须虑祸，全身保性，有此生然后养之，勿徒养其无生也”(《颜氏家训·养生篇》)的养生主张。

(二) 儒家养生的发展

秦汉至隋唐在进一步发展先秦儒家养德为本、重养生不苟生之养生思想的前提下，开始大胆吸收道家的某些思想来弥补其在重视自然因素上的不足。

董仲舒在《春秋繁露》里专门列出了“通国身”一篇，专门对治国与治身相通的道理进行论述，这与《吕氏春秋》“治身与治国，一理之术”的思想是相通的，表明秦汉时期儒家更为重视社会因素对养生的作用。另外，自从孔子提出“仁者寿”的命题后，儒家养生多重德。但对于仁者为什么能长寿直到董仲舒才给予了解释：“仁人之所以多寿者，外无贪而内清净，心和平而不失中正，取天地之美以养其身，是其且多且治”(董仲舒《春秋繁露·十六卷·循天之道第七十七》)。

秦汉至隋唐时期王充已经注意到先天素质与长寿的关系，他认为：“夫禀气渥则其体强，体强则其命长；气薄则其体弱，体弱则命短，命短则多病，寿短”(王充《论衡·卷一·气寿篇》)。当然，王充的结论并不完全符合实际，但在当时的历史条件下能提出这样的学术观点已难能可贵。

秦汉至隋唐时期，儒家养生对道家等其他思想进行了大胆的借鉴。如董仲舒在《庄子》“道之真以治身”的基础上提出了“循天之道，以养其身，谓之道也”

（董仲舒《春秋繁露·卷十六·循天之道第七十七》）的主张。正是在注意吸收道家思想的情况下，秦汉至隋唐的儒家养生思想开始重视自然因素对于养生的重要作用，从而使儒家的养生模式转而变成兼顾生理、心理、社会、自然四种因素的整体养生模式。

（三）中医养生思想与方法的发展

秦汉至隋唐时期，道家养生、儒家养生思想得到进一步发展，尤其是佛教的进入、禅宗的出现更是给中国传统养生输入了新鲜的血液。以整体养生为特色的中医养生此时开始借鉴儒家、道家、佛家的养生思想，博采众长而又融会贯通，进一步推动了中医养生思想的发展。

该时期对中医养生思想的养生观、养生原则基本上没有突破《内经》所设定的框架，只是在论证的深刻性、周密性上有所进步。相对而言，秦汉至隋唐时期，中医养生方法所取得的成就较为突出，这主要体现在华佗五禽戏的创编和孙思邈首次提出的饮食怡神法上。

1. 五禽戏

五禽戏是三国名医华佗在《庄子》"二禽戏"（"熊经鸟伸"）、西汉《导引图》及《引书》等导引术和导引著作的基础上创编的成套导引法。其名称及功效据《后汉书·方术列传·华佗传》记载："吾有一术，名五禽之戏：一曰虎，二曰鹿，三曰熊，四曰猿，五曰鸟。亦以除疾，兼利蹄足，以当导引。体有不快，起作一禽之戏，怡而汗出，因以著粉，身体轻便而欲食。普施行之，年九十余，耳目聪明，齿牙完坚。"

五禽戏的具体操作步骤，在《云笈七笺》收录的《养性延命录》中有比较详细的记载："虎戏者，四肢距地，前三掷，却二掷；长引腰，乍却仰天，即返距行前却各七过也。鹿戏者，四肢距地，引项反顾，左三右二；左右伸脚，伸缩亦三亦二也。熊戏者，正仰，以两手抱（膝）下，举头，左僻地七，右亦七；蹲地，以手左右托地。猿戏者，攀物自悬，伸缩身体上下一七；以脚拘物自悬左右七，手钩却立，按头各七。鸟戏者，双立手，翘一足，伸两臂，扬眉鼓力，各二七。坐伸脚，手挽足距各七，缩伸二臂各七也。夫五禽戏法，任力为之，以汗出为度。"在该书中，不但对五禽戏的具体操作步骤进行了描绘，而且提出了五禽戏的锻炼原则——"任力为之，以汗出为度"。

2. 饮食怡神法

合理饮食能够"排邪而安脏腑，悦神爽志，以资血气"（孙思邈《备急千金要方·卷七十九·食治》），为此，孙思邈倡导饮食怡神养生法，认为"若能用食平痾释情遣疾者，可谓良工。长年饵老之奇法，极养生之术也"（《备急千金要方·卷七十九·食治》）。

鉴于"食风者则有灵而轻举，食气者则和静而延寿，食谷者则有智而劳神，食草者则愚痴而多力，食肉者则勇猛而多嗔”（《备急千金要方·卷七十九·食治》），即不同“食物”对人体身心的不同影响，为达到“和静而延寿”的目的，孙思邈提倡“食气”。

三、中国传统养生的融会贯通

宋元明清时期，中国文化由外拓转向内求。道家养生、儒家养生、医家养生在经历了各自的发展、纠偏后，出现了融会贯通的趋向。武术养生在明清时期因内功、太极拳的出现而趋于完善，佛教因唐代“会昌法难”由盛而衰走向下坡路，其养生思想基本上延续秦汉至隋唐时期的，没有什么大的发展。

（一）全真教的“性命双修”

宋元时期，道教得到了较大程度的发展，全真教、太一教、真大教等新兴教派纷纷产生，但太一教和真大教影响不大。且从元朝开始，由张伯端开创、具有理论优势的南宗内丹派与由王重阳开创、具有势力优势的北宗内丹派逐渐合并，其结果是北、南宗两炼丹派都归于全真教门下。延至明清，天师道与上清派、灵宝派合流为正一教，道教正式分为全真教和正一教两大教派，但正一教在清代衰弱，而全真教却得到中兴。这样看来，宋元明清的道家养生主要在全真教内传承和发展。

任继愈在《中国道教史》中认为“全真教的兴起，是晚唐以来日渐兴盛的内丹派道教在民族矛盾空前尖锐、符箓道教极其凋敝的合宜条件下迅猛发展的结果，是庶族地主尤汉族庶族地主阶级的意识在道教中的一种反映。”全真教效仿禅宗，亦标榜“不立文字”，是一个注重炼养的实践教派。该派“其修持大略以识心见性、除情去欲、忍耻含垢、苦己利人为宗”。

“儒门释户道相通，三教从来一祖风”、“天下无二道，圣人无两心”，全真教的创始人王重阳生活在提倡三教合一的社会文化氛围里。他本人出身儒门，又一度深入过佛教，最后归于道教。所以王重阳提倡三教归一，以合一三教为旗号树宗立教也就顺理成章了。

全真教倡导“性命双修”，提出了先性后命的养生观。这种养生观“大略是先教人收心降念，做对境不染的明心见性功夫，使心定念寂，然后静坐调息，按钟吕派传统内丹法程依次炼精化炁、炼炁化神、炼神还虚。”这里的“性功”是指精神的修炼，“命功”实为身体的修炼，这种养生观与先秦以来道家所讲的重神轻形的形神共养论有一定的相通之处，而与先期道教的重形轻神不同。

（二）宋明理学的“修德养心”

宋以后，儒家出入道佛，兼收并蓄而产生出“新儒学”——理学。受禅宗明心见性的影响，阐述“养心之道”成为宋儒们的主要任务，提出了“养身之法，以养心为第一义”（《陈确集·卷四·与吴仲木书》）的养生主张。另外，鉴于嵇康被杀的教训，更为突出养德的重要性，明确地提出了“养德尤养生第一要也”（吕坤《呻吟集·卷三·养生》）的主张。

“静坐之诀，原出于禅门，吾儒无有也，自程子见人静坐，即叹其善学，朱子又欲以静坐补小学、收放心一段工夫，而儒者始知所从事矣。”从袁黄《静坐要诀》的这个记载来看，宋明理学所推崇的静坐主要目的是为了做学问，但客观上有利于养生、尤其是养心。

（三）中医的“整体养生”

宋元明清时期，中医养生在《内经》设定的框架下自觉地吸收道家、儒家、佛家的养生思想，继续前进，并有所突破。这突出表现在张景岳的“治形论”上。

“老子曰：‘吾所以有大患者，为吾有身；使吾无身，吾有何患？’余则曰：‘吾所以有大乐者，为吾有形；使吾无形，吾有何乐？……无形则无吾矣……愚人昧养形之道，不以情志伤其府舍之形，则以劳役伤其筋骨之形，内形伤则神气为之消靡，外形伤则肢体为之偏废，甚至肌肉尽削，其形可知。其形既败，其命可知。然则善养生者，可不先养此形以为神明之宅？善治病者，可不先治此形以为兴复之基乎”（张仲景《仲景全书·卷二·传忠录中·治形论十七》）。这里，张仲景针对老子“轻形”的观点明确地提出了自己的主张——重形，并将养形分为养护内形（实际上就是养神）和外形两个部分，颇有新意。

更为重要的是，明清时期中医养生逐渐向通俗化的方向发展，出现了龚廷贤《延年良箴》等通俗性作品，开始较大范围地服务于普通老百姓。

值得一提的是，明清时期禅宗祖庭少林寺的“易筋经”已较为流行，另外，武术养生思想因“内功”、太极拳的出现亦相当成熟。可以说，道家、儒家、医家、佛家、武家五个传统养生流派在经过各自的单独发展、交流融会后在明清时期都达到了思想的高峰。“生理-心理-社会-自然”的四维综合养生模式已渐趋成熟和完善。

四、中国传统养生的近现代转型

近现代，在中西文化融会的社会大背景下，中国传统养生迎来新的发展机遇。中国传统养生在蒋维乔、刘贵珍的推动下在通俗化的道路上继续向前发展，且出现了导引养生功、“三一二经络健身法”、“健身气功”、“八套武术健身功法”、木兰拳等新的健身方法和术式。

（一）蒋维乔、刘贵珍的努力

蒋维乔（1872—1958），号因是子，江苏常州人。1914年，蒋维乔听说日本流行“冈田氏静坐法”而受到促动，写成《因是子静坐法》。1918年，蒋维乔根据《童蒙止观》及《释禅波罗蜜次第法门》内容撰写成《因是子静坐法续编》。新中国成立后，蒋维乔又撰写出版了《因是子静坐卫生实验谈》、《中国的呼吸习静养生法——气功防治法》、《世间禅》等书籍。著书之余，蒋维乔还在全国组织静坐团体，面授或函授静坐法，在全国影响很大。

刘贵珍（1920—1983），河北威县人。新中国气功医疗保健事业的奠基人，原北戴河气功疗养院院长。1947年，刘贵珍因病跟随刘渡舟练习内养功，不久病愈。1956年，刘贵珍在北戴河创办了我国第一个气功疗养院。刘少奇同志得知他正在进行气功研究时给予了高度评价。1957年，刘贵珍编著的《气功疗法实践》、《内养功》两书出版发行，并很快成为畅销书。

在蒋维乔、刘贵珍等的影响下，中国传统养生逐渐普及到普通群众，成为人们强身健体的重要方法。

（二）导引养生功的创编

张广德教授，字飞宇，号鹤龄燕人。1932年生于河北唐山，1955年考入北京体育学院（现北京体育大学），师从张文广学习武术，1974年患肺癌，不久又患血液病，由于其为过敏性体质，不能用药，加之前期患有高血压、心脏病、肝炎等，他的生命受到严重威胁。为此，他苦于钻研，终于在20世纪70年代中期创编出具有明显医疗针对性的导引养生功，不仅治愈了自己的疾病，且普及到世界各地。其功法包括舒心平血功、益气养肺功、和胃健脾功、疏筋壮骨功、醒脑宁神功、舒肝利胆功、明目还视功、育真补元功、导引保健功、四十九式经络动功等养生套路。

由于导引养生功对人的健康具有独特的作用而被人们誉为“武术运动的一个新发展，武术的金项链”。

（三）健身气功的出现与发展

健身气功这个概念是1996年8月，中共中央宣传部、国家体委、卫生部、民政部、公安部、国家中医药管理局、国家工商行政管理局七部委联合下发的《关于加强社会气功管理的通知》中第一次提出的。1998年，国家体育总局武术运动管理中心为贯彻七部委通知，落实国家体委颁发的《健身气功管理办法》和《健身气功师技术等级评审办法（试行）》，加强对健身气功师的管理而召集有关专家依据《健身气功师培训大纲》编写出版了《健身气功培训教程》。

2000年9月，国家体育总局第4号令《健身气功管理暂行办法》对“健身气功”作出了明确界定：“健身气功是中华悠久文化的组成部分，是以自身形体活动、呼吸吐纳、心理调节相结合为主要运动形式的民族传统体育项目。”随后，又将健身气功列为我国正式开展的体育项目，专门成立了健身气功管理中心和健身气功协会。

健身气功管理中心成立后，按照“讲科学，倡主流，抓管理”的思路，即着手于健身气功的编创工作。经过公开招标，北京体育大学、上海体育学院、武汉体育学院、中国中医研究院西苑医院等单位申请的八段锦、五禽戏、易筋经、六字诀四个课题中标。经过一年多的努力，既吸收传统功法精髓又体现时代特色，动作简洁、形态优美的四套健身气功创编成功并得到了人民群众的广泛认可。

（四）祝总骧三一二经络健身法

祝总骧，江苏吴县人，生于1923年，中国著名生理学家、经络学专家。现任中国科学院生物物理所研究员和北京经络研究中心主任，中国管理科学院终身教授。

1973年以来，在中国科学院生物物理所他与合作者经过十多年攻关研究，写成专著《针灸经络生物物理学——中国第一大发明的科学验证》（北京出版社，1989年）。他们运用电子学、生物化学、生物物理学、声学和形态学等学科检验手段，准确地揭示出人体14条经络的分布位置，并证实了古典经络图谱的科学性。祝总骧认为，“人人体内都有一个自我医疗保健系统——经络系统，只要保持经络通畅就能祛病强身，健康长寿。”在此基础上他创编了“三一二经络健身法”。

1. “三”是指三个穴位——内关、合谷、足三里

合谷穴是手阳明大肠经的一个重要穴位，取穴方法是以自己一手的拇指第一关节横纹正对另一手的虎口边，拇指屈曲按下即可。由于大肠经循行是从手走到头，所以头部、上肢部的疾病都可按摩该穴。

内关穴属于手厥阴心包经，位于手掌横纹上二寸，在两筋间。由于该经起于胸中，走行于手臂内侧，所以手臂内侧、胸腔内的疾病按摩该穴有效。

足三里属于足阳明胃经，位于膝盖的髌骨下外侧凹陷的犊鼻穴下三寸，取穴方法是用除大拇指之外的四指横放在犊鼻穴下，另一手的大拇指放在胫骨的外侧，大拇指与小指的交点即是该穴。消化系统的疾病按摩该穴最为有效。

2. “一”是指腹式呼吸法

在小腹部有9条经脉通过，即前正中线两侧对称的胃经、肾经、脾经、肝经（各2条）和中央的任脉，其中胃经、脾经是后天之本，主管消化、营养；肾经是先天之本，主管人的精气、大脑和内分泌功能；肝经可以调节情志，和神经系统有关；任脉总管一身之阴脉，所以腹式呼吸可以激发这9条经脉，加强气血运行。

三一二经络健身法提出，每天早晚做两次腹式呼吸，每次5分钟即可。

3. “二”是指以两条腿为主的体育运动

人的两腿各有足三阴、足三阳6条正经通过（两条腿12条），两条腿的运动可有效激发其运动。另外，人老先从腿上老，腿部运动还可抑制腿部衰老的发生。

三一二经络健身法强调每天至少进行25分钟的行走或5分钟的下蹲运动。

这与洪昭光教授对中年人的建议——坚持四个八（日行八千步、夜眠八小时、三餐八分饱、一天八杯水）中的“日行八千步”的要求相符。

（五）武术健身功法的推出

2002年，国家体育总局武术运动管理中心为响应党中央号召，在反对“法轮

功”邪教的斗争中用先进的文化娱乐活动占领思想文化阵地，开展了在全国范围内征集武术健身功法的活动，最后评选出八种武术功法。2004 年 10 月，郑州首届国际传统武术节向世界展示获得成功，又经过一年多的修改，2006 年 6 月 20 日，国家体育总局武术运动管理中心在北京召开大会，为八种武术健身功法颁发证书，至此，历时四年之久的全国武术健身功法征集活动画上了圆满的句号。

这八种健身功法为：

1. 厦门大学呈报的“形意强身功”，申报人林建华。

2. 湖北武术运动管理中心呈报的“天罡拳十二式”，申报人马志富。

3. 天津市体育局呈报的“龟鹤拳养生操”，申报人张鸿骏。

4. 贵州市体育局呈报的“太极藤球功”，申报人刘德荣。

5. 北京市老年体协、首都体育师范学院呈报的“流星健身球”，申报人谢志奎。

6. 江西武术运动管理中心呈报的“五形动法”，申报人王安平。

7. 对外经济贸易大学呈报的“九式太极操”，申报人张旭光。

8. 沈阳体育学院呈报的“双人太极球”，申报人于海。

（六）健身武术——木兰拳的出现

沿着武术健身化的思路和以太极拳为首的传统武术健身功能的不断强化，木兰拳兴起于上海，并迅速向全国扩散。

木兰拳的形成过程大致可分为如下三个阶段。

（1）初创阶段　20 世纪 70 年代，上海民间拳师杨文娣在所练的崆峒派花架拳的基础上创编了木兰花架拳。

（2）各流派形成阶段　杨文娣去世后，其弟子结合自己的理解，形成王式、应式、卓式、施式等不同风格的练法，经上海武术院冯如龙先生提议，将木兰花架拳简称为“木兰拳”。

（3）统一定型阶段　为打破各门派各执一词的狭隘框架，中国大世界武术竞技交流中心邀请木兰拳的各派代表对木兰拳套路进行进一步提炼并增加了一些新的内容，同时拍摄成科教电影——《中国木兰拳》。

1994 年 7 月，在国家体委武术研究院主办的第 1 届全国木兰拳技术研讨会上，中国武术研究院张耀庭院长代表国家体委、中国武术协会宣布木兰拳为中国武术的第 130 个拳种。这些都标志着木兰拳技术的成熟与完善，标志着“健身武术”的成熟与完善。

复习思考题

1. 中国传统养生的概念为何？

2. 中国传统养生的特点是什么？

3. 中国传统养生主要包括哪几个领域？其基本内容是什么？

4. 中国传统养生的历史演化轨迹是什么？

主要参考文献

1. 汪凤炎. 中国传统心理养生之道. 南京：南京师范大学出版社，2000.

2. 王卜雄，周世荣. 中国气功学术发展史. 长沙：湖南科学技术出版社，1989.

3. 张岫峰. 中国传统养生学. 北京：新华出版社，1996.

4. 罗时铭. 中华养生学. 太原：山西科学技术出版社，2002.

5. 李士生. 儒释道论养生. 北京：宗教文化出版社，2002.

6. 张广德. 导引养生功标准教程. 北京：北京体育大学出版社，2003.

7. 中国健身气功协会. 走进健身气功. 北京：北京体育大学出版社，2006.

8. 田麦久，李志勇. 东方健身术论集. 北京：北京体育大学出版社，1998.

9. 刘元彦.《吕氏春秋》：兼容并蓄的杂家. 北京：三联书店，2008.

10. 史兰华. 中国传统医学史. 北京：科学出版社，1992.

11. 蒙绍荣，张兴强. 历史上的炼丹术. 上海：上海科技教育出版社，1997.

12. 陈耀庭，李子微，刘仲宇. 道家养生术. 上海：复旦大学出版社，1995.

13. 高旭东. 生命之树与知识之树——中西文化专题比较. 石家庄：河北人民出版社，1989.

（杨祥全）

第二章 中国传统养生理论基础

【本章提要】

本章主要介绍中国传统养生的哲学和中医学基础，内容包括阴阳学说、五行学说、脏腑学说、气血津液学说、经络学说等。阴阳学说是从阴阳对立和消长说明生命事物变化的运动规律。五行学说是通过五行的属性说明各类事物或现象的相互作用关系。脏腑学说论述人体脏腑气血的生理功能和病理变化。经络学说介绍人体经络分布及功能。中医的病因病机学说从中医学角度阐述人体疾病的发生原因及机制。

【学习目标】

1. 了解阴阳学说和五行学说的基本概念及主要内容。

2. 理解脏腑学说、气血津液学说、经络学说对生命现象的归纳认识及相互关系。

3. 掌握中医学的病因病机，从脏腑、气血、经络等方面入手，学习和了解各种传统养生方法。

阴阳学说是古代朴素唯物辩证思想方法论。阴阳学说认为，宇宙万物都是由物质性“气”组成，气的聚合离散形成各种具体的器物，气的运动形式是升降出入。气的运动动因是阴阳两方面力量的对立统一。

第一节 阴阳学说

一、阴阳基本概念

阴阳，是事物对立的两种属性。是从各种具体事物中体现出来的。古人的阴阳最初含义是很朴素的，表示阳光的向背，向日为阳，背日为阴。后来引申到气候的寒暖，方位的上下、左右、内外，运动状态的躁动和宁静等。进而人们体会到自然界中的一切现象都存在着相互对立又相互作用的关系，就用阴阳这个概念来解释自然界两种对立和相互消长的物质势力，并认为阴阳的对立和消长是事物本身所固有的规律。《素问·阴阳应象大论》："阴阳者，天地之道也，万物之纲纪，变化之父母，生杀之本始。"阴阳不是静止不动，而是运动变化的。古人把物质运动的方式归纳为升降出入，也就是内在活动与内外联系。《素问·六微旨大论》："是以升降出入，无器不有。故器者生化之宇，器散则分之，生化息矣。"

二、阴阳属性特征

世界是物质性的整体，自然界的任何事物都包括阴和阳相互对立的两个方面，而对立的双方又是相互统一的。阴阳的对立统一运动，是自然界一切事物发生、发展、变化及消亡的根本原因。阴阳具有明显的属性特征，简单地说，"阳"代表阳光，"阴"代表"非阳光"。由阳光来引申到温暖与寒冷、上与下、上升与下降、运动与静止等现象的阴阳属性。根据这些特征，古人将自然界的一切事物和现象归类为阴阳两大类。所以，阴和阳的基本特征可概括为：凡是剧烈运动着的、外向的、上升的、温热的、明亮的，都属于阳；相对静止着的、内守的、下降的、寒冷、晦暗的，都属于阴。以天地而言，天气轻清为阳，地气重浊为阴；以水火而言，水性寒而润下属阴，火性热而炎上属阳。而事物内部又可分为阴和阳两个方面，而每一事物内部的阴或阳的任何一方，还可以再分阴阳。如昼夜的阴阳划分，《素问·金匮真言论》说："阴中有阴，阳中有阳。平旦至日中，天之阳，阳中之阳也；日中至黄昏，天之阳，阳中之阴也。合夜至鸡鸣，天之阴，阴中之阴也；鸡鸣至平旦，天之阴，阴中之阳也。"这种阴中有阴，阳中有阳，阴中有阳，阳中有阴的现象说明事物的阴阳是相对的。

三、阴阳学说的基本内容

阴阳学说的基本内容包括阴阳对立、阴阳互根、阴阳消长和阴阳转化四个方面。

（一）阴阳对立

阴阳对立是指世间一切事物都存在着相互对立的阴阳两个方面。如上与下、天与地、动与静、升与降等，其中上属阳，下属阴；天为阳，地为阴；动为阳，静为阴；升属阳，降属阴（表 2－1）。而对立的阴阳双方又是互相依存的，任何一方都不能脱离另一方而单独存在。如上为阳，下为阴，而没有上也就无所谓下；热为阳，冷为阴，而没有冷同样就无所谓热。《素问·阴阳离合论》："阴阳者，数之可十，推之可百，数之可千，推之可万。万之大，不可胜数，然其要一也。"

表 2-1 阴阳属性分类举例

属性	天地	上下	寒热	升降	左右	明暗	黑白	虚实	清浊	表里
阳	天	上	热	升	左	明	白	实	清	表
阴	地	下	寒	降	右	暗	黑	虚	浊	里

（二）阴阳互根

阴阳互根是指阴阳每一方都以其相对的另一方的存在为自己存在的条件，阳依存于阴，阴依存于阳。阴阳不但相互对立，同时又是相互联系、相互依存、相互为用、相互转化的。事物的阴阳两个方面有着不可分割的联系，任何一个方面都不可能孤立地存在。例如，没有上就无所谓下，没有左就无所谓右。又如用阴阳说明物质的"体"与"用"、"质"与"能"，体就是阴，用就是阳，质就是阴，能就是阳，就是说，阴是阳的物质基础，阳是阴的作用和力量的表现。而事物的发展有消长，作用有正反，足以说明阴阳之中，还有阴阳的两个方面。所以，《医贯砭·阴阳论》说："阳根于阴，阴根于阳，孤阴不生，独阳不长。"

（三）阴阳消长

阴阳消长是指事物的阴阳对立的两个方面始终处于发展变化中，阴长则阳消，阳长则阴消，阴阳在这种消长变化中达到动态的平衡。这种消长变化是绝对的，而动态平衡则是相对的。比如白天阳盛，人体的生理功能也以兴奋为主；而夜间阴盛，机体的生理功能相应的以抑制为主。从子夜到中午，阳气渐盛，人体的生理功能逐渐由抑制转向兴奋，即阴消阳长；而从中午到子夜，阳气渐衰，则人体的生理功能由兴奋渐变为抑制，这就是阳消阴长。

（四）阴阳转化

阴阳转化是指阴阳双方在一定的条件下可以互相转化，阴可以转为阳，阳也可以转为阴。《内经》说："故重阴必阳，重阳必阴"；"寒极生热，热极生寒"；"动复则静，阳极反阴"。这里的"重"和"极"指的是事物发展到了极限、顶点，原先表现以阴（或阳）为主的事物就有可能转化为阳（或阴）为主；在寒"极"的时候，便有可能向热转化；热"极"的时候，也有可能向寒转化。可以说，阴阳消长是一个量变的过程，而阴阳转化则是质变的过程。阴阳消长是阴阳转化的前提，而阴阳转化则是阴阳消长发展的结果。四时寒暑的变迁、昼夜的更迭和云雨的变化等现象本质上都属于阴阳转化。《素问·六微旨大论》说："升已而降，降者谓天；降已而升，升者谓地。天气下降，气流于地；地气上升，气腾于天。"而所有这些转化都是在"动而不已"的消长过程中实现的。因此，阴阳的互根互用是阴阳发生转化的内在根据，而阴阳不停顿的消长变化则是其转化得以进行的必要条件。这就是"物极必反"的道理。

四、阴阳学说的表征形式——太极图与八卦图

（一）太极图

太极图是阴阳学说的图画表征形式，观看太极图可以帮助理解阴阳学说的内涵。太极图是一个正圆形，圆中有黑白两条鱼，白色鱼代表阳，黑色鱼代表阴。鱼的眼睛部分代表阳中有阴和阴中有阳。在黑白鱼腹交界之际的圆心称为无极或太极（图 2-1）。图形可以左升右降地转动，阴阳随之消长。阴长阳消，阳长阴消，阴阳转化，阴阳互根。

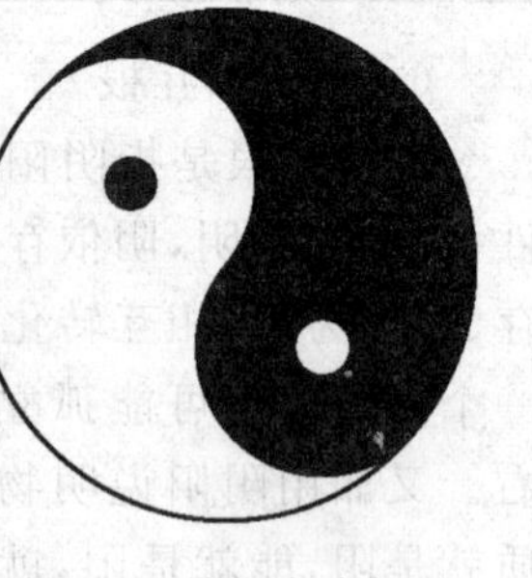

图 2-1　阴阳鱼太极图

（二）八卦图

八卦图是由乾、坤、震、巽、坎、离、艮、兑八个名称卦组成，分别代表天、地、雷、风、水、火、山、泽八种事物。卦的组成单位是爻，爻分为阳爻和阴爻两种。阳爻由一横线表示，阴爻由中间断裂的横线表示。三个爻自下而上，称为一爻、二爻、三爻，叠加形成一个卦象。三个阳爻组成乾卦，三个阴爻组成坤卦，震卦是由一阳爻和二、三阴爻组成，巽卦是由一阴爻和二、三阳爻组成，坎卦是由一、三阴爻和二阳爻组成，离卦是由一、三阳爻和二阴爻组成。艮卦是由一、二阴爻和三阳爻组成，兑卦是由一、二阳爻和三阴爻组成（图 2-2）。两两成对的相反卦象，反映阴阳对立的特征。

太极图反映阴阳变化的一般规律，八卦图的卦象则反映某一阶段阴阳盛衰的特征状态。使用阴阳八卦图能更好地把握阴阳变化的基本规律。随着太极图按顺时针转动，卦象从乾→兑→坎→震→坤→艮→离→巽，回到乾（图 2-3）。整个周期反复循环，螺旋上升，变化无穷。周期可以是一天、一个月或一年。

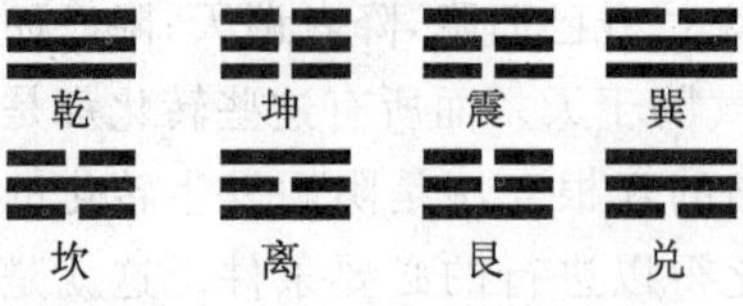

图 2-2　伏羲八卦名称图表

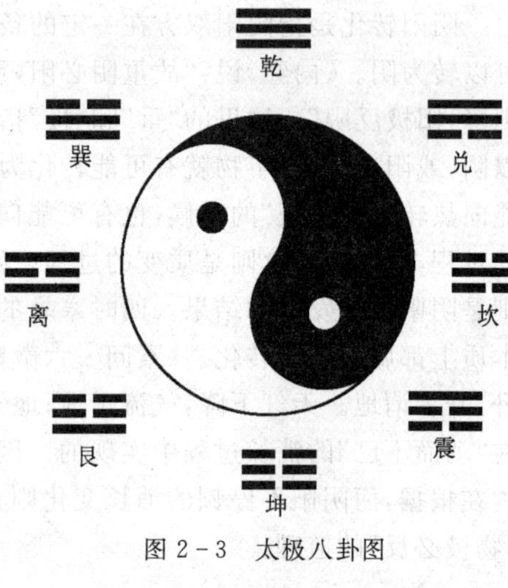

图 2-3　太极八卦图

运用太极八卦图的各种卦象可反映某一时刻的阴阳对比特征和预期发展期望，通过图形可以更好地理解阴阳学说。

五、阴阳学说在养生学中的应用

阴阳学说认为自然界是人类生命的源泉，人类的一切活动都必须顺从自然界的阴阳变化规律，“天食人以五气，地食人以五味”，一年四季的气候变化，形成生物的春生、夏长、秋收、冬藏的适应性变化。古人“日出而作，日落而息”就是顺天应地的养生之法。

（一）人体器官的阴阳划分

人体是充满着阴阳对立统一体。《素问·金匮真言论》：“夫言人之阴阳，则外为阳，内为阴。言人身之阴阳，则背为阳，腹为阴。言人身之脏腑中阴阳，则脏者为阴，腑者为阳。肝、心、脾、肺、肾五脏皆为阴，胆、胃、大肠、小肠、膀胱、三焦六腑皆为阳……故背为阳，阳中之阳，心也；背为阳，阳中之阴，肺也。腹为阴，阴中之阴，肾也；腹为阴，阴中之阳，肝也；腹为阴，阴中之至阴，脾也。此皆阴阳表里内外雌雄相输应也，故以应天之阴阳也。”从人体部位来说，上部为阳，下部为阴；体表为阳，体内为阴；背属阳，腹属阴。这说明了人体上下、内外各部分之间以及内脏与外界环境之间的复杂联系，无不包含着阴阳的对立统一。以脏腑来分，五脏属阴，六腑属阳。五脏之中又可根据其位置分为阳脏（心、肺）和阴脏（肝、脾、肾），每一脏腑之中又可将其功能归为阳，而其物质归为阴。人体经络也分为阳经、阴经等。

（二）人体功能的阴阳划分

阴阳学说认为，人体的正常生命活动是阴阳两个方面保持着对立统一的协调关系的结果。人体的物质基础属阴，而生理功能活动属阳，二者互相依存。生理活动以物质为基础，而生理活动的结果又不断促进物质的新陈代谢。《内经》说：“阴者，藏精而起亟也，阳者，卫外而为固也。”“阴在内，阳之守也；阳在外，阴之使也。”说明物质与功能之间的相互资生、相互为用的机制是阴阳相互依存关系在人体生理活动中的具体表现。

（三）疾病的本质是阴阳失调

阴阳学说还被中医学用来说明人体的病理变化，认为疾病的发生是人体阴阳失衡所致。阴阳失调的表现形式很多，可归纳为阴或阳的偏盛偏衰等，这些可统称为“阴阳不和”。许多情况下，疾病发生、发展的过程，就是正邪抗争、各有胜负的过程。这一过程可以用阴阳偏胜、阴阳偏衰、阴阳互损、阴阳转化作概括性的解释。阴阳偏胜包括阴偏胜和阳偏胜，是指在邪气作用下（或本身功能病理性亢奋）所致的阴或阳的任何一方高于正常水平的病变。《素问·阴阳应象大论》说：“阴胜则阳病，阳胜则阴病。阳胜则热，阴胜则寒。”阴阳偏衰包括阴偏衰（阴虚)和阳偏衰(阳虚),指阴或阳低于正常水平的病理变化。《素问·调经论》指出:“阳虚则外寒,阴虚则内热。”由于阳虚,不能制约阴寒,可出现虚寒征象,即阳消阴长,“阳虚则寒”;阴虚,无力制约阳,可出现虚热征象,即阴消阳长,“阴虚则热”。阴阳互损指体内的正气,特别是阴液与阳气之间的病理关系,包括阴损及阳和阳损及阴。阴阳互损体现了阴阳互根互用的关系。阴阳互损的最终表现为“阴阳俱损”、“阴阳两虚”。如果人体的阴阳不能相互依存、相互为用,人的生命就会中止。阴阳转化指阴阳失调所表现出的病理现象,在一定的条件下可以相互转化,《内经》中的“重寒则热,重热则寒”、“重阴必阳,重阳必阴”就是说明这类病理情况。

(四) 根据疾病的阴阳属性辨证治疗

中医学用阴阳学说来指导疾病的诊断、治疗和归纳药物性能。由于中医认为疾病发生发展的原因是阴阳失调,所以对于任何疾病,无论其病情如何复杂多变,都可以运用阴阳学说来加以诊断。中医诊断疾病首先要分清阴阳,既可以用阴阳来概括证型,又可以用阴阳来分析四诊。如望诊色泽鲜明者属阳,晦暗者属阴;闻诊声音洪亮者属阳,语声低微者属阴;脉象浮、数、洪大者属阳,沉、迟、细小者属阴等。从证型来看,病位在表属阳,实证属阳,热证属阳;而病位在里属阴,虚证属阴,寒证属阴等。

在决定治疗原则和临床用药时,中医学也是以阴阳学说作为指导的。如对于阳邪过盛所致的实热证,以热者寒之的原则用寒凉药物清热;对于阴盛所致的实寒证,则应以寒者热之的原则用温热药来祛寒。而对于阴虚所致的虚热证,要用滋阴药以补虚;对于阳虚引起的虚寒证,则用温阳药以补阳。在阴阳两虚的情况下,就必须阴阳双补。

阴阳学说归纳药物性能:即将药物分为寒、热、温、凉四性,又称“四气”。其中寒、凉属于阴,温、热属于阳。一般属于凉性或寒性的药物,能减轻或消除疾病的热象,如黄芩、石膏等。一般属于温性或热性的药物,能减轻或消除疾病的寒象,如桂枝、附子、干姜等。阴阳学说分析药味:五味是指药物的辛、甘、酸、苦、咸。此外,还有淡、涩等味,实际不止五种药味,但习惯上仍称为“五味”。《素问·至真要大论》说:“辛甘发散为阳,酸苦涌泄为阴,咸味涌泄为阴,淡味渗泄为阳。”因此,辛、甘、淡味属阳,酸、苦、咸味属阴,滋味不同,药效亦有差异。根据药物的性味,归属药物的阴阳属性,可以更好地运用于疾病的治疗之中。

第二节 五行学说

五行学说是古人在生活实践中通过对自然界长期观察与体验概括出来的认

识论，为了便于掌握和说明事物的变化规律和内在联系，采用最熟悉的五种物质：木、火、土、金、水为代表，并以五者之间的相互资生、相互制约的关系来阐述事物复杂的变化。

一、五行学说的主要内容

（一）五行学说的基本概念

“五”，是指木、火、土、金、水五种性质的物质。“行”，有两层含义：一是指行列、次序，运用比类取象的方法按照事物的不同性质、作用和形态等分别归属于木、火、土、金、水；二是指它们的运动和变化。五行学说认为，宇宙间一切运动都是可以用五行的生克乘侮的运行关系，来解释事物在时间和空间中的运动变化及其相互之间的联系。因此，可将“五行”定义为：木、火、土、金、水五种物质以及与之相关的不同事物之间的联系和变化。就其性质而言，五行学说也是前人用以认识世界、解释宇宙现象、探求大自然规律的一种自然观和方法论。

（二）五行的特性

1. 木

木的特性：“木曰曲直”。曲，屈也；直，伸也。所谓“曲直”，是以树木曲直地向上、向外伸长舒展的升发姿态，来形容具有生长、升发、条达、舒畅等特性的事物及现象。凡具有这类特性的事物或现象，都可归属于“木”。

2. 火

火的特性：“火曰炎上”。炎，热也；上，向上。所谓“炎上”，是指火具有温热、升腾、向上的特征。因此，凡具有温热、升腾等特性的事物或现象，均可归属于“火”。

3. 土

土的特性：“土爰稼穑”。“稼”，指播种；“穑”，指收获。所谓“稼穑”，指土地可供人们播种和收获农作物。引申而言，凡具有生化、承载、受纳特性的事物或现象，均可归属于“土”。

4. 金

金的特性：“金曰从革”。“从革”本意颇费解，今人认为有“变革”之意。引申为肃杀、潜降、收敛等。凡具有这类特性的事物或现象，皆归属于“金”。

5. 水

水的特性：“水曰润下”。润，湿润；下，向下。所谓“润下”，是指水具有滋润和向下的特性。凡具有寒凉、滋润、向下、静藏等特性和作用的事物或现象，均可归属于“水”。

五行的特征，虽然来源于对木、火、土、金、水五者的具体观察，但古人已将其运用于对一切事物五行属性的总概括，它早已超出了其各自意义的本身，而具有更为广泛、更为抽象的含义。

（三）事物的五行归类

古人把各种具体事物或现象的性质或特点，与五行相类比归类（表 2-2）。这种归类方法分以下两种情况。

表 2-2　事物五行属性归类

自然界									五	人体								
五音	五时	五味	五色	五谷	五化	五气	五方	五季	行	五脏	五腑	五官	五体	五华	五志	五液	五神	五声
角	平旦	酸	青	麦	生	风	东	春	木	肝	胆	目	筋	爪	怒	泪	魂	呼
徵	日中	苦	赤	黍	长	暑	南	夏	火	心	小肠	舌	脉	面	喜	汗	神	笑
宫	日西	甘	黄	稷	化	湿	中	长夏	土	脾	胃	口	肉	唇	思	涎	意	歌
商	日入	辛	白	谷	收	燥	西	秋	金	肺	大肠	鼻	皮	毛	悲	涕	魄	哭
羽	夜半	咸	黑	豆	藏	寒	北	冬	水	肾	膀胱	耳	骨	发	恐	唾	志	呻

（1）直接归类（取象比类法）　如某事物具有与木类似的特性，该事物就被归属于木行；另一事物具有与火类似的特性，就被归属于火行，等等。

（2）间接推演（推演络绎法）　自然界中有许多事情无法以直接归类法纳入五行之众。鉴此，古人运用了间接推演法。

（四）五行的生克乘侮

五行学说主要是以相生、相克来说明事物之间的相互关系。相生就是相互资生、促进、助长的意思，相克就是相互制约、抑制、克服的意思。古人认识到事物在其发展与运动过程中，不是孤立的，而是密切联系的。事物之间既是相互资生、相互促进，又是相互抑制、相互制约。五行生克直观图显示了五行之间的相互关系（图 2-4）。

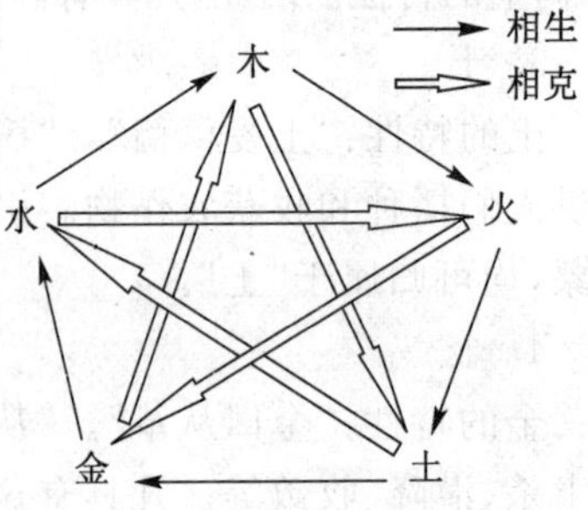

图 2-4　五行生克示意图

1. 五行相生

古人认为，事物之间存在着两种最基本的关系，其中之一，便是相生关系。所谓“相生”，指五行中某一行的事物对于另一行的事物具有资生、促进和助长的作用。

古人注意到自然界存在着这样一种普遍现象：即一事物往往紧接着另一事物而出现，或一事物常常受到另一事物的促进等。于是，将其归纳提炼为五行相生。一年之中，对应于五行的“春、夏、长夏、秋、冬”依次出现，生物在一年中的生、长、化、收、藏等的变化，都体现着相生关系，这属于自然界的正常现象。生命活动中同样存在着这类现象。正是由于这种相生或促进作用，自然界才有繁茂的景象，生命过程才会是生机旺盛。

五行相生的规律或次序是木生火、火生土、土生金、金生水、水生木。木生火,可以直接理解为木能燃烧;火生土,可以理解为经火烧后化为尘土;土生金,指金石物都是来源于土地。金生水,是掘金和冶炼时必然产生水;水生木,即有水树木才能良好地生长。

2. 五行相克

事物之间另一种基本关系就是五行的相克。所谓"相克",指五行中某一行的事物对于另一行的事物具有抑制、约束、削弱等作用,又称"相胜"。

古人在注意到相生关系的同时,又发现一事物往往受到另一事物的抑制和约束,于是,将其归纳提炼为五行相克。五行相克的规律和次序是:木克土、土克水、水克火、火克金、金克木。木克土,可以理解为树木的根系能抓住土壤,保持水土;土克水,即土可以挡住洪水;水克火,即水可以灭火;火克金,指火可以使金融化;金克木,指金属刀具可以切割木头。这些事物相克的情形十分生动形象,便于理解。木、火、土、金、水五行既是具体的事物,又是抽象的概念。相生、相克总的规律和次序可概括为:顺着木、火、土、金、水次序的为相生,间隔一位的是相克。五行相生和相克是同时存在、相互联系的,这种联系体现为"生中有克"和"克中有生"。

3. 五行制化

制,是制约、克制的意思;化,是生化、变化的意思。五行制化是指五行之间具有生中有制,制中有生的生克协调配合关系。五行制化实质上就是五行相生和相克关系的正常联系。没有生,就没有事物的发生和成长;没有克(制),事物就不可能在正常协调的范围内发展和变化。因此,只有生中有制、制中有生,才能维持或促进事物的相对协调和发展变化。

生中有制:对五行相生而言,是生中有制的。以木为例,水生木,木生火,而水又能克火,从而维持三者间的协调平衡关系。其他四行依此类推。

制中有生:对五行相克而言,又是制中有生的。仍以木为例,金克木,木克土,而土反过来又能生金,从而维持三者间的协调平衡关系。其他四行依此类推。

由于五行之间存在着生克制化关系,所以五行中的任何一行,都有"生我"、"我生"和"克我"、"我克"四个方面的关系。五行学说就是以五行生克制化这种错综复杂的关系,来说明任何一个事物都是受着整体调节控制的,而本身又影响着整体。各系统都是通过这类复杂的调控机制,防止自身的某些太过或不及,而维持整体的动态平衡。这就是五行学说以五行之间的生克制化来阐释自然界生态平衡的主要机制。一旦这一机制失常,在自然界就表现为异常现象,在人体则表现出病理变化。

4. 相乘、相侮

相乘、相侮实际上是五行在异常情况下的相克变化,即为事物发展变化的反常现象。

相乘：乘，即乘虚侵袭。相乘是指五行之间相克太过的异常变化。相乘的次序与相克一样，即木乘土、土乘水、水乘火、金乘木。引起相乘的原因有两个方面：其一是五行中某一行本身不足（不及），如土虚木乘；其二是五行中其一行过度亢盛（太过），如木旺乘土。可见五行之间的相乘，是指出现了超过正常限度的相克现象，又不能自行调节而破坏了五行之间的协调平衡（即异常相克关系）。

相侮：侮，即欺侮，有恃强凌弱之意。相侮是指五行之间反克制的异常变化，又称反克、反侮。其次序与相克相反，即木侮金、金侮火、火侮水、水侮土、土侮木。引起相侮的原因有两个方面：一是五行中的某一行本身过强（太过），使克它的一行相对微弱，弱者不能克强者，反而被强者所克制。如正常是金克木，若木行太过，可发生木反侮金。二是五行中的某一行本身（克反）过度虚弱（不及），被克方相对过强，弱者不仅不能克制强者，反而本身被强者所克制。如正常是木克土，因木行不及，可发生土反侮木。

二、五行学说在传统养生学中的应用

（一）解释生理现象

1. 说明五脏的生理特性

五行学说将脏腑分别归属于五行：肝属木、心属火、脾属土、肺属金、肾属水，并以五行来说明各脏的生理特点。例如，木行曲直，枝叶条达，具有向上、向外、生长、舒展的特点；肝属于木，其禀性也喜条达舒畅，恶抑郁遏制，所以说肝主疏泄。火行温热，其势炎上，具有蒸腾、热烈的气势；心属于火，所以说心"禀阳气"等。

2. 阐述五脏的相互关系

五脏的功能不是孤立的，而是相互联系的，中医学运用五行学说以探索五脏生理功能之间的内在联系，即相互资生和制约关系。

肝生心，肝藏血可以济心；心生脾，心阳可以助脾运；脾生肺，脾的健运可以益肺；肺生肾，肺气清肃下行有助于肾的纳气；肾生肝，肾所藏之精能滋养肝血等。肾制约心，肾阴承制着心阳，使其不致过于亢盛；心制约肺，心阳可以制肺，使肺不至于过寒；肺制约肝，肺的肃降抑制着肝的升发，防其太过；肝制约脾，肝之疏泄可以疏达脾气，令其不至于壅塞；脾制约肾，脾之健运可以调控肾的主水功能，使水湿不至于泛滥等。

（二）解释病理传变

五行学说可用于解释一些病理情况，特别是用以说明病理情况下脏腑间的某些相互影响。这种相互影响，中医学称之为"传变"。

1. 相生关系的传变

相生关系的传变是指病变顺着或逆着五行相生次序的传变。主要为"母病及子"和"子病犯母"两种类型。

（1）母病及子（顺传） 指病变由母脏累及子脏。例如，肾属水，肝属木，按水生木的规律，故肾为母脏，肝为子脏，肾病及肝，就是母病及子。临床上常见的“肝肾精血不足”和“肝阴虚”等病证，就是母病及子所致，又称为“水不涵木”。

（2）子病犯母（逆传） 又称“子盗母气”，即病变由子脏波及母脏。上述的肝肾精血不足病变中的另一种病理机制则可能是由于肝先虚而下汲肾精，最终导致肝肾精血不足。另如肝属木，心属火，心病及肝，就是子病犯母。临床上常见到的心肝血虚和心肝火旺，有些即属此类。如先有心血不足，再累及肝脏，而使肝血不足，以致形成心肝血虚。

2. 相克关系的传变

相克关系的传变是指病变顺着或逆着五行相克次序的传变，包括“相乘”与“相侮”。临床上，这类情况也十分常见。

（1）相乘 指相克太过或被克不及而为病。以肝和脾为例，正常情况下，肝木本应制约脾土，但若肝的功能过强（太过）肝气横逆犯脾胃，可出现一系列病变，即为肝木乘脾土；也可以脾虚（不及）而被肝乘，这又多表现为肝脾不和等。

（2）相侮 意即反克为病。指逆着原先相克顺序的病理传变，其原因亦不外乎一行太盛，一行太虚。以肺肝关系为例，正常情况下，肺可制约肝，但在某些病理情况下，如肺虚（太虚）或肝旺（太旺），反倒出现了肝来侮肺，表现为肝火犯肺等病理传变。

（三）描述疾病

依据整体观念，当内脏有病变，其功能紊乱和相互关系失调时，可以通过众多途径反映到体表的相应组织器官，表现出色泽、声音、形态、动静、脉象诸方面的异常变化。因此，可以通过望、闻、问、切等收集来的综合病情资料，根据五行学说理论来推断疾病所在。例如，面见青色，喜食酸味，脉见弦象，可能与肝病有关；面见赤色，口中味苦，脉见洪象，多被诊断为心火亢盛。脾虚病人，如面色兼见青色，提示木旺乘土；心病患者，如面色偏黑，可能是水来克火之兆等。

（四）指导治疗

五行学说用于指导治疗，具体可体现在以下几方面。

1. 指导控制疾病的传变

病变过程中，一脏之病常可波及他脏而使疾病发生传变。因此，治疗时可根据五行传变的理论，除需对已病之脏进行处理外，还必须未雨绸缪，先治将被传的一脏，防止疾病进一步传变。“见肝之病，则知肝当传之于脾，故先实其脾气”（《难经·七十七难》）。此即肝脏有病，木旺每易乘土，故常应先健脾护胃，防其传变；脾胃不弱则不易传变，肝病也就容易痊愈。

2. 确定治则与治法

五行学说可帮助确定治疗原则和制定治疗方法。

(1) 根据五行相生规律，提出“虚则补其母，实则泻其子”的治疗原则　“补母”：主要用于母、子两脏虚弱之证。在针灸疗法中，凡是虚证，可以补其所属的母经或母穴。如治疗肝虚证时，选取肾经合穴阴谷。此即虚则补其母，补母则子安。“泻子”，主要用于母、子两脏俱实之证。在针灸疗法中，凡是实证，可泻其所属的子经或子穴。如肝实证可取心经荥穴少府，或本经荥穴行间治疗。此即实则泻其子，泻子则母安。

(2) 根据五行相生规律制定具体治疗方法　这类方法均属于“补母”和“泻子”的具体化。“虚则补其母”治则的具体治法有：滋水涵木法，肝属木，肾属水，水生木，对于肝阴虚火旺、虚风内动者，可以采用滋补肾水的方法治疗。益火补土法，脾属土，脾胃虚寒，采用“火”性的药物，除寒去湿，温补脾胃就是益火补土。金水相生法，肺属金，肾属水，肺主气，肾主元气，为气之根。肺的呼吸有赖于肾的纳气，滋阴养肺，要注意补肾纳气；金生水，肺气充足则肾气充实。

(3) 根据相乘相侮规律确定治疗原则　一方面是某些脏器较强，表现为机能亢进；另一方面某些脏器偏弱，表现为机能不足。因此，治疗就是“抑强”、“扶弱”。所谓“抑强”，指抑制功能过亢之脏；所谓“扶弱”，即扶助虚弱之脏，从而纠其偏颇，使双方力量对比恢复均衡。

第三节　脏腑学说

脏腑学说是中医理论的核心，是研究脏腑气血的生理、病理及其相互关系的学说。脏腑学说的内容包括：一是生命结构，即五脏、六腑和奇恒之腑的结构和功能及五脏所合五体、五窍等组织器官系统；二是生命物质，即气、血、津液、精等，以及它们的功能特点及其与脏腑间的关系。脏腑学说采用古代哲学中的元气论、阴阳学说和五行学说来解释人体脏腑气血盛衰的生理病理变化。

一、脏腑概述

中医的脏腑及其功能包含五脏、六腑、奇恒之腑和气、血、津液、精、神等方面的生理功能、病理变化。五脏是指心、肝、脾、肺、肾五个脏器系统，五脏的功能是化生和贮藏精气，并主导人的精神活动。六腑是指胆、胃、大肠、小肠、膀胱、三焦六个脏器，主要是主持饮食物的受纳、消化、吸收和食物残渣的排泄(表 2-3)。所以，《素问·五脏别论》说：“所谓五脏者，藏精气而不泻也，故满而不能实。六腑者，传化物而不藏，故实而不能满也。”气、血、津液、精是人体生命的物质基础，气是推动生命的基本动力，而血、津液、精则是内在的物质精华，神是人体生命活动的外在表现。

表 2-3 五脏、六腑和奇恒之腑形态功能特性比较

脏腑	脏腑名称	形态特点	生理特点	功能特性
五脏	心、肝、脾、肺、肾	中满、实质性脏器	化生和贮藏精气	藏精气而不泻，满而不能实
六腑	胆、胃、大肠、小肠、三焦、膀胱	中空、管腔性器官	受盛和传化水谷	传化物而不藏，实而不能满
奇恒之腑	脑、髓、骨、脉、胆、女子胞	多中空（形似腑）	贮藏精气（功似脏）	藏而不泻

二、五脏

中医运用元气、阴阳、五行学说解释人体的生命活动现象，认为五脏是生命结构的核心系统。五脏的主要功能是藏精气，形成五脏之气、五脏之精。五脏可分为阴阳而类五行，并用阴阳五行的属性来解释五脏的功能作用。由于五脏具有五行的属性，功能上与自然界的某些事物现象类似，所以与其他事物也就存在着“生克乘侮”的相互关系。人体生命活动与自然界的各种事物现象都是存在于一个统一体之中。

（一）心

心，主神志和主血脉，其情志为喜，其华在面，开窍于舌，心在液为。其味苦。与小肠相表里，心通于夏季。

1. 心主神志

以五脏为中心的生命活动整体观包括了人的精神、意识和思维活动。心为君主之官，神明之府，具有产生和主宰人体的脏腑、形体官窍的一切生理活动和精神意识思维活动的功能。《灵枢·邪客》说：“心者，五脏六腑之大主也，精神之所舍也。”《素问·宣明五气论》说：“心藏神，肺藏魄，肝藏魂，脾藏意，肾藏志。”心神有主，则神志精明；心神无主，则神志异常。心主神明，人对外在刺激所引起的情志变化也是由五脏功能所化生的。心主神明，心还表现出喜的情绪体验，心满意足就是喜，喜是人体对外界的一种良性反应。喜乐愉悦有利于血脉通畅。

2. 心主血脉

心主血脉包括主血和主脉两个方面，指心气推动和调节血液循行于脉中、周流全身的作用。心和脉直接相连，互相沟通，形成一个密闭的系统。血液在心和脉中不停地流动，周而复始，循环往复，如环无端。心、脉、血三者共同组成一个循环于全身的系统，在这个系统中，心起着主导作用。心主血脉功能正常时，气血运行通畅，脏腑功能正常。

3. 其华在面

心脏精气的盛衰，可以从面部的色泽变化显露出来。由于头部血脉极其丰富，全身气血皆上注于面，故心的精气盛衰及其生理功能正常与否可显露于面部的色泽变化。

4. 心在窍为舌

心开窍于舌，舌为心之苗窍。舌的功能是主司味觉，表达语言。而味觉的功能正常和语言的正确表达，则有赖于心主血脉和心主神志功能的正常。因而通过对舌的观察，可以了解心主血脉和主神志的生理功能状态。

5. 心在液为汗

汗之生成和排泄均与心血、心神有关。汗，乃体内津液通过阳气的蒸化后由玄府（汗孔）排出体表之液体，由于汗为津液所化生，血与津液同出一源，而血又为心所主，故有“汗为心之液”、“汗血同源”之称。

（二）肝

肝，主疏泄，肝藏血，肝主升发，喜条达恶抑郁，其情志为怒。肝开窍于目，在液为泪。肝主筋，其味酸，其华在爪。与胆相表里，肝通于春季。

1. 肝主疏泄

疏，即疏通；泄，即发泄、升发。肝主疏泄，指肝具有疏通、条达、升发、畅泄等综合生理功能。表现在：①调畅气机：气机，即气的升降出入运动。肝主升、主动、主散的生理特性是气机疏通、畅达、升发的重要基础。肝的疏泄功能正常，则气机调畅，血行通畅，经络通利，脏腑器官的功能活动正常协调。②促进消化：协助脾胃之气的升降；促进胆汁的分泌和排泄。③调畅情志。④维持血、津液的正常运行。⑤调节生殖机能。肝的疏泄功能失常表现在两个方面，一是疏泄功能减退，致气机不畅而形成气机郁结的病理变化，出现闷闷不乐、悲忧欲哭，胸胁、两乳或少腹等部位胀痛不适等症状，甚则刺痛；二是肝的升发太过而形成肝气上逆的病理变化，出现头目胀痛、面红目赤、急躁易怒等症状，或气升太过，血随气逆，而导致吐血、咯血，甚则可致猝然昏倒，不省人事。

2. 肝藏血

肝藏血，是指肝有贮藏血液和调节血量的功能。当机体活动剧烈或情绪激动时，肝就把所贮存的血液向身体各部输送，以供机体活动之需；当人体在休息或情绪稳定时，机体的需血量减少，大量血液贮藏于肝。

3. 肝开窍于目

泪从目出，故泪为肝之液。泪有濡养、滋润和保护眼睛的功能，肝在液为泪。

4. 肝在体合筋，其华在爪

筋，包括现代所称的肌腱、韧带和筋膜。筋有连接和约束骨节、肌肉，主持运动，保护内脏等功能。筋的活动有赖于肝血的滋养。若肝血不足，筋失濡养，则表现为筋力不健、动作迟缓。在病理情况下所出现的肢体无力、动作失灵、手足震颤、肢体麻木、抽搐拘挛、屈伸不利等症，多与肝血不足、筋失所养有关。爪，即爪甲，包括指甲和趾甲，乃筋之延续，故称“爪为筋之余”。肝血充盛，则爪甲红润，坚韧明亮；肝血不足，则爪甲软薄，色泽枯槁，甚则变形、脆裂。故《素问·五脏生成》说：“肝之合筋也，其荣爪也。”

（三）脾

脾，主运化，主升清，脾主生血、统血，性喜燥恶湿，其情志为思，在液为涎。脾在体合肌肉，主四肢，脾开窍于口，其味甘，其华在唇四白。与胃相表里，脾通于长夏。

1. 脾主运化

运，即转运输送；化，即消化吸收。脾主运化，是指脾具有把饮食物转化为水谷精微，并将精微物质吸收、转输至全身各脏腑，以维持其生理功能的作用。脾的运化功能包括运化水谷和运化水液两个方面。

（1）运化水谷　水谷泛指各种饮食物。运化水谷，是指对饮食物的消化和吸收，并转输其精微物质的作用。中医认为，饮食物经脾、胃消化吸收后，需赖于脾的运化功能，才能将水谷转化为精微物质，并依赖于脾的转输和散精功能，才能将水谷精微布散于全身，从而使五脏六腑、四肢百骸等各个组织、器官得到充足的营养，以维持正常的生理功能。脾的运化水谷精微功能旺盛，则饮食物方能化为精微，生成精、气、血、津液，以充养人体，进行正常的生理活动。

（2）运化水液　脾的运化水液，是指脾对水液的吸收、转输和布散作用。脾的这一功能正常，能防止水液在体内停滞，也就防止湿、痰、饮等病理产物的生成。

2. 脾主统血

统，即统摄、控制之意。脾统血，是指脾有统摄、控制血液在经脉中运行，防止其溢出脉外的功能。脾统血的作用是通过气摄血来实现的，脾气健运，气血生化有源，则气固摄血液的功能得以正常发挥，血液不至于溢出脉外而发生出血。

3. 脾在液为涎

涎为口津，唾液中较清稀的部分，由脾气化生并转输、布散，故说“脾在液为涎”。涎液具有保护口腔黏膜、润泽口腔的作用，在进食时分泌较多，有助于食物的吞咽和消化。

4. 脾开窍于口，其华在唇

脾开窍于口，是指饮食口味及食欲的正常与否与脾的运化功能有密切关系。脾气健运，则口味和食欲正常。若脾失健运，则可出现食欲的减退或口味的异常，如口淡无味、口甜、口腻等。口唇的色泽与全身的气血是否充盈有关，而脾胃为气血生化之源，所以口唇的色泽是否红润，实际是脾运化功能状态的外在体现。

(四) 肺

肺为华盖,为娇脏,性喜清润而恶燥热,肺主气、司呼吸,肺主宣发和肃降,通调水道,肺朝百脉、主治节,其情志为忧,在液为涕,在体合皮毛。其味辛,肺开窍于鼻。与大肠相表里,肺通气于秋。

1. 肺主气、司呼吸

肺主气的功能,包括主一身之气和呼吸之气两方面。肺主一身之气,是指肺有主持并调节全身各脏腑组织器官之气的作用。首先体现在气的生成方面,特别是宗气的生成,主要依靠肺吸入的清气与脾胃运化的水谷精微之气相结合而成。其次体现在对全身气机具有调节作用,肺有节律的一呼一吸,对全身之气的升降出入运动具有重要调节作用。

2. 主宣发

宣发,是指肺气向上升宣和向外周布散的作用。肺主宣发,是指肺气具有向上、向外升宣发散的生理功能,主要体现在以下三个方面:一是通过肺的宣发,排出体内的浊气;二是将津液和水谷精微布散周身,外达于皮毛,以充养身体,温润肌腠和皮毛;三是宣发卫气于皮肤肌腠。

3. 主肃降

肃降,即清肃、洁净和下降之意。肺主肃降,是指肺气向下通降和使呼吸道保持洁净的作用。其主要体现在以下三个方面:一是吸入自然界的清气,生成宗气并向下布散至脐下丹田,以资元气;二是将吸入的清气和脾转输来的津液和水谷精微向下布散;三是肃清肺和呼吸道内的异物,以保持呼吸道的洁净。

4. 通调水道

通,即疏通;调,即调节;水道,是水液运行和排泄的通道。肺通调水道的功能,是指肺的宣发和肃降对于体内的水液代谢起着疏通与调节的作用。肺气肃降,可将体内的水液不断地向下输送,经肾和膀胱的气化作用,生成尿液而排出体外。所以说“肺主行水”、“肺为水之上源”。

5. 肺在体合皮,其华在毛

皮毛,包括皮肤、汗腺、毫毛等组织,是一身之表,依赖于肺所宣发的卫气和津液的温养与润泽,是机体抵御外邪侵袭的第一道屏障。肺的生理功能正常,则皮肤润泽、肌腠致密,抵御外邪的能力则强。

6. 肺在窍为鼻

鼻是肺的门户,为气体出入的通道,具有通气和主嗅觉的功能,并均有赖于肺气的作用来维持。肺气的功能调和,则鼻的通气功能正常,嗅觉灵敏。

(五) 肾

肾藏精,主生长、发育与生殖。肾主水,肾主纳气,其情志为恐,在液为唾。肾主骨、生髓、通于脑,其华在发。肾开窍于耳及二阴,其味咸。与膀胱相表里,肾通于冬季。

1. 肾藏精

藏，即闭藏，是指肾有贮存、封藏精气的生理功能。精有精华之意，指构成人体和维持机体生命活动的基本物质。肾所藏之精包括“先天之精”和“后天之精”。“先天之精”禀受于父母，与生俱来，是构成胚胎发育的原始物质，即《素问·本神》所说的“生之来，谓之精”，所以称“肾为先天之本”。先天之精有赖于后天之精的不断充实壮大。“后天之精”是指出生以后，来源于摄入的饮食物通过脾胃运化功能而生成的水谷之精气，以及脏腑生理活动中化生的精气，藏之于肾，以备不时之需。故《素问·上古天真论》说：“肾者主水，受五脏六腑之精而藏之。”当五脏六腑需要时，肾再把所藏的精气重新供给五脏六腑。故肾精的盛衰，对各脏腑的功能都有影响。

肾藏精，精化为气，通过三焦，布散到全身。肾中精气的主要生理功能有两个方面：一是促进机体的生长、发育和生殖，二是机体物质代谢和生理功能的原动力。

2. 肾主水

是指肾脏有主持和调节人体水液代谢的生理功能，故肾又有“水脏”之称。人体的水液代谢包括两个方面：一是将来自水谷精微，具有濡养、滋润脏腑组织作用的津液输布全身；二是将各脏腑组织代谢后的浊液排出体外。而水液代谢过程的实现，主要依赖于肾的气化功能。肾有司开合的作用，“肾阳为开”，“肾阴为合”，“开”则水液得以排出；“合”则机体需要的水液得以保留而重吸收。

3. 肾主骨生髓通于脑，其华在发

肾主骨生髓，是指肾精具有促进骨骼生长发育及资生骨髓、脑髓和脊髓的作用。肾藏精，精能生髓，髓藏于骨腔中以营养骨骼，称为“肾主骨”。牙齿与骨一样，也是由肾精所充养，称为“齿为骨之余”。

肾藏精，精又能化血，血以养发。肾精足则血旺，血旺则毛发黑而润泽，故曰“其华在发”。

4. 肾开窍于耳和二阴

肾开窍于耳，是指耳的听觉功能依赖于肾精的充养。肾精充足，则听觉灵敏。二阴是前阴与后阴的总称。前阴包括尿道和生殖器。尿液的贮存和排泄虽为膀胱的功能，但须依赖肾的气化作用才能完成。

三、气、血、津液、精、神

（一）气

中医学的气，有两个含义：一是物质性的气，指构成人体和维持人体生命活动的一种精微物质，如水谷之气、元气等。二是功能性的气，指脏腑组织的功能活动，如脏腑之气、经脉之气等。气是构成人体和维持生命活动的动力。气是通过脏腑组织的功能活动反映出来的。所以，从人体的生理、病理角度而言，气可以概括人体脏腑组织各种不同的功能活动。

1. 气的生理功能

气的生理功能主要有推动、温煦、防御、固摄、气化五个方面。

(1) 推动作用　是指气具有激发和促进作用。气是功能极强的精微物质，能激发和促进人体的生殖、生长与发育以及各脏腑、经络等组织器官的生理功能；推动经气的运行、血液的循行，以及津液的生成、输布和排泄。

(2) 温煦作用　是指气通过气化产生热量，使人体温暖，驱除寒冷。气维持并调节着人体的正常体温，保证人体各脏腑、经络等组织器官的生理活动，并使血液和津液能够始终正常运行而不致凝滞、停聚。

(3) 防御作用　是指气有护卫全身肌表、防御外邪入侵的作用。一方面，气可以护卫肌表，防止外邪入侵；另一方面，气可以与入侵的邪气作斗争，以驱邪外出。正如《素问·刺法论》所说："正气存内，邪不可干。"

(4) 固摄作用　主要是指气可以保持胃、肾、子宫、大肠等脏腑器官位置的相对稳定；统摄血液，防止其溢于脉外；控制和调节汗液、尿液、唾液的分泌和排泄，防止体液流失；固藏精液，以防遗精滑泄。

(5) 气化作用　气化，是指通过气的运动而产生的各种生理功能效应。气化过程就是物质转化和能量转化的过程，具体表现在精、气、血、津液各自的新陈代谢及其相互转化方面。如饮食物转化成水谷精微，然后再化生为气、血、津液等；津液经过代谢，转化成汗液和尿液等。若气化功能失常，可影响气、血、津液的代谢，饮食物的消化、吸收，汗液、尿液和粪便等的排泄，从而导致各种代谢的病理变化。

2. 气的运动方式

气的运动称为气机。人体之气流行于全身各脏腑、经络等组织器官，无处不在，推动和激发着人体的各种生理活动，因而气的功能是通过气机来实现的。气运动的基本形式包括升、降、出、入四个方面，并体现在脏腑、经络、组织、器官的生理活动之中。升与降，出与入，相互为用，相反相成，共同完成人体内部及其与外界环境之间的气化过程。升者升其阳，降者降其阴，出者吐其故，入者纳其新。升降出入是机体生命活动的基本过程，存在于生命过程的始终，是生命规律的高度概括。

3. 气的异常表现

气机失常又称气机失调。由于致病因素的作用而引起人体内气的升降出入运动的紊乱，导致体内出现气滞、气逆、气陷、气闭、气脱等病理状态。气机失常是人体生理功能及其相互关系出现紊乱的概括，也是疾病发生、发展、变化与转归的内在表现。

（1）气滞 “滞”是阻塞、不畅之意。气滞，是指气机郁滞而阻塞不畅的病理状态。气滞的发生多与情志不畅、痰饮、水湿、食积、瘀血、结石等阻滞有关。由于上述因素，影响到局部或全身气的运行，形成气机郁滞不畅，可出现胀满、疼痛等。

（2）气逆 “逆”，是违背、不顺从之意。气逆，是指体内气机升降失常，即当升者升之太过，或当降者不降而上逆的病理状态。气逆的发生，多由情志内伤、饮食寒温不适、痰浊壅阻及外邪侵袭等所致，与肝、肺、胃等脏腑关系密切。

（3）气陷 “陷”是升举无力、不足之意。气陷，是指在气虚的情况下，以气的上升不及和升举无力为主要特征的病理状态。气陷的发生常因素体虚弱、久病耗伤机体或思虑劳倦等所致。气陷多发生于脾脏，故又称“中气下陷”。

（4）气闭 “闭”为闭塞、不能外达之意。气闭，是指气之出入障碍，气不能外达，闭郁结聚于内，而出现的突然闭厥的病理状态。气闭多由情志刺激而气郁之极，或痰饮、外邪、秽浊之气阻闭气机所致。

（5）气脱 “脱”即脱落、不内守之意。气脱，是指气不内守，大量向外逸脱，从而导致全身性严重气虚不足，出现功能突然衰竭的病理状态。气脱多由正不敌邪、正气骤伤，或正气长期持续耗损而衰弱，以致气不内守而外脱；或因大出血、大汗出、大吐泻等，使气随血脱或气随津泄所致。

（二）血

血，即血液，是循行于脉管之中的富有营养的红色液态物质，是构成人体和维持人体生命活动的基本物质之一。血主于心，藏于肝，统于脾，布于肺，根于肾，其充分发挥营养和滋润的生理效应。血必须在脉管内有规律地循行，如因某些原因而逸出脉外，即为出血，又称为“离经之血”。脉作为血液的循行通道，具有阻遏血液逸出的功能，故有“血府”之称。

1. 血的生成

血主要由营气和津液所组成，其主要来源是摄入的饮食物。饮食的优劣和脾胃功能的强弱，直接影响血的化生，所以说脾胃是气血生化之源。此外，精气是血化生的另一个来源。精和血之间存在着相互资生和转化的关系。精藏于肾，血藏于肝。肾中精气充盈，则肝有所养，血有所充；肝的藏血量充盛，则肾有所藏，精有所资，故有“精血同源”之说。

2. 血的功能

血的主要功能是营养和滋润全身。血循行于脉中，内达脏腑，外至肌肉、皮肤、筋骨，不断为全身各脏腑器官提供营养，从而维持正常的生理活动。正如《素问·五脏生成》所说：“肝受血而能视，足受血而能步，掌受血而能握，指受血而能摄。”若血虚时，血的营养和滋润作用减弱，机体脏腑功能低下，可见头昏目眩、面色不华或萎黄、毛发干枯、肌肤干燥、肢体或肢端麻木、运动不灵活等临床表现。

此外，血又是精神活动的主要物质基础。人的精神、神志、感觉、活动均有赖于血液的营养和滋润。无论何种原因形成的血虚、血热或运行失常，均可出现精神衰退、健忘、多梦、失眠、烦躁，甚则可见精神恍惚、惊悸不安以及谵狂、昏迷等神志失常的多种临床表现。

3. 血的运行

血液循行于脉管中，周而复始，如环无端。血液得以正常运行，重要气的推动作用和固摄作用是保证。此外，心、肺、脾、肝四脏发挥正常生理功能尤为重要。

（1）心主血脉　心气的推动，是血液循行的基本动力。

（2）肺朝百脉　运行于全身的血液都要汇聚于肺，合成为宗气后贯注于心脉以推动血液运行。

（3）脾主统血　脾为气血生化之源，“中焦受气取汁，变化而赤，是谓血”（《灵枢·决气》）。脾气的统摄作用使血液在脉中正常运行而不致溢出脉外。

（4）肝主藏血　肝的藏血功能调节着血液的流量，肝主疏泄则能使气血运行通畅。因而，血液运行是在心、肺、脾、肝等脏腑功能相互协调下进行的，具体表现在推动力和固摄力这两种力量的协调平衡。若推动力量不足，则可出现血液流速缓慢，出现滞涩、血瘀等；若固摄力量不足，则可出现血液外溢，导致各种各样的出血。

（三）津液

津液是机体内一切正常水液的总称，包括各脏腑组织器官的内在体液及其正常的分泌物。与气、血一样，津液也是构成人体和维持人体生命活动的基本物质之一。

津液包括津和液，其中清而稀薄的称“津”，浊而稠厚的称“液”。津因其性质较清稀，流动性较大，布散于体表皮肤、肌肉和孔窍，并能渗注于血脉，起滋润作用；液因其性质较稠厚，流动性较小，灌注于骨节、脏腑、脑、髓等组织，起濡润作用。津为汗走腠理，故属阳；液注于骨而补脑髓，故属阴。二者之间可以相互转化，病理过程中相互影响，故津和液常同时并称。

1. 津液的生成、输布与排泄

津液的生成、输布和排泄，涉及脾、肺、肾等多个脏腑的一系列生理活动，是一个复杂的生理过程。津液的生成是水谷经过脾胃的吸收运化，再经三焦的气化作用，分别变化而成。津随着三焦运行，内而脏腑，外而皮毛，布于全身；液则经三焦分别注入骨节、筋膜、脑髓等。津液的新陈代谢是通过肺、脾、肾、膀胱、三焦等脏腑的不同作用来完成的。水谷精微物质，经过胃的消化，脾的上输达于肺，通过肺气的肃降作用，经过三焦水道，下输于膀胱。在这一过程中，脾气的运输，肺气的宣降，三焦的通调，肾和膀胱的分泌与排泄一系列的气化作用，才能使津液布散于全身以养五脏六腑、四肢百骸；其中的废物，则变成尿从膀胱排出体外。

2. 津液的功能

津液有滋润、濡养的作用，内至脏腑筋骨，外至皮肤毫毛，都有赖于津液的濡养。一般认为，津的质地清稀，滋润作用明显；液的质地稠厚，营养作用明显。在体表的津液，能滋润皮肤，温养肌肉，使肌肉丰润，毛发光泽；体内的津液能滋养脏腑，维持各脏腑的正常生理功能；注入孔窍的津液，使口、眼、鼻等九窍濡润；流入关节的津液，能滑利关节；渗入骨髓的精液，具有充养和滑利血脉的作用。另一方面，津液可化生血液，是组成血液的主要成分。此外，津液作为阴液的一部分，对调节人体的阴阳平衡起着重要作用，其代谢有助于体温的恒定及体内废物的排出。津的主要作用有二：一是布散周身，滋润和充养脏腑、肌肉、经脉、皮肤等各组织。所以《灵枢·五癃津液别》说："温肌肉，充皮肤，为其津。"二是组成血液，不断补充血液中的水分，以使血液能在周身环流不息。故《灵枢·痈疽》说："津液和调，变化而赤为血。"液的作用有二：首先是填精补髓，凡骨腔里的骨髓、脑海里的脑髓都由液充养。其次是滑利关节，濡润空窍，滋润皮肤。

（四）精

精是精微物质的意思。中医学的精有两种含义，一是泛指构成人体和维持生命活动的基本物质。《素问·金匮真言论》："夫精者，身之本也。"是指组成生命的基本物质，如气、血、津液、水谷精微等。二是狭义的精，指肾所藏的生殖之精。从来源上划分，精分为先天之精和后天之精。

1. 先天之精

先天之精禀受于父母，是构成人体的原始物质。《灵枢·经脉》所说的"人始生，先成精"，这种精来源于父母，即禀受于先天，所以称它为"先天之精"。

2. 后天之精

后天之精是后天脾胃所化生的，所以称之为"后天之精"。饮食物经人体消化吸收后，变成水谷的精微物质，进入人体血液中，营养五脏，灌溉六腑，从而保证了人体的生长发育，以维持人体的生命活动。这种水谷之精微，即后天之精输布到各脏腑，成为各脏腑功能活动的物质基础。

先天之精为后天之精具备了物质基础；后天之精不断充养先天之精，使之得到不断的充养。二者相互依赖，相互为用。如《素问·上古天真论》说："肾者主水，受五脏六腑之精而藏之，故五脏盛乃能泻。"就是说明后天之精不断转化为脏腑之精，而脏腑之精又不断补充了先天之精。

先、后天之精，藏之于肾，是人体生命活动的物质基础，同时还有生长发育、繁殖后代的作用，所以又把这种繁衍后代之精，称为"生殖之精"。从功能上分，精分生殖之精和脏腑之精。精的作用价值，是生命的原始物质，又是生命活动的物质基础,表现为人体脏腑功能活动和生殖繁衍后代的能力。

（五）神

神,是人体生命活动的总称,也就是对精神意识、思维活动,以及脏腑、精、气、血、津液活动外在表现的高度概括。它有广义和狭义之分。

(1) 广义的神,指整个人体生命活动的外在表现,包括病理、生理情况反映于体表的征象。

(2) 狭义的神,指心所主的神志,即人体的思维意识活动。

人体之"神"的产生是有物质基础的。精气是产生神的物质基础。神首先是由先天精气所化生,随着机体精气的盛衰而变化;同时神还必须依赖后天水谷精气的充养,神又是水谷精气充盛与否的外在表现。人体生理、病理活动表现于外的现象,中医常用神气的盛衰来表明。由于精气是神的物质基础,所以当人体精气充足。血脉充盈、生命活动强盛,则所表现出的神气也就旺盛,如精力充沛、面色红润光泽、两目炯炯有神等;反之,如精气不足、血脉空虚、脏腑功能不调,则精神萎靡、面无光泽、目无神采,这就是神气衰败的表现。精气充盛,则神亦充实,称为"得神";精气衰败,神失所养,称为"失神"。所以《素问·移精气论》说:"得神者昌,失神者亡。"

第四节　经 络 学 说

经络是经脉和络脉的总称。经,有路径的意思,是经络系统的主干;络,有网络的意思,是经脉的分支,纵横交错,网络全身。经络是运行全身气血、联络脏腑肢节、沟通上下内外的通路。

一、经络系统的组成

经络学说包括经络系统各组成部分的循行部位、生理功能、病理变化及其经脉循行路线上的穴位及其主治作用,经络与脏腑的关系等。

经络系统由经脉、络脉、十二经别、十二经筋和十二皮部所组成(表 2－4)。经脉分为正经和奇经两类。正经有十二条,即手足三阴经和手足三阳经,合称"十二经脉",是气血运行的主要通道。奇经有八条,即督、任、冲、带、阴跷、阳跷、阴维、阳维,合称"奇经八脉",有统率、联络和调节十二经脉的作用。十二经别是从十二经脉别出的经脉,主要是加强十二经脉中相为表里的两经之间在体内的联系,并通达某些正经未循行到的器官和部位,以补正经之不足。十二经筋是十二经脉之气结、聚、散、络于筋肉、关节的体系,有约束骨骼、主司关节屈伸运动的作用。十二皮部是十二经脉的功能活动反映于体表的部位。

表 2-4 经络系统简表

<table>
<tr><td rowspan="19">经络系统</td><td rowspan="14">经脉</td><td rowspan="12">十二经脉</td><td rowspan="3">手三阴经</td><td>手太阴肺经</td><td rowspan="12">气血运行的主要通道，与脏腑有直接属络关系</td></tr>
<tr><td>手厥阴心包经</td></tr>
<tr><td>手少阴心经</td></tr>
<tr><td rowspan="3">手三阳经</td><td>手阳明大肠经</td></tr>
<tr><td>手少阳三焦经</td></tr>
<tr><td>手太阳小肠经</td></tr>
<tr><td rowspan="3">足三阴经</td><td>足太阴脾经</td></tr>
<tr><td>足厥阴肝经</td></tr>
<tr><td>足少阴肾经</td></tr>
<tr><td rowspan="3">足三阳经</td><td>足阳明胃经</td></tr>
<tr><td>足少阳胆经</td></tr>
<tr><td>足太阳膀胱经</td></tr>
<tr><td>奇经八脉</td><td colspan="2">督、任、冲、带、阴跷、阳跷、阴维、阳维</td><td>统率、联络和调节十二经脉的作用</td></tr>
<tr><td>十二经别</td><td colspan="3">十二经脉别出的经脉，主要是加强十二经脉中相为表里的两经之间在体内的联系</td></tr>
<tr><td rowspan="3">络脉</td><td>别络</td><td colspan="3">是较大的和主要的络脉，其中十二经脉与督脉、任脉各有一条别络，再加上脾之大络，合为“十五别络”</td></tr>
<tr><td>浮络</td><td colspan="3">是浮现于体表的络脉</td></tr>
<tr><td>孙络</td><td colspan="3">是最细小的络脉</td></tr>
<tr><td rowspan="2">连属组织</td><td>十二经筋</td><td colspan="3">是十二经脉之气结、聚、散、络于筋肉、关节的体系，有约束骨骼、主司关节屈伸运动的作用</td></tr>
<tr><td>十二皮部</td><td colspan="3">是十二经脉的功能活动反映于体表的部位</td></tr>
</table>

络脉有别络、浮络和孙络之分。别络是较大的和主要的络脉，共十五条，其中十二经脉与督脉、任脉各有一条别络，再加上脾之大络，合称为“十五别络”。别络的主要功能是加强相为表里的两条经脉之间在体表的联系。浮络是浮现于体表的络脉，孙络是最细小的络脉，两者难以计数，遍布全身。

二、经络的功能

经络的功能包括沟通表里上下，联系脏腑器官；通行气血，濡养脏腑组织；感应传导；调节脏腑器官的功能活动四个方面。

（一）沟通表里上下，联系脏腑器官

由于十二经脉及其分支纵横交错，通达上下，入里出表，相互络属于脏腑，奇经对十二正经的贯通联络，以及其他诸经对全身各组织的联系，从而使机体五脏六腑、四肢百骸、五官九窍、皮肉筋骨等组织有机地联系起来，构成一个彼此之间紧密联系的统一整体。

（二）通行气血，濡养脏腑组织

气血是人体生命活动的物质基础，必须通过经络才能输布周身，以温养濡润各脏腑、组织和器官，维持机体的正常生理功能。所以《灵枢·本脏》说："经脉者，所以行血气而营阴阳，濡筋骨，利关节者也。"

（三）感应传导

感应传导是指经络有感应刺激、传导信息的作用。当人体的某一部位受到刺激时，这个刺激就可沿着经脉传入人体内有关脏腑，使其发生相应的生理或病理变化。而这些变化，又可通过经络反应于体表。针刺中的"得气"现象就是经络传导感应作用的具体体现。

（四）调节脏腑器官的功能活动

经络能调节人体的功能活动，使之保持协调平衡。当人体的某一脏器功能异常时，可运用针刺等治疗方法来进一步激发经络的调节功能，以"泻其有余，补其不足"（《灵枢·刺节真邪》），从而使功能异常的脏器恢复正常。

三、十二正经

（一）十二经脉的命名

十二经脉又名十二正经，即手太阴肺经、手阳明大肠经、足阳明胃经、足太阴脾经、手少阴心经、手太阳小肠经、足太阳膀胱经、足少阴肾经、手厥阴心包经、手少阳三焦经、足少阳胆经、足厥阴肝经。十二经脉是经络系统的主体。其命名是根据其阴阳属性，所属脏腑、循行部位综合而定的。它们分别隶属于十二脏腑，各经使用其所属脏腑的名称，结合循行于手足、内外、前中后的不同部位，并依据阴阳学说，给予其不同的名称。

（二）十二经脉在体表的分布规律

十二经脉在体表的循行分布规律是：凡属六脏（心、肝、脾、肺、肾和心包）的阴经分布于四肢的内侧和胸腹部，凡属六腑（胆、胃、大肠、小肠、膀胱和三焦）的阳经，多循行于四肢外侧、头面和腰背部，其中分布于上肢内侧的为手三阴经，分布于下肢内侧的为足三阴经。分布于上肢外侧的为手三阳经，分布于下肢外侧的为足三阳经。手、足三阳经的排列顺序是：阳明在前，少阳居中，太阳在后；手、足三阴经的排列顺序是：太阴在前，厥阴在中，少阴在后（内踝上 8 寸以下为厥阴在前，太阴在中，少阴在后）。在头面部，阳明经行于面部、额部；太阳经行于面颊、头顶及头后部；少阳经行于头侧部。在躯干部，手三阳经行于肩胛部；足三阳经中的阳明经行于前（胸腹部），太阳经行于后（背腰部），少阳经行于侧面。

（三）十二经脉的走向、交接规律和流注次序

十二经脉的走向和交接是有一定规律的。《灵枢·逆顺肥瘦》说："手之三阴，从脏走手；手之三阳，从手走头；足之三阳，从头走足；足之三阴，从足走腹。"即手之三阴经从胸走手，在手指末端交手三阳经；手之三阳经从手走头，在头面部交足三阳经；足之三阳经从头走足，在足趾末端交足三阴经；足之三阴经从足走腹，在胸、腹腔交手三阴经，这样就构成一个"阴阳相贯，如环无端"的循环路径。气血通过经脉即可内至脏腑，外达肌表，营运全身。

（四）十二经脉的表里络属规律

手足三阴、三阳经，通过经别和别络互相沟通，组合成六对"表里相合"关系。其中，手阳明大肠经与手太阴肺经互为表里，手少阳三焦经与手厥阴心包经互为表里，手太阳小肠经与手少阴心经互为表里，足阳明胃经与足太阴脾经互为表里，足少阳胆经与足厥阴肝经互为表里，足太阳膀胱经与足少阴肾经互为表里。

互为表里的阴经与阳经在体内有络属关系，即阴经属脏络腑，阳经属腑络脏。如手太阴肺经属肺络大肠，手阳明大肠经属大肠络肺。十二经脉之间有表里络属关系，正是由于表里的两条经脉的衔接而加强了联系，而且由于相互络属于同一脏腑，因而使相为表里的脏腑在生理功能上相互协调配合，在病理上也相互影响，在治疗上亦相互为用。如心火可下移小肠等。在治疗上，相为表里络属的两条经脉的腧穴可交叉使用，如脾经的穴位可用以治疗胃或胃经的疾病。

四、奇经八脉

奇经八脉是指督脉、任脉、冲脉、带脉、阴跷脉、阳跷脉，阴维脉、阳维脉八条经脉。奇经八脉有统率、联络和调节十二经脉的作用。奇经八脉与十二正经不同，既不直属脏腑，又无表里配合关系，"别道奇行"，故称为奇经。

奇经八脉出入于十二经脉之间，它具有调节十二经脉气血，加强十二经脉之间联系的作用，凡十二经脉中气血溢满时，则流经于奇经八脉，蓄以备用。

（一）督脉和任脉

督脉行于背脊，总督一身之阳经，为阳脉之海；任脉行于胸腹，总任周身之阴经，为阴脉之海。由于在奇经八脉中，只有督、任二脉各有一定的循行路线和其所属腧穴，故与十二正经相提并论，合称为"十四经"。

（二）冲脉和带脉

冲脉与少阴平行，为十二经之海，与任脉相通，有调节气血充盈的作用；带脉在季胁之下，绕身一周，状似束带，以总束阴阳诸脉，故有"诸脉皆属于带脉"之说。

（三）阴、阳跷脉

阴、阳跷脉左右成对，阴跷脉起于足跟内侧，随足少阴等经上行，至目内眦与阳跷脉会合；阳跷脉起于足跟外侧，伴足太阳等经而上行，至目内眦与阴跷脉会合，沿足太阳经上额，于项后会合于足少阳经。此二脉分主一身左右之阴阳，共同调节下肢的运动和眼睑的开合功能。

（四）阴、阳维脉

阴、阳维脉亦左右成对，阴维脉起于小腿内侧，沿腿股内侧上行，与六阴经相联系，至咽喉与任脉会合，主一身之里；阳维脉起于足跗外侧，沿膝股外侧上行，与六阳经相联系，至项后与督脉会合，主一身之表。此二脉维络一身表里之阴阳。

奇经八脉相互之间是密切联系的。例如，冲、任、督三脉都起于胞中，同出于会阴，称为“一源三歧”。任、督二脉上行相接于唇内，合而为一，分而为二。

奇经八脉纵横交叉于十二经脉之间，其功能有：①沟通十二经脉之间的联系。②对十二经气血有蓄积渗灌等调节作用。凡十二经脉中气血横溢时，则流注于奇经八脉，蓄以备用；不足时，也可由奇经给予补充。在生理上，奇经与肝、肾等脏及女子胞、脑、髓等奇恒之腑的关系较为密切。

五、腧穴

腧穴是人体脏腑经络之气输注于体表的部位。腧与“输”通，有转输的含义；“穴”即孔隙的意思，腧穴还有“气穴”、“孔穴”等名称。人体的腧穴均分别归属各经络，而经络又归属于一定脏腑，腧穴-经络-脏腑之间形成密切的关系。腧穴具有输注气血、反映病痛、扶正祛邪的作用，在临床上要正确运用针灸治疗疾病，必须要掌握腧穴的定位、归经、主治等基本知识。

腧穴是经络学说的重要组成部分，分别归属各经。十四经穴简称“经穴”，即分布于十二经脉及任、督二脉上的腧穴。经穴具有主治本经及相属脏腑病证的作用，它们是腧穴的主要部分。

（一）五输穴

五输穴即十二经脉分布在肘、膝关节以下的部位，包括井、荥、输、经、合穴，简称“五输”。古代医家把经气运行比作自然界的水流，以说明经气的出入和经过部位的深浅及其不同作用。如经气所出，水的源头，称为“井”；经气所溜，像刚出的泉水微流，称为“荥”；经气所注，像水流由浅入深，称为“输”；经气所行，像水在通畅的河中流过，称为“经”；最后经气充盛，由此深入，进而汇合于脏腑，恰像百川汇合入海，称为“合”。

（二）原穴、络穴

原穴：“原”即本源、原气之意。原穴是脏腑原气所经过和留止的部位。十二经脉在四肢各有一个原穴，又名“十二原”。在六阳经，原穴单独存在，排列在输穴之后，六阴经则以输为原。络穴：“络”即联络之意，络脉从经脉分出的部位各有一个腧穴称络穴。络穴具有联络表里两经的作用。十二经的络穴皆位于四肢肘膝关节以下，加之任脉络穴鸠尾位于腹，督脉络穴长强位于尾骶部，脾之大络大包穴位于胸胁，共十五穴，故称为“十五络穴”。

（三）俞穴、募穴

俞穴是脏腑经气输注于背腰部的腧穴。募穴是脏腑经气汇聚于胸腹部的腧穴。它们均分布于躯干部，与脏腑有密切关系。

（四）八会穴

“会”即聚会之意，八会穴即脏、腑、气、血、筋、脉、骨、髓的精气聚会的八个腧穴，故称八会穴。分布于躯干部和四肢部。

（五）郄穴

“郄”有空隙之意，郄穴是各经经气深聚的部位。十二经脉及阴维、阳维、阴跷、阳跷脉各有一个郄穴，共十六个郄穴。多分布于四肢肘、膝关节以下。

（六）下合穴

下合穴是指手足三阳六腑之气下合于足三阳经的六个腧穴，故称下合穴。主要分布于下肢膝关节附近。

（七）八脉交会穴

八脉交会穴是指奇经八脉与十二经脉之气相交会的八个腧穴，故称“八脉交会穴”。它们分布于腕踝关节的上下。

（八）交会穴

交会穴是指两经以上的经脉相交或会合处的腧穴。多分布于头面、躯干部。

第五节　中医学病因病机

一、病因

疾病发生的原因多种多样，诸如气候异常、疠气侵袭、精神刺激、饮食失宜、劳逸不当、跌仆损伤及虫兽所伤等，均能导致疾病发生。病因主要包括外感、内伤、其他致病因素。外感致病因素是指来源于自然界，多从人体肌表、口鼻侵入机体而发病的病邪，包括六淫、疠气等。

（一）六淫

风、寒、暑、湿、燥、火是自然界六种不同的气候变化，称为“六气”。对人体无害，是万物生长的条件。六气的不断运动变化，决定了一年四季气候的不同，即春风、夏暑（火）、长夏湿、秋燥、冬寒。六气发生太过或不及，或非其时而有其气，超过了人体的适应能力；或人体抗病能力下降，不能适应气候变化，这时六气才成为致病因素，导致疾病发生，称为“六淫”（表2-5）。淫，有浸淫太过之意，“六淫”属不正之气，所以又称其为“六邪”。故“六淫”实为外感病邪的统称。

表2-5　六淫的性质及致病特点

六淫	性质	致病特点	症状
风	风为阳邪，其性开泄，有轻扬升发、向上、向外的特性；风性善行而数变；风为百病之长；风性主动	风邪常伤及机体上部（头面）、阳经和肌表	头痛、鼻塞、咽痒、身背项痛、汗出恶风、震颤抽搐、头目眩晕、颈项强直
寒	寒为阴邪，易伤阳气；寒性凝滞；寒主收引；寒性清澈	经脉气血凝结，阻滞不通，不通则痛	恶寒蜷卧、手足厥冷、下利清谷、小便清长、精神萎靡、脉微细
暑	暑为阳邪，其性炎热；暑气挟湿；暑性升散，耗气伤津	出现阳热症状；腠理开泄，汗出过多，耗伤津液；出现湿阻症状	壮热、口渴、面赤、脉洪数；口渴喜饮、尿少短赤；心烦不宁；气短、乏力，甚至突然昏倒，不省人事；兼见四肢困倦、胸闷呕恶、大便溏而不爽
湿	湿为阴邪，易阻气机，损伤阳气；湿性重浊；湿性黏滞；湿性趋下，易袭阴位	脾喜燥恶湿，湿邪留滞，常先困脾；脾困则脾阳不振，运化无权，水湿停聚；湿病多有沉重感觉，分泌物多秽浊不清；湿病症状黏滞，且湿邪为病，病程较长；症状多见于身体的下部	周身困重、四肢酸沉怠惰，常见头重如裹、昏昏欲睡；湿阻于经络则肢肿、重滞难举、困倦乏力；湿留关节，则滞着不移，见肌肤不仁、关节疼痛重着，甚者痛有定处，沉重不举；水湿停聚，可见水肿、尿少、腹泻等；舌苔垢腻，大便黏滞不爽，小便涩滞不畅；妇女带下过多等
燥	燥邪属阳，易耗伤阴液；燥易伤肺	燥性干涩，易伤津液；损伤肺经，使其宣发肃降功能受影响	口鼻干燥，咽干口渴，皮肤干涩，甚则皲裂，毛发不荣，小便少，大便干；干咳或痰黏而难咳出，或痰中带血、咽干痛、呼吸不畅、喘息胸痛等
火	火（热）为阳邪，其性炎上；易耗气伤津；易生风动血；易致肿疡	火性升腾上炎，火热病症，多在人体的上部，易扰心神；火邪消耗阴液，气随液脱；阴液耗劫，筋脉失养，肝风内动；灼伤脉络，迫血妄行，致各种出血；火入血分，腐灼血肉，致肿疡发生	头痛、耳鸣、咽喉肿热、齿龈肿或口舌糜烂；壮热、烦渴、大汗出；少气懒言，乏力；吐血衄血、便血等

（二）疫疠

疫疠是一类具有强烈致病性和传染性的外感病邪。在中医文献中，疫疠又称为“疠气”、“瘟疫”、“疫毒”、“戾气”、“疫气”、“毒气”、“异气”、“乖戾之气”等。疫疠的致病特点如下。

1. 发病急骤，病情危重

疫病的发生特点，是发病急骤，病情凶险，发展变化快。如大头瘟、蛤蟆瘟、白喉、疫痢、霍乱、烂喉、天花、丹痧、小儿疫毒痢等。病情急重者，若抢救不及时，可于发病后数小时死亡。

2. 传染性强，易于流行

疫疠主要是通过空气、饮食、接触等途径在人群中传播，因此其具有很强的传染性。

3. 致病专一，症状相似

一种疫疠之气仅导致一种疫疠发生，且临床症状基本一致。

（三）七情

七情是指人的喜、怒、忧、思、悲、恐、惊七种情志活动，是人对外界事物和现象的七种不同情志反应（精神状态），一般情况下属正常情志活动，不会致病。但当人受到突然、强烈或持久的情志刺激，并超过了人体自身生理调节范围与耐受能力，造成气机紊乱、脏腑气血阴阳失调时，疾病遂生。因七情异常能直接影响内脏，病自内生，故称“内伤七情”。

七情致病的特点如下。

不同的情志刺激可伤及相应的脏腑。因为人体是一个以五脏为中心的有机整体，而“心”是五脏六腑的大主，它主宰着人的心理、情志活动。为此，七情致病均可损及心，并影响到其他脏腑，故在七情致病中“心”起主导作用。另外，心主血藏神，肝藏血主疏泄，脾主运化为气血生化之源，又为气机升降的枢纽。故情志致病，以心、肝、脾三脏失调为多见。如过喜、惊吓、思虑劳神均可伤心，致心神不宁，症见心悸、失眠、健忘，甚则精神失常。郁怒伤肝，肝气郁结，症见两胁胀痛、善太息或咽中似有异物梗阻，妇女可见月经不调、痛经、闭经等。肝气上逆，出现呕血、面红目赤、晕厥。思虑忧愁伤脾，脾失健运，见食欲不振、脘腹胀满、大便溏泻等症。若思虑劳神，同时损伤心、脾时，则可导致心脾两虚，而同时出现上述心神不宁及脾失健运的兼症。

1. 喜

喜则气缓，包括两个方面：一是可缓和精神紧张，营卫通利；二是暴喜过度，致心气涣散，神不守舍，见精神不集中，甚则失神狂乱。

2. 怒

怒则气上，致肝气横逆上冲，血随气逆并走于上，见头胀痛、面红目赤或呕血，甚则昏厥卒倒。

3. 思

思则气结，思虑劳神过度，伤神损脾，致气机郁结，脾运无力，见食欲减退、脘腹胀满、便溏等。

4. 悲

悲则气消，过度悲忧损伤肺气，使肺气抑郁，意志消沉，见气短声低、倦怠乏力、精神萎靡不振。

5. 恐、惊

恐则气下，恐惧过度，使肾气不固，气泄于下，见溺频、溲多或二便失禁，甚则面白、昏厥、遗精；惊则气乱，突受惊吓，损伤心气，致心无所倚，神无所归，见心悸、惊惶失措。

（四）饮食劳倦

1. 饮食

（1）饮食不节　饮食应以适量为宜。过饥则摄入不足，气血生化乏源，久则气血虚衰，见面色不华、心悸气短、神疲乏力，亦可因正气虚，抗病能力降低而继发他病；过饱或暴饮暴食，致脾胃损伤，饮食停滞，初见嗳腐吞酸、厌食、脘腹胀满或吐泻，久则郁而化热，聚湿生痰。

（2）饮食偏嗜　饮食偏寒，易损脾胃阳气，遂致寒湿内生，见脘腹冷痛、喜按、泄泻；饮食偏热，易致胃肠积热，见口渴、口臭、腹满胀痛、便秘或痔疮。长期偏嗜某种食物，会造成与之相应的脏腑功能偏亢，久之亦损及其他脏腑，发生疾病。饮食五味应以适当为宜。饮食内容要多样化，不应偏嗜，这也是保健防病的重要内容之一。

（3）饮食不洁　进食不洁即食入陈腐变质或被污染的饮食，可引起中毒，出现剧烈腹痛、吐泻，重者可致昏迷甚至死亡。

2. 劳倦

过劳是指过度劳累，包括劳力过度、劳神过度和房劳过度三个方面。劳力过度则伤气，日久气少力衰，常见少气懒言、四肢困倦、神疲乏力等；此外，劳力过度还可导致伤筋、伤骨一类病证。劳神过度即思虑太过，伤心脾，耗心血，见心悸、健忘、失眠、多梦等心神失养之证，还可兼见纳呆、腹胀、便溏等脾失健运之证。房劳过度指性生活不节，耗伤肾精，症见腰膝酸软，眩晕耳鸣、精神萎靡、性功能减退或遗精、早泄、阳痿，月经不调或不孕、不育等。

（五）体内可致病的病理产物

疾病过程中形成的病理产物，也能成为致病因素，包括痰饮、瘀血与结石等。

1. 痰饮

（1）痰饮的形成　痰饮是人体水液代谢障碍形成的病理产物。清稀者称饮，稠浊者称痰，两者同出一源，故并称痰饮。"痰"，不仅指咳吐出来的有形之痰液，同时还包括瘰疬、痰核、某些肿块，以及停留在病变组织器官内的黏性分泌物，此类痰虽无明显可见的痰液排出，但可通过其临床症状和体征来确定，故被称之为"无形之痰"。痰饮多由六淫或饮食、劳逸、七情内伤，使肺、脾、肾、三焦等脏腑气化功能失常，水液代谢障碍，水津停滞所致。

（2）痰饮的致病特点　痰饮一旦产生，便能流窜全身，停聚各处，导致多种疾病发生，有"百病多因痰作祟"之说。痰饮可随气而行，全身内外上下无所不至。痰饮病证的临床症状复杂，可分为痰证和饮证。根据痰停留的部位不同，可有不同见证：如痰在肺，见咳嗽、咳痰；痰迷心窍，见心悸、神昏、癫狂；痰上逆于头，见眩晕、昏冒；痰气凝结咽喉，见咽中如有物梗塞的梅核气；痰在胃脘，见恶心呕吐、胸脘痞闷；痰在胸胁，见胸满而喘、咳引胁背作痛；痰在四肢，见四肢麻木疼痛；痰在经脉筋骨，可生瘰疬、痰核，或阴疽流注，或半身不遂等。饮证根据所停部位不同，亦有不同见证：饮泛肌肤，见水肿、身痛而重，称"溢饮"；饮留胸胁，见咳嗽气促、胸胁胀痛，称"悬饮"；饮在膈上，见咳嗽气逆不得平卧，面部浮肿，称"支饮"。痰饮由水湿停滞、积聚而成，同样具有重浊黏滞的特性，所致病症，大多具有沉重、秽浊、黏滞不爽的症状，病情反复发作，缠绵难愈。

2. 瘀血

（1）瘀血的形成　瘀血是指全身血脉运行不畅或局部血液停滞，或体内存在离经之血未能消散等病理状况，是疾病过程中形成的病理产物，又是某些疾病的致病因素。其形成有两方面原因：一是因气虚、气滞、血寒等，使血行不畅而凝滞；二是由于内伤外感、气虚失摄或邪热迫血妄行，造成血离经脉，积存于体内而形成瘀血。

（2）瘀血的致病特点　瘀血的病证虽然繁多，但其临床表现归纳起来则有以下几个共同的特点：疼痛，多为刺痛，痛处固定不移，拒按，夜间痛甚；肿块，外伤肌肤局部可见青紫肿胀，瘀血积于体内，久聚不散则可形成癥积，按之有肿块，固定不移；出血，其血色多呈紫暗，并伴有血块。在望诊方面，久瘀可见面色黧黑，肌肤甲错，唇甲青紫，舌质暗紫或有瘀点、瘀斑，舌下静脉曲张等征象，脉象多见细涩、沉弦或结代等。

3. 结石

（1）结石的形成　结石主要因脏腑本虚，湿热浊邪乘虚而入，湿郁积聚不散或湿热煎熬日久而成。肾与膀胱结石，多由饮食肥甘，影响脾胃运化功能，内生湿热；或常饮含易形成结石成分之水，湿热浊邪注于下焦，留滞于肾与膀胱而成。胆结石常因湿热内阻，交蒸于肝胆；或情志失调，气机郁滞，郁久化热，胆液疏泄不利，湿热与胆液互结，日久煎熬而成。

（2）结石的致病特点　结石为有形病理产物，留滞脏腑，易阻遏气机，气血运行阻闭，不通则痛。故常见局部胀痛，甚至剧烈绞痛。由于结石发生部位不同，所致病证各异：胆结石致病，常见寒热往来，右胁腹绞痛牵至右肩，兼见黄疸，脘闷不舒，恶心呕吐；肾、膀胱结石，见小便频急、短赤、涩滞不畅，尿道灼热刺痛，腰痛如绞，痛引少腹牵引阴器或两股内痛。结石形成后，得不到及时与恰当的治疗，会长期滞留，缓慢增大，病程较长，时起时伏；当邪正相持时，甚至可无症状；但因外感、情志、饮食、劳累等影响，引发湿热，可使病情加重，从而表现出病情时起时伏，休作无定时。

二、病机

病机，是疾病的发生（亦即发病）、发展与变化的机制。病邪作用于人体，正气奋起抗邪，正邪相争，破坏了人体阴阳相对平衡，致阴阳失调，使脏腑、经络、气血功能紊乱，产生一系列病理变化。疾病的发展变化是一个复杂的病理过程，其基本病机变化，主要是正邪之争、阴阳失调。

（一）正邪相争

1. 正邪相争与发病

正气不足是发病的内在因素，正气旺盛，气血充盈，卫外功能固密，则病邪难入，病无以发生。强调正气在发病中的主导地位，并不排除邪气对疾病发生的重要作用。邪气侵袭是发病的重要条件，有时甚至可能起主导地位，如烧伤、冻伤、疫疠、毒蛇咬伤、食物中毒等，此时即使正气强盛亦难免不被伤害。正邪相争，正胜则邪退，邪胜则正衰。正能胜邪则不发病，即便邪气已侵入，正气亦能驱邪外出或扑灭于内，不会产生病理改变，疾病无从发生；邪气胜，正气不足则发病，卫外不固、抗邪无力则邪气乘虚侵入而发病，所谓“正气存内、邪不可干”，“邪之所凑，其气必虚”，即为此意。

2. 正邪盛衰与病邪出入

（1）表邪入里　是指外邪侵入机体，停留于肌肤卫表而引发表证，而后内传入里，转为里证的病理传变过程。其发病原因是因邪气过盛，或因失治、误治，则表邪不解，传变入里所致。多由机体正气受损，抗病能力减弱，正不胜邪，使疾病向纵深发展。如外感风热，初见发热恶寒、头痛鼻塞、咽喉肿痛、脉浮数等风热邪气在表的症状。失治或误治，继而出现发热而不恶寒、口渴汗出、咳嗽胸痛、咳痰黄稠、脉滑数等邪热壅肺的症状，这是表热证转化为里热证的表现。

表邪入里的传变，一般按规律依次相传，如伤寒病的六经传变，通常是依太阳、阳明、少阳、太阴、少阴、厥阴的顺序；温病则依卫、气、营、血或由上焦、中焦、下焦的次序传变。病邪依次转化入里，多因正气受损，正不胜邪所致。但当邪气过盛，正气暴伤时，袭表邪气也可不按上述次序“顺传”入里，在伤寒则有直中三阴，于温病则可逆传营血而入里，即所谓“逆转心包”。

（2）里邪出表 是指病邪由里透达于表的传变过程。是因正气渐复，邪气日衰，正气驱邪外出，邪气由里出表，预示病势好转和向愈。

3. 正邪盛衰与虚实变化

正邪相争显示体内正邪双方力量对比的盛衰，决定着患病机体的实与虚两种不同的病理状态。故《素问·通评虚实论》说："邪气盛则实，精气夺则虚"。实证是邪气过盛，脏腑功能活动亢盛所表现的证候。虚，指正气不足，临床上出现一系列虚弱、衰退证候，称为虚证。正邪的消长盛衰，会引起虚实病机间的多种变化。如肝胆湿热证初见黄疸、胁痛、脘闷等，之后影响脾胃运化功能，逐步演变为面色苍白、神疲乏力、纳减腹胀的脾虚证，这就是由实证转化为虚证；又如初见面白神疲、少气乏力、舌淡、脉虚无力的气虚患者，日久失治或误治，气虚推动无力以致瘀血蓄积，逐步演变为面色黧黑、肌肤甲错、脘腹有痞块、舌质紫暗、脉细涩的血瘀证，即为虚证转化为实证（虚中夹实）。

4. 正邪盛衰与疾病转归

正邪相争发生消长盛衰的变化对疾病转归起着决定性作用。正胜邪退，是疾病向好转和痊愈方面转归的一种结局；邪胜正衰，则是疾病向恶化甚至死亡方面转归的一种趋势。此外，若邪正双方力量对比势均力敌，出现邪正相持或正虚邪恋，或邪去而正未复等情况，则常常是某些疾病由急性转慢性，或留下后遗症，或成为慢性病持久不愈的主要原因。

（二）阴阳失调

阴阳失调，即阴阳之间失去平衡协调之简称。《内经》说："阴平阳秘，精神乃治。"在疾病的发生发展过程中，由于各种致病因素作用于人体，引起机体内部的阴阳失调才能发生疾病，故阴阳失调是疾病发生、发展与变化的内在根据。

1. 阴阳失调与发病

正常情况下，人体阴阳保持相对的动态平衡和协调。当机体在某种致病因素作用下，脏腑经络、气血津液等发生异常改变，导致整体或局部的阴阳失调，都会发生疾病，并出现相应的临床症状。

2. 阴阳盛衰与寒热变化

寒热是辨别疾病性质的标志之一，是阴阳偏盛偏衰的具体表现。故寒热证候的形成，主要是阴阳消长盛衰的结果。其病机大致可概括有：阳盛则热（导致实热证），阴虚则热（导致虚热证），阴胜则寒（导致实寒证），阳虚则寒（导致虚寒证）。

3. 阴阳盛衰与虚实

阴阳盛衰，也可导致虚实证候的产生。如阳或阴的偏盛，可致"邪气盛则实"的实证，阴或阳的偏衰，可致"精气夺则虚"的虚证。

4. 阴阳盛衰与疾病转归

阴阳盛衰消长变，也是疾病好转或恶化、痊愈或死亡的根本机制。阴阳相对的失衡经调整得以重新恢复，是疾病向好转和痊愈方面转归的内在机制。当机体的阴液或阳气突然大量脱失或消耗，导致阳或阴的功能严重衰竭，出现生命垂危的病理状态，这是导致疾病恶化甚至死亡的根本原因。

5. 阴阳亡失

阴阳亡失，包括亡阴和亡阳两类。亡阳，是指机体的阳气发生突然性脱失，导致全身功能突然衰竭的一种病理状态。主症是大汗淋漓，汗清稀而凉，肌肤手足逆冷，精神疲惫，神清淡漠，甚则昏迷、脉微欲绝等阳气欲脱之象。亡阴，系指机体的阴液大量消耗或丢失，而致全身功能严重衰竭的一种病理状态。多由热邪炽盛，或邪热久留，煎灼阴液，或因慢性消耗性疾病，阴液耗竭所致。主症多见汗出不止，汗热而黏，手足温，喘渴烦躁，甚则昏迷谵妄、脉数无力、舌光绛无苔等。亡阴和亡阳，在病机和临床征象等方面虽有不同，但因阴阳互根，故阴亡则阳无所依附而散越；阳亡则阴无所化生而耗竭。所以，亡阴可迅速导致亡阳，亡阳也可继之出现亡阴，最终导致“阴阳离决，精气乃绝”，生命活动便告终结。

复习思考题

1. 简述阴阳的概念和属性特征。
2. 阴阳学说的基本内容是什么？
3. 简述五行的含义及内容。
4. 什么是五行的生克乘侮？
5. 谈谈阴阳五行学说在传统养生实践的应用。
6. 简述脏腑的概念和基本内容。
7. 简述经络的概念和基本内容。
8. 简述气、血、津液、精、神的概念。
9. 试述六淫的致病特点。
10. 简述中医病因病机的基本观点。

主要参考文献

1. 邱幸凡，周安方，胡明贵，等. 养生必读. 杭州：湖北科学技术出版社，1986.

2. 竹剑平，胡滨，俞景茂. 中国古代养生长寿秘法. 杭州：浙江科学技术出版社，1990.

3. 叶锦先，何裕民. 情志疾病学. 南昌：江西科学技术出版社，1988.

4. 北京中医学院. 内经释义. 上海：上海科学技术出版社，1964.

5. 秦伯未. 内经知要浅解. 北京:人民卫生出版社,1981.
6. 唐·王冰. 黄帝内经素问. 北京:人民卫生出版社,1963.
7. 王琦. 中医治未病解读. 北京:中国中医药出版社,2007.
8. 金宁. 文体疗法学. 北京:华夏出版社,2005.
9. 杨东野. 养生的智慧. 北京:经济管理出版社,2009.
10. 王琦. 中医体质学. 北京:人民卫生出版社,2005.
11. 南怀瑾. 论语别裁. 上海:复旦大学出版社,2003.
12. 南怀瑾. 老子他说. 上海:复旦大学出版社,2003.
13. 孟景春. 中医养生康复学概论. 上海:上海科学技术出版社,1992.

(洪　峰)

第三章　中国传统养生基本理论

【本章提要】

中国传统养生基本理论是以中国传统哲学和中国传统医学理论作为基础，其养生功效关键取决于对养生问题的认识。本章围绕传统养生观、传统养生的核心思想、养生坚持的原则三方面内容探讨中国传统养生的基本理论问题。中国传统养生观主要说明如何以合理的视角看待养生问题，它包括中国传统养生的宗旨、生命规律与循律养生、中国传统养生的上乘境界以及生命衰老；传统养生的核心思想深入探讨了中国传统养生的思想内涵、操作理念，以及基本理论依据；传统养生坚持的原则揭示出中国传统养生的基本规律，并说明养生过程中存在的各种关系。

【学习目标】

1. 掌握中国传统养生的宗旨。
2. 了解中国传统养生的上乘境界。
3. 掌握生命衰老与患疾的主要影响因素。
4. 掌握生命活动的基本规律以及如何按照生命规律进行养生，达到延年益寿的目的。
5. 掌握中国传统养生的基本思想内涵。
6. 掌握中国传统养生遵循的基本原则。

中国传统养生基本理论是中国传统养生理论的核心内容，中国传统养生基本原理是在中国传统哲学和中国传统医学的基本理论框架下，所构建的侧重于养生方面的基本思想、基本方法等综合内容。在这样的理论背景下，中国传统养生的基本理论主要包括两方面内容，即中国传统养生的基本思想和实践操作方法。从宏观角度，中国传统养生思想即为中国传统养生观与在养生过程中应当遵循的原则；从微观角度，中国传统养生则是养生过程的具体操作方法。基于此，本章从养生观念入手，将中国传统养生观列为第一节，其后介绍中国传统养生的核心思想，然后提出养生过程中所应当遵循的原则。

第一节　中国传统养生观

要了解中国传统养生遇到的第一个问题是，中国传统养生的目的与价值是什么？因此，本节首要任务就要回答中国传统养生能够给人们带来哪些有益的价值。其次，本节还要介绍中国传统养生能够达到的理想境界，同时，还介绍导致生命衰老与患疾的主要因素。在此基础上，本节将说明生命活动的规律以及养生应当遵循生命规律的道理。

一、中国传统养生之宗旨

“养生”一词出自战国时期，《管子·幼官第八》有：“戒审四时以别息，异出入以两易，明养生以解固，审取予以总之。”《庄子·内篇·养生主》也有：“文惠君曰：‘善哉！吾闻庖丁之言，得养生焉。’”从字面解释，“养生”即为“摄生”，通俗而言，养生是指保养生命、摄养身心。关于养生的具体操作方法，《庄子》曾提出，“无劳女形，无摇女精，乃可以长生”（不要劳累你的身体，不要搅乱你的精气，才可以长寿），“吐故纳新，熊经鸟申（伸），导引守神”。由此可见，我国古人早在春秋战国时期，就已非常重视养生的问题，并对养生有了非常深刻的认识。

如果从全方位的角度审视理解养生的价值取向，它主要包括三方面的内涵，其一，延长寿命；其二，提高生命质量；其三，预防疾病。

在不同的历史时期，由于生存环境的不同，人们对养生理解的侧重层面是有所差异的。在古代，我国先民对养生价值取向的理解更注重于延长寿命。这可以在我国祖先的一句对话之中窥其一斑，尧问于舜曰：“天下孰最为贵?”舜曰：“生最贵”（《十问》）。由此可以看出，我国古人非常崇敬生命，并富有“贵生”的思想，这种现象的产生可能与当时的地理环境、社会环境和医疗卫生条件有密切的联系。在古代，我国人民的生存环境比较当代社会条件要恶劣许多，其医疗条件更不能与当今社会相提并论，在这样的环境背景下，古人的寿命相对较短。相对而言，在现代社会，人们的物质生活、所处的社会环境和享受的医疗条件均获得了极大提高，人们的寿命也得到了较大程度的延长。《2008 年世界卫生组织报告》说：“我国男性平均寿命 70 岁，女性平均寿命 74 岁，人均寿命 72 岁。”虽然人们的寿命得到了较大的延长，但在现代社会中，人们的生活节奏不断加快，工作环境更为紧张，在相对弱化了的自然环境面前，在强大的竞争压力面前，人们不断提高工作效率，心理及身体经常处于一种高负荷状态下的运转之中，亚健康状态也就成为人们经常面临的问题。由此，保持较高的生命质量也就成为当代人们关注的焦点。

此外，中国传统养生一直含有“治未病”的预防思想，关于此方面的认识早在我国古代就已十分成熟。中医学说中一直有“上工治未病，不治已病”之说，就指明了世间上乘的良方应当是保持人体的良好状态，防患于未然，而不是人体产生疾病之后再对症下药，进行治疗。基于此，为了保持机体的旺盛生命力，必须保证机体能够抵御内外两方面的任何侵扰，这就决定了养生的另一重任是预防疾病，防止机体产生各种不利于生命正常发展的因素。但是，人类是自然界的有机组成部分之一，并非是一个与世隔绝的生命体，必须要与大自然进行能量与气息等生命信息的交换。在生命信息交换的过程中，人类生命的有机体不可避免地会出现意外的疾病。与此同时，伴随社会的进步与发展，受人们的饮食问题以及生活的地理环境等诸多因素变化的影响，造成现代社会出现了一些常见的疾病甚至是非常恶性的疾病，进而不断危害人们的健康乃至生命。所以，人们在关注生命质量的同时，极为注重预防各种疾病的发生。在当代社会，“治未病”，即将疾病扼杀于萌芽之中（培养正气、扼杀邪气）已经越来越成为“中国传统养生”关注的重点。

纵观中国古代的养生以及现代养生思想，二者的主旨思想是一致的，即保持生命的理想状态，最终达到“延年益寿”之目的。这是我国传统养生的精髓，历朝历代人们永世不变的终极追求。

二、生命之律与循律养生

人类生命的最基本物质是由“气”构成，在《内经》中，它被称为“太虚元气”，同时，“气”也是构成世界万事万物的最基本物质，《周易·系辞》中曾提出“天地氤氲，万物化醇”。《素问·宝命全形论》将天地之气与人之气紧密联系起来，提出了“人以天地之气生，四时之法成”，“天地合气，命之曰人”的朴素唯物的人类生命起源观。因此，《难经·八难》中指出“气者，人之根本也”。

从物质生发的角度，人体之气“来源于禀受父母的先天之精气、饮食物中的营养物质（即水谷之精气，简称‘谷气’）和存在于自然界的清气。通过肺、脾胃和肾等脏器生理功能的综合作用，将三者结合起来而生成”（印会河《中医基础理论》，1984）。因此，人的生命活动实则为气的运行变化。《素问·六微旨大论》中指出，人体生命运动的形式为气的“升、降、出、入”（气自下向上、自上面向下、由内向外、由外向内），即“出入废则神机化灭，升降息则气立孤危，故非出入，则无以生长壮老已；非升降，则无以生长化收藏，是以升降出入，无器不有。故器者，生化之宇，器散则分之，生化息矣”。此外，人体之内脏腑经络的活动也是气机升降出入的体现。

从人类的生命发展过程而言，人类生命是有周期限制的，它遵循了自然界“出生、成长、成熟、衰老、死亡”的过程，即我国古代所言的“生、长、壮、老、已”。

中国养生理论认为，人类生命的产生与终结，是由气的运行变化而决定的，这种运动变化的规律就是阴阳平衡变化的结果，《素问·生气通天论》指出“生之本，本于阴阳”。这种阴阳平衡在“气”层面体现为气的聚与散，即《庄子·知北游》中所言的“人之生，气之聚也，聚则为生，散则为死”。所以张景岳在《类经·摄生类》指出，“人之有生，全赖此气”。对于生命过程，《圣济总录》指出，“万物壮老，由气盛衰”、“人之有是形也，因气而荣，因气而病”，这是我国古代人们从整体观的角度对于人的生命过程的一种朴素认识。

人的生命遵循了由生至死的周期过程，中国传统养生的直接操作即是按照自然规律法则，尽可能优化生命过程，使人体中的各类器官与组织尽可能消耗最小能量而获取最大做功，进而最大限度地延长生命。所以，张景岳强调：“盖以天地万物皆由气化；气存数亦存，气尽数亦尽，所以生者由乎此，所以死者亦由乎此，此气不可不宝，能宝其气，则延年之道也。”

对于中国传统养生的基本思想而言，人体生命周期有一个较为稳定的范围，我国古人称其为“天年”，即天赋予的年寿。《尚书·洪范》提出“寿，百二十岁”，《养身论》中也提出“上寿百二十，古今所同”。“美国学者海弗利发现，一个中年人大约由50万亿～60万亿个细胞组成，细胞从胚胎开始分裂46～50次后，就不再分裂，然后死亡，根据分裂次数推算，人类的寿命应是120年”（王玉川《中医养生学》，1992）。但目前，我国人口的平均寿命为72岁。这也就意味着，我们在传统养生的能力范围之内，应当尽可能地发挥人类的寿命潜力，使其不断地接近人类的极限生命。由此可以看出，我国古人提出“长生不老”的命题，是我国古时人民的一种最美好的梦想与终极诉求，其“长生不老”之法则必须按照“延年益寿”的价值目标，遵循生命发生、发展、消亡的一般规律而运作，最终才能达到保持身体健康、延年益寿的目的。

三、生命的上乘境界

中国传统养生包含三个具有可操作意义的价值取向（延长寿命，提高生命质量，预防疾病），从根本意义而言，它通过可操作的手段间接达到人类生命的上乘境界，最终实现健康长寿之目标。由此可见，生命的上乘境界在终极目标的实现过程中占据了十分重要的地位。那么，什么是生命的上乘境界？生命的上乘境界由哪些因素构成？如果从现代医学角度来看生命的上乘境界，它与“健康”的概念具有十分相近的内涵。世界卫生组织在1948年对“健康”进行了定义：“健康不仅是没有疾病或者不虚弱，而且是身体健康、精神健康与社会适应良好的完美状态。”这一定义一直沿用到现在，其中包含三方面的重要内涵，即健康的身体要拥有强健的体魄、良好的心理能力以及社会适应能力。

从中国传统养生学的角度来看，人类生命的上乘境界是指中国传统文化提出的“天人合一”概念，具体表现为以下三方面的内涵。

（一）人自身的和谐统一

人自身的和谐统一是指人体作为一个有机整体，其身体各部位、各组织、各器官等能够协调配合，将各自的功能发挥至最佳水平，使人体处于一种和谐统一的状态。

从人内在的意识与感觉方面，理想的生命状态具体体现为全身意感有力量，身体内部舒适自然，精神饱满。

从人的外在表象方面，一个理想状态的人，应当是身体壮实、体重适中，《论衡·气寿篇》中有“充实坚强，其年寿；虚劣软弱，失弃其身”；另外，理想状态的人还应当具有如下特征：

面色红润、毛发润泽、双目含神、双耳聪敏，呼吸缓和、脉象缓均，饮食适中、排泄有律，活动自如、运动灵敏，嗓音饱满、合理性欲。

（二）人与人（社会）的和谐统一

人与人（社会）的和谐统一是指人作为自然界中的高级动物，构成了一个特质的组织——社会。因此，人不仅具有自然界动物属性，同时具有社会属性，只有处理好人与人之间的关系，处理好人与社会的关系，人才能在社会中体现自身的存在价值，并拥有其应有的地位，人才能真正处于一种上乘境界之中。

从智能方面，一个处于上乘境界的人首先应当具有聪颖的智慧，思维灵敏、记忆牢固，这是作为社会中一名成员所应体现的一个重要特征。

从道德方面，一个处于上乘境界的人应当具有高尚的德行，能够以高尚的道德情操以及良好的行为处事，进行内观与外观。内观以自省，不断提高自我的道德情感，外观以明辨，以高尚的道德修养明辨社会的是非。

从人际关系方面，一个处于上乘境界的人应当善解人意，具有良好的人际沟通能力，同时也能自然地让他人理解自己，最终能够使事物发展自然而顺利。

从追求方面，一个处于上乘境界的人应当具有远大的理想与抱负，并富有积极进取的精神，作为社会的人，人生不仅是个人的生存问题，还是一种社会的人生，应当具有一种社会责任感，要为社会而生、为社会而去，要生得有价值，死得有意义。

（三）人与自然的和谐统一

人与自然的和谐统一，是指人作为自然界的有机组成部分，来之于自然，成之于自然，并去之于自然，应当与自然界和谐相处，依自然规律而休养生息。

一个理想状态的人，应当首先能动性地认识自然界的规律，并对事物的客观规律作一个价值判断，同时按照自然界的变化规律运行，依据人的生活目标而调养生息。我们现在所提到的保持生态平衡就是典型的例证。此外，一个理想状态的人，应将良好的审美意识与情趣融于自然之中，感受自然美、享受自然美。

四、生命衰老与患疾的主要影响因素

依据生命上乘境界“天人合一”的基本理论，人的生命衰老与患病的致发因素与“天”、“社会”、“人”三者具有密切的联系。因此，影响生命的生、老、病、死，必然受到上述三者的决定。关于“天”，实则是指人类生活的大自然，它包括宇宙，也包括地球的自然环境等；“社会”，是指人与人之间的关系；所谓“人”，即包括人的身体与心理。

（一）自然环境

人类身处的自然环境对人体健康的影响至关重要，甚至在某些方面已经成为致命因素。一般而言，身处于较为寒冷的地区，由于生命体内部的活性细胞生长较为缓慢，生长周期适度延长，其寿命相对能够得到延长；身处于较为炎热的地区，由于生命体内部的活性细胞生长较为快速，生长周期适度缩短，其寿命相对会缩小。《素问·五常政大论》指出，“高者其气寿，下者其气夭”，其理也意在于此。此外，目前人类社会对自然的改造越来越彻底，其改造对自然的破坏也随之越来越深重。环境污染已经成为世界各国共同关注的重要问题，如大气污染、臭氧层的破坏、地表植被的破坏等，人们身处于被污染的环境之中，必然对人体造成不同程度的伤害，不利于人类的生活与成长，甚至影响到整个人类的生存与延续。

（二）自身因素

一方面，自身因素包括先天之遗传因素的影响，它禀受来自于父母的某种特质，使自身在某个方面产生特异性的变化。《论衡·气寿篇》指出：“强寿弱夭，谓禀气渥薄也……夫禀气渥则其体强，体强则寿命长；气薄则其体弱，体弱则命短，命短则多病寿短。”根据现代医学理论，许多疾病的发生与遗传均有不同程度的联系，有些疾病甚至是遗传直接带来的结果。

另一方面，自身因素包括后天养成的生活与劳作习惯。中医认为“内伤七情，外感六淫”为后天的主要致病因素。当人们的生活与劳作习惯未能遵守自然界的法则，那么它必然会对人体产生某种具有反作用性质的刺激。《吕氏春秋》将人体健康与人的七情联系起来，提出“年寿得长者，非短而缓之也，毕其数也。毕数在乎去害。何谓去害?”“大喜、大恐、大忧、大怒、大哀，五者损神则生害矣”。我国谚语中就有“笑一笑，十年少，愁一愁，白了头”的说法。《素问玄机原病式》也指出：“暴病暴死，火性疾速故也。斯由平日衣服饮食，安处动止，精魂神志，性情好恶，不循其宜而失其常，久则气变兴衰而为病也。”《荀子》指出：“天行有常，不为尧存，不为桀亡。应之以治则吉，应之以乱则凶。”这也说明了我们在日常生活之中，应当遵循事物发展的一般规律，而不能妄为。

（三）社会环境

人作为社会的一员，必然每天都要与人打交道，必然也会受到其他人的影响，同时会受到社会法则的约律。沟通与交流的存在，必然引发理解与被理解、适应与不适应等一系列问题的发生。例如，在人际沟通过程，如果遭遇到不公平的待遇，人们的心理就会产生极大的不满，七情将会受到扭曲；工作繁忙，昼夜不停地工作，必然会给身体带来巨大的压力，健康也将会受到损伤。同时，作为社会之人，其所身处的社会地位与在社会中的作用和价值，必然对其产生相应的影响。《素问·疏五过论》就已指出："故贵脱势，虽不中邪，精神内伤，身必败亡。"由此可见，社会对人产生的影响是非常巨大的，这种影响既有来自于对身的压力，也有来自于对心的压力。

第二节 中国传统养生之要义

中国传统养生的理想意境旨在说明什么是生命理想境界。中国传统养生之要义则是对如何才能达到这种理想境界的一种解释和说明，即达到理想境界的方法和手段。这一节也是进一步解释说明通过中国传统养生的各种方法和手段，才能达到"天人合一"状态下的延年益寿之终极目标。

一、意为官首、主宰养生

"意"与古代提出的"心"、"神"密切相联，有时甚至可以相互转换。在中国传统养生中，"意"是一个系统性的概念，泛指人的意识、精神或者思维活动等。《春秋繁露》指出，"故养生之大者，乃在爱气，气从神而成，神从意而出，心之所之谓意……"。"意"是中国传统养生的核心内容，它在养生中占据中枢地位，对其他养生法则具有统率作用。"意劳者神扰，神扰者气少，气少者难久矣"。缺乏意的养生，形如无血肉之骷髅，养生则无从谈起。因此，在气功养生倡导的"调身、调息、调心"的三调理论中，"调心"被视为核心与基础。我国明代的徐春圃阐释到："摄生之要，莫大乎存想。存谓存我之神，想谓想我之心，闭目见自己之目，收心见自己之心，不离我身，不伤我神，则存想之渐也。"（见《古今医统》转引自《医部全录》卷三百三十三）他明确指出养生的要义，最根本的就是心中要有一种养生之意念。我们在养生中谈论的"神"等要素，均来自于心中意念，意念所能明了的事物，它就能为我所用，理想的生命境界才能逐渐得到实现。

"意"在中国传统养生中既是核心，又是人门。

从生理学的角度而言，"意"的使动是由于人的大脑神经冲动而引发，是一种脑的生理功能活动。人类在探寻养生之道的过程中，必须要有脑的参与，同时必须要有"意"的指使，养生才能渐入效果。

此外，"意"在养生中占据官首之位置，关键在于养生的主体是一种认识问题。没有良好的认识，必然不能进行良好的养生活动。因此，养生取决于认识，认识又受到人之“意”的支配与决定。

“意”可分为“先天意识”与“后天意识”。先天意识是人出生之时就已拥有的一种能力。通俗而言，“先天意识”是与生俱来的一种能力，这种能力是自发的、能动的，它是父母交合形成的“气”，生命也就自此开始勃发。先天意识不受后天习得影响，同时也不受人类的思维控制，并且无形地支配生命的运动。

“后天意识”是人出生后，通过人体的各种器官组织直接感知外界事物作用，不断与之相互沟通，并获得相应的信息。这种后天习得信息或者是由于后天习得形成的“有为意识”，我们均称其为“后天意识”。“后天意识”是渐进积累的一个过程，其前后相辅相成，前者可以促进后者的习得，后者则可以促进前者的巩固。“后天意识”可以通过人类能动的实践活动来改变。

“先天意识”与“后天意识”比较而言，“先天意识”是先于“后天意识”而形成的，“后天意识”是以“先天意识”为基础、不断积累而化成。从养生的角度而言，我们进行养生功法的习练，排除心中的一切杂念，去寻求一种高度入静的虚无状态，其目的就是让后天习得的意识，能够形成动力定型，自觉感悟存在的一切变化。能够进入这种状态的人不可能是凡夫俗子，他(她)注定是我们常言的“圣人”或者“仙人”。因此，这种状态是人类养生的一种极为理想状态，是人们的一种美好追求，虽然客观事实是人类不能达到此种境界，但人们却可为这种美好理想去无限接近理想状态。只要是无限接近，就说明，人类的养生之道不断在进步和发展。

由此可以看出“意为官首”，没有“意”就没有养生，“意”主宰了养生的全过程。

二、天人相应、合于自然

天人相应中的“天”是天地的总称，我国古人一般将其理解为“大自然”。人生于大自然、逝于大自然，作为大自然的有机组成部分，必然与大自然同呼吸，与大自然共同交换能量。因此，人的生命活动与大自然的变化规律息息相关，紧密联系在一起。这种息息相关、相互联系的关系，称为“天人相应”。

既然人体是大自然的组成部分，其生命活动与大自然紧密相联，那么，人之生命运动应当合乎大自然运行的法则与规律，生命才能得以延年益寿。

人体的生命活动应当合于一天的昼夜变化的节律。人体的生命活动随昼夜变化而变化，《素问·生气通天论》中指出：“故阳气者，一日而主外，平旦人气生，日中而阳气隆，日西而阳气已虚，气门乃闭。”在阴阳学说中，阳气主动，其意在表；阴气主静，其意在里。因此，白昼之际，人体生命活动适于外出活动；而黑夜之时，人体生命活动贵在休息调养。此外，昼夜的交替变化也与人体内的“正气”

和“邪气”的交替变化规律相一致。《灵枢·顺气一日分为四时》提出“夫百病者，多以旦慧、昼安、夕加、夜甚”，同时提出“朝则人气始生，病气衰，故旦慧；日中人气长，长则胜邪，故安；夕则人气始衰，邪气始生，故加；夜半人气入脏，邪气独居于身，故甚也。”由此可以看出，白天，人体生命活力是旺盛的；而在夜间，人体生命活力相对会得到一定的抑制。

人体的生命活动应合于日月星辰的变化节律。人体生命活动随宇宙中的太阳、月亮对地球位置的变化而变化。不仅太阳变化影响人体生命活动，月亮的变化亦影响人体生命节律。中国自古以来一直使用的农历历法，就充分体现了这一点。《素问·八正神明论》指出：“月始生，则血气始精，卫气始行；月郭满，则血气实，肌肉坚；月郭空，则肌肉减，经络虚，卫气去，形独居。”由此可以看出，人体的气血盛衰是随着月亮的盈亏而有节律变化。满月之时，人体生命力处于最旺盛的时期，人体内的各种脏器功能处于一种非常优化的状态，适于从事重要或者难度较大的工作；而月郭之时，人体能量处于最低端，适于调养，进行短暂的整理，不适于从事非常繁重的工作。

人体的生命活动应合于一年四季的变化节律，依据四时的变化调理身心。首先，人体内气血运行随四时变化而变化。《素问·八正神明论》提出：“天温日明，则人血淖液而卫气浮，故血易泻，气易行；天寒日阴，则人血凝泣而卫气沉。”其次，人体内的脏腑功能也随四时变化而变化。《内经》指出“肝旺于春”、“心旺于夏”、“脾旺于长夏”、“肺旺于秋”、“肾旺于冬”的观点。《素问·四时刺逆从论》还指出：“春气在经脉，夏气在孙络，长夏在肌肉，秋气在皮肤，冬气在骨髓中。”由此，养生学提出冬季注意藏精固肾，春季应出户多做适宜运动，夏季注意节制运动调理脾胃，秋季可以宣肺。此外，四时的变化还能够影响人体疾病的生发。四季交替变化之时，例如入冬或者入春之时，人体容易患发感冒，秋季由于入凉容易患发疟疾等。所以，《素问·金匮真言论》中特别提出“故春善病鼽衄，仲夏善病胸胁，长夏善病洞泄寒中，秋善病风疟，冬善病痹厥”的观点。

人体的生命活动应合于身处的地理环境。不同地区，其地理环境、气候等都有相应的变化，在一定程度上影响着人体内部的组织结构或者相应的生理活动。在我国南方，多处于温暖湿热环境，人体肌肤多细腻；而我国北方地区，由于其环境多干燥寒冷，皮肤多粗糙。因此，人体处于不同的地理环境，相应要以不同的方法去调理。《素问·异法方宜论》指出：“北方者……其民乐野处而乳食，脏寒生满病，其治宜灸焫……南方者……其民嗜酸而食胕，故其民皆致理而赤色，其病挛痹，其治宜微针。”

人体生命活动应合于总体人群的基本法则。人作为自然界的特殊种群——高级的哺乳动物，身处于社会之中，应当遵循社会总体人群遵守的法则。由此，他(她)才能与人和谐相处，沟通顺畅，其心理与生理才易处于一种稳定的和谐状态。

由此可见，人的生命活动能够做到“天人相应”的基本准则，就是人的一切行为能够顺应自然、合于自然。只有如此，养生的境界才能进入一种理想状态。

三、循经导引、吐故纳新

经络学说是中国传统医学中的一个基本学说理论，因此，经络也是中国传统养生领域常用概念之一。我国古人在长期的针灸、推拿按摩以及导引养生的实践过程中，与人体结构及其人体解剖学的知识相结合，不断总结经验，提出了系统性的医学理论——经络学说。由于经络学说与现代西方医学理论的认识基础具有较大的差异，以及经络学说中一些理论还需要现代医学的实证研究，所以经络学说还没有被以西医为主的现代医学界认可，但世界各国的医学专家对经络学说具有浓厚的兴趣，并已经开展了大量研究，且取得了一定的研究进展。那么，经络究竟是什么？简单而言，“经络是运行全身气血，联络脏腑肢节，沟通上下内外的通路。”(印会河《中医基础理论》,1984)经络在古文中包含两方面的内容，即经与络，经指经脉，络指络脉。因此，经络是经脉与络脉的总称。其中，《医学入门》指出：“经者，径也；经之支脉旁出者为络。”由此看出，经与络之间的关系为主干与分支的关系。如果将经络比喻为树木，那么，经如同树木的主干，络如同主干生发出的树枝，如此经络布满人体周身，形成了一个十分庞大的网络系统。人之基本物质“气”就是在此网络中运行，生命也以此运行发展。

在中国传统养生中的导引养生，其基本养生理论就是通过意念的主导，引领“气”在周身的经络中运行，通过“气”在经络中的反复穿梭，经络如同被疏通的管道，能够自觉反作用引导“气”在经络中运行。“气”在经络中的活跃运动，终使生命活力旺盛，达到健体强身、延年益寿的目的。在中国传统医学中有“通则不痛，痛则不通”，是对气在机体内运行的一种解释。因此，导引养生并非是无意识地进行运动，它是在既定的经络下进行的意识导引活动。例如，气功中的小周天功，在导引的过程中，应当循行任督两脉，即意念从人体的会阴部位作为起点，开始上行至头顶的百会穴位，随后沿任脉下行至下丹田处，再由下丹田入会阴，依次循环往复，周而复始为小周天功。经常练习小周天功，人体的任督两脉将会通畅无阻，由此可以达到延年益寿的功效。由此可以看出，“循经导引”是以意念作为主导，在经络载体的支持下，将气脉运行，达到养生的目的。

此外，在循经导引的过程中，不仅仅只有意念的参与或者作用，同时如果要达到最佳的养生效果，它还应当与人体的身形以及呼吸紧密配合，联动运行。一般对于初学养生功的人而言，往往不能很快进入排除杂念的入静状态，在这样的状态下进行意念导引，很容易出现“走思”现象，而不利于气机在经络与血脉中的运行。为此，通过人体动作导引气脉在经络中的运行，则是一个比较好的手段。例如《健身气功・五禽戏》中的“虎扑”一式，它就是通过两腿屈膝下蹲、收腹含胸，而后两腿伸膝、挺髋、挺腹、后仰，将气由脚底提拉渐次输送至两手。通过这样的形体导引，带动脊椎的前后伸展折叠，由此引导任督两脉运使，达到“以形导气”的效果。除“以意导气”和“以形导气”的导引方法之外，还有一个很重要的导引方法，即“以息引气”。“以息引气”就是指通过人体的呼吸配合意念或者形体的运使，导引气脉的运行的方法。所谓“吐故纳新”就是针对“以息导气”提出的一个基本理论，它是指通过呼吸，人体呼出陈旧之气息，同时吸入清新之气息。《庄子·刻意》就已经指出“吹响呼吸，吐故纳新，熊经鸟申，为寿而已矣；此道引之士，养形之人，彭祖寿考者之所好也。”在呼吸方面，除“吐故纳新”之外，在导引过程中还要遵循“吸气，气脉上升；呼气，气脉下沉”的规律。

总体而言，“循经导引、吐故纳新”是一个整体协调运作的过程，它将人的意念、呼吸、形体融为一体，以整体施放的理念，为之养生。

如果我们将意念导引气脉在经络中的运行称之为“以意导气”，那么与人体的身形配合应当是“以形导气”，与呼吸配合称之为“以息导气”。

四、阴阳五行、协调平衡

阴阳学说与五行学说是中国传统哲学理论，同时它是中国传统养生的基本理论。在中国传统哲学中，阴阳是指两个既对立又统一的事物。《灵枢·阴阳系日月》给予了很好的解释：“阴阳者，有名而无形。”“五行”是指木、火、水、金、土五种物质的相生相克的运动关系。阴阳在人体内无时不有，无处不在，若要做到养生之目的，必须保证阴阳的平衡，使人体内的阴气与阳气相互影响、相互作用，平衡发展，保证机体在对立统一的良性变化中生长与发展。人体内五行之间的生克运动必须保持协调稳定，才能保证机体的健康成长。

（一）阴阳方面

首先，从人体的外部形体与内部生命运动而言，《素问·金匮真言论》总结人体的阴阳：“夫言人之阴阳，则外为阳，内为阴，言人身之阴阳，则背为阳，腹为阴。言人身之脏腑中阴阳，则脏者为阴，腑者为阳。肝、心、脾、肺、肾五脏皆为阴，胆、胃、大肠、小肠、膀胱，三焦六俯皆为阳。”因此，人体的阴阳平衡，是指外部形体的左右要对称，前后要协调，上下结构要合理，躯干与四肢要协调，从整体来观察，人体呈现出一种结构匀称、身体健壮的外表。从内部物质而言，人体的脏腑功能要平衡，气与血作用能够相互促进。就人体的内环境，pH 以及体温、血糖、血脂等均应处于一种稳定的协调平衡状态。此外，人体内部的新陈代谢，身体与外界的物质和信息交换等，诸如消化与吸收、酶的促生与灭活、体内酸碱平衡的维持等均应处于一种良性的平衡稳定过程，人体才能发挥更大的效能，保证机体的稳态运转。

其次，从人体的运动角度而言，阴阳平衡是指人体的绝对运动与相对静止应当是协调平衡的，以保证人体不会过度消耗能量而损害身体健康。人体内部的脏腑、气血精气的生理运动、大脑的思维运动与外部的肢体运动平衡发展，协调运动。我们在日常生活中，应当保持动静、起落、开合、收放、进退、虚实、刚柔、呼吸之间的协调平衡。所以，养生的过程就是一个“动静交替”、“体脑交换”、“上下交替”过程，使人体各部位均得到锻炼与发展，人体的每一个部位均得到运动与调养，进而生生不息，发挥人体的最佳效能。

（二）五行方面

五行之“火、木、土、金、水”在人体之内最具有代表性的应是心、肝、脾、肺、肾五脏。根据五行相生相克的理论，人体内的五脏应当保持一种协调平衡的状态，生克平衡、乘侮相兼，各自在本有的功能基础上协调发展，共同促进，既不偏重于任何一方，也不弱化某一功能。另外，五行之间的相生相克的运动是世界万物运行遵循的基本法则。对于人体所需要的生命元素而言，也必须保证其协调吸收，各元素在人体之内的含量相对稳定在一定的数值之内，才能使各元素之间的生克平衡稳定，以保证有机体各脏器之间的功能发挥出应有的效能。在日常生活之中，若缺乏维生素 C，容易导致牙龈疼痛红肿、食欲不振、疲乏无力等；缺乏维生素 A，容易导致皮肤干燥，严重者还能患“夜盲症”等；如果人体大量缺乏碘，就容易产生甲状腺肿大。所有这些疾病现象的发生，均是由于人体所应汲取的五行之基本元素不能协调发展，生克不能保证相对的平衡稳定，导致人体内的各部件功能失调，最终造成人体产生各种疾病。此外，对于人体而言，其五行还在于人的各类心理变化和情感的协调交融、平衡运行，例如人的喜、怒、忧、思、悲、恐、惊与人体的五脏六腑紧密相连，每一情感的偏失，均会造成五脏六腑功能的失衡，如果长期持续地影响，将会引起人体内部的功能失调而形成恶性循环，从而造成人体内部的功能失衡而恶性循环，最终影响生命的发展。

总体而言，阴阳五行所追求的协调平衡状态，是一种动态的平衡过程，而非静止的状态，它在一定的周期之内保持相对的稳定，在一定的范围之间进行上下波动，但不脱离趋于稳定的基本状态。

五、动以养形、气血通畅

气、血是构成人体的基本物质，也是维持人体生命活动的物质基础，人体内的脏腑等组织器官均要依赖这些物质的存在而进行生理活动。从阴阳的辩证关系而言，气属于阳，而血属于阴，气血之间存在“气为血之帅、血为气这母”的关系，因此，《难经·二十二难》中指出“气主煦之，血主濡之”。气血的旺盛与畅通，直接影响了生命体的质量以及寿命。张子和在《儒门事亲》中强调“惟以血气流通为贵”。人体通过各种运动，可以促进气血的流通，我们现在常说的“生命在于运动”，其基本原理就在于此。“生命在于运动”早在我国古代就已经形成比较成熟的思想，它被称之为“以动养形”。《庄子·刻意》中的“吹呴呼吸，吐故纳新，熊经鸟申，为寿而已矣”养生思想则是最早阐述“以动养形”的文献记载。《吕氏春秋·尽数》中也指出“形不动则精不流，精不流则气郁”，“病之留，恶之生也，精气郁也，故水郁则为污，树郁则为蠹，草郁则为蒉”。气血对人体的重要毋庸置疑，但气血必须在一定的环境之中才能运生，而这个环境就是气血赖以生存的人之“形”。张景岳曾言：“吾之所赖者，唯形耳，无形则无吾矣，谓非人生之首务哉。”同时，他又谈到：“精血即形也，形即精血也。”由此，养形体即为养精血，形体充实，精血自然充盈，人体内部各组织器官所需的各种养分才得以充足供给。

那么，养形又能够通过什么来加以解决呢？《庄子·天道》提出：“天道运而无所积，故万物成。”《吕氏春秋·尽数》引用了子华子的观点，将自然规律与人体的生理、病理相结合，指出：“流水不腐，户枢不蠹，动也。形气亦然，形不动则精不流，精不流则气郁。”由此可以看出，通过运动，能够活络身体各部位的脏器以及各组织活动，使机体在常态的运转中发挥其应有的功能，进而推动气血在周身畅通运行，有效补给人体所需要的养料，最终达到精血充盈，生命力旺盛。《内经》也指出“流行不止，环周不休”。

运动可以调养身体及四肢百骸，使气血旺盛，但并非所有的运动都能达到如此的养生效果。如果采用的方法不当，不仅不能达到养生的目标，还可能会对身体造成一定的伤害。从运动强度和负荷而言，养生运动一般是指运动负荷适中的运动，而非剧烈运动。在现代竞技体育运动中，许多运动项目由于过分追求对人体极限的挖潜，一般而言，它对人体健康是不利的。因此，孙思邈强调养生要遵循“常欲小劳”和“莫大疲及强所不能堪耳”的原理；华佗也曾指出，人体的劳作“不当使极耳”。经过长期的实践与总结，我国古人认识到人体运动应当适度，而不能超越极限，否则会对身体造成伤害。

适度的运动不仅可以使人体的骨骼、肌肉等形体组织得到锻炼，同时，它还能通过气血畅通地输送养料，而促进人体内部各脏器功能的发挥，对脾胃功能也是大有裨益的。例如，通过人体运动，能促进胃及小肠的蠕动，有利于食物的消化与吸收。所以华佗指出：“动摇则谷气得消，血脉流通，病不得生，譬犹户枢，终不朽也”(《后汉书·华佗传》)。

另外，关于运动的时间，孙思邈认为饮食之后，人应当“行步踌躇”，张湛在《养生要集》中也指出，“饮食不可疾走”，都说明饮食之后慢走有利于身体健康。关于晨练，有观点认为，早晨锻炼不利于人体健康，其原因在于晨练需要早起，不能保证充足的睡眠，即便勉强起床，身体机能由于刚从睡眠状态调动起来而不能充足供给运动。但从人体的生命发生发展规律方面看，在充足的睡眠之后，早晨进行适宜的锻炼活动，有利于调动身体的各项机能进入白天常规的工作状态，并加快排除机体在夜间堆积的一些废物，使人体感到轻松自然，精神焕发。从养生的角度，晨练是应当的，但应当掌握适宜的运动量与强度，以小强度、少量运动为佳。

六、静以养神、津液滋生

养生学认为，神是生命活动的枢纽，与“气”同为生命存亡的根本，简而言之，“神是人体内的‘气’物质的信息性表现”（唐世林《保健气功》，1993）。历来养生家都知晓神的重要性，同时十分强调对神的养护，如《内经》所说的“得神者昌，失神者亡”。

养神如此重要，那么，可以用什么有效的方法来达到养神的目标？我国古代圣贤庄子提出了虚静以养神的观点。“……圣人之静也，非曰静也善，故静也。万物无足以铙心者，故静也……水静犹明，而况精神……静则无为，无为也则任事者责矣。无为则俞俞。俞俞者忧患不能处。年寿长矣。夫虚静恬淡寂寞无为者，万物之本也”（《庄子·天道》）。此外，《素问·痹论》也提出“静则神藏，躁则消亡”的观点，《素问·生气通天论》提出“清静则肉腠闭拒，虽有大风苛毒，弗之能害”。因此，清静无为、虚静恬淡是养神的主要手段，它能保证有机体正常运转，各组织器官功能达到理想的状态。

由此看来，虚静无为状态对于人的养神十分关键。在养生理论中，“虚静无为”是指人已进入一种心无杂念，意识呈现特殊的觉醒，内心呈现特殊的宁静，有一种特别的舒适和愉悦的意感，似乎进入了一种想而未想的虚空境界。如果将“虚静无为”比喻为一种环境，它如同由人建造的一种最为理想的功能状态，人的意识既有若无，所有杂念均已排除，目无所视，耳无所听，好似进入一种万物皆空的状态，由此，我们将这种状态封闭起来，无人能够影响，无物能够进入。此种境界并非常人所能达到，它需要不断修养，调理身心、逐层递进地无限接近它。

“清静无为”之“清静”并非让人脱离世俗，走入深山野林，不理社会之事务，它是指作为养生之人，不应被人间的琐事所缠绕，但他（她）应积极面对社会，理性看待社会之中的任何事情（既包含有社会仁慈的一面，也包括有社会险恶的一面）。由此，他（她）才能真正作为社会之人，才能在社会中生长发展。所以《内经》中提到“志闲而少欲，心安而不惧，形劳而不倦”，“美其食，任其服，乐其俗”。

“清静无为”之“无为”并非让人无所作为，也并非让人什么都不去想，此“无为”与“清静”具有极为相似的内涵，是一种积极的“无为”状态，即积极思维、无所不为。《孟子·告子上》指出“耳目之官不思，蔽于物”，“心之官则思，思则得之，不思则不得也”。《韩非子》讲“虚者之无为也，不以无为为有常”。均说明了一个道理，即人要少妄想，多思考，多动脑，求进取，才能在大是大非面前，真正达到人之本色，其养生之真谛也莫过于此。

关于津液滋生，它与静以养神存在相辅相成的联系。津液又称神水、琼浆、玉露等，它是机体内部赖以生存的液体环境，是正常人体之内的液体总称。《灵枢·决气》指出："腠理发泄，汗出溱溱，是谓津……谷入气满，淖泽注于骨，骨属屈伸，泄泽，补益脑髓，皮肤润泽，是谓液。"津液如同气血，是构成人体并维持人体生命活动的基本物质。津液在体内的充盈饱满，能够滋养润泽肌肤毛发、充盈血脉，同时还能够濡养各脏腑组织器官、骨髓、脊髓，补益脑髓等，增强大脑意识功能，充盈人体精气神。

津液，属于体之液体，从津液的生成、输布和排泄来看，可归纳为《素问·经脉别论》中的"饮入于胃，游溢精气，上输于脾，脾气散精，上归于肺，通调水道，下输膀胱，水精四布，五经并行"。就津液来源而言，它们均是由水谷精微化生，即通过脾和胃的运化功能，将人体内的食物消化吸收，转化而成。依脏腑功能的特点，当人体运动之时，人体内的能量与营养物质会自主地将输送重点转向骨骼和肌肉；与此相反，当人体静止之时，人体将能量与营养物质输送重点指向大脑、脏腑等重要的组织与器官。所以当人们饮食之后，应当尽可能避免运动，使更多的气血流向已经投入紧张工作的脾胃。如此长期积累，人体之津液自然在体内得到充分运化，为脏腑、脑髓等组织与器官正常工作提供更为适宜的环境。另外，人体之中的肺和肾又对津液输布与排泄起到重要的作用。因此，津液滋生不仅需要一种静养，同时应当包括一种更高级的动态之"静"。清代曹庭栋指出"静时固戒动，动而不妄动，亦静也"，这也说明通过一种和谐平衡之动，可以达到调理体内脏腑功能，进而间接促进津液的生成与增加。

七、涵养道德、正气浩然

在阴阳五行协调平衡的稳定状态下，人体内部各种机能能够发挥最大效能，在正常的范围之内运转。然而，人体内部的协调平衡，其根本目的在于使人体之"正气"旺盛，抵御"邪气"的侵扰，以利于生命活动正常运转。在中医学中，疾病的发生或者生命的早衰，其根本原因在于，有机体内的正气不足，不足以抵抗"邪气"的干扰。为了保证正气在人体之内占据中枢统率的地位，《寿亲养老新书》中总结了基本的操作路径，即"一者少言语，养内气；二者戒色欲，养精气；三者薄滋味，养血气；四者咽津液，养脏气；五者莫嗔怒，养肝气；六者美饮食，养胃气；七者少思虑，养心气……"此外，正气不仅是指人体的相关生理方面，同时，它还指向了社会层面，即社会之正气。人作为社会的一员，他（她）不是孤立的，而是与社会相互联系、相互沟通的。既然有社会的存在，必然就存在阳光的一面，同时存在阴暗的一面。平衡社会阴阳二气，其根本目的在于树立正气，人只有在意识之中保持一股正气凛然的状态，并当正气在社会中占据了主导统率的地位，社会才能向良性的一面发生发展；否则，社会将会出现混乱。人身处于社会之中，必然会受到社会的影响，正气贯通，才能使人体安然无恙，在社会中协调发展。所以

《礼记·大学》中特别指出:“欲修其身者,先正其心,欲正其心者,先诚其意。”人体正气充盈,则无所不克,其生命必然长寿。因此,社会正气旺盛、稳定、和谐发展,是构成人体正气旺盛、抵御疾病、保证健康长寿的基本要素。

正气衰弱是使人体患疾或者早衰的根本原因,那么,如何才能保证人体内的正气充盈呢?其中一项很重要的法则,就是涵养道德。涵养道德似乎与躯体没有直接的关联,但其价值与意义却置于其生理功能之上。《老子》特别指出:“圣人常无心,以百姓之心为心。善者,吾善之;不善者,吾亦善之,德善。”此外,他还提出:“重积德则无不克,无不克则莫知其极。”均十分强调涵养道德对于培养人体之正气具有非常关键性的作用。无德,正气将不能存焉。

涵养道德虽然说起来容易,但要真正实施起来可能要比其他一般操作困难许多。然而,要树立身体之正气,就必须克服各种困难进行道德的积累。

第一,应当注意,德与识具有极为密切的关联。虽然知识对道德的影响不具有直接的决定作用,但它却潜移默化影响着道德的进展。涵养道德应当注重文化修养,通过不断充实自己的学养,掌握渊博的知识,增强对嫉妒、自卑、虚伪等的控制能力。所以,积德的重要途径就是获得渊博的知识。在扩充知识的同时,养生之人还应当养成一种文明的习惯,面对弱者,应当存有怜爱之心;面对强者,避免嫉妒之心;面对社会,应当遵纪守法,不能有半点的任性、自由不羁、损人利己等不良的社会行为。由此,心中之浩然正气自然养成而树立,生命的活力才能保证不受侵扰。此外,我们还应当抵御不良恶习的污染,保持人体拥有充盈的精气神,其正气自然高高树起。同时,我们还要多做好事、多做善事,重积德,正气自然纯正,而统领全身。

第二,涵养道德应当注意开阔心胸,培养一种积极向上的精神。当我们面对各类的人和事时,应当保持一种坦荡荡的胸怀,用自己无私之心,去承载人世间的所有。面对喜悦之事,我们不能忘乎所以;面对不满之事,我们不能郁郁寡欢。尤其身处逆境,更应当保持乐观精神,积极进取,而将逆境转换为顺境。

第三,涵养道德应当陶冶情操、磨炼意志。面对生活,我们应当将被动接受转变为主动感知与创造,积极发现生活世界拥有的乐趣,充分享受社会带给人们的快乐。由此,各类精神因素的干扰必将减少,人之七情保持相对平衡与稳定,心情轻松自然,生活必将其乐融融。此外,面对生活,还必须磨炼意志,使心意坚刚不摧,无论受到任何强大冲击,都能坚持住,正气之本才能树立稳,人之生命才能永葆青春的活力。

八、节欲养生、葆精固本

精,是构成身体的基础物质,也是营养身体、维持身体成长的基础物质。精分为狭义之精和广义之精。狭义之精是指与生俱来的、人生命源泉的、禀受于父母的男女生殖之精。因此,《灵枢·本神》谓"故生之来,谓之精"。广义之精是指禀于先天之精,由后天饮食水谷化生而成的精微物质,它是人体得以生长壮大的营养物质之精华。因此,固守生命,须保精养精,二者相辅相成,使精充盈于体内,生命才能更加旺盛。《类经》专门指出,养生要旨在于固本葆精:"善养生者,必宝其精,精盈则气盛,气盛则神全,神全则身健,身健则病少,神气坚强,老而益壮,皆本乎精也。"

《素问·上古天真论》指出:"肾者,主水。受五脏六腑之精而藏之。故五藏盛,乃能泻。"由此看出,精藏于脏腑,尤以肾为重要载体。精之充盈,脏腑功能旺盛,必然引导精的充盈。因此,强肾、壮脏腑,将利于精的储备与维持。《素问·六节藏象论》指出:"肾者主蛰,封藏之本,精之处也。"而肾的保养与人类的性生活有着极为密切的联系,所以,保精的关键环节有二:其一,节欲。"欲"在此指"性"的需求。人作为有性的高级哺乳动物,其性欲是人之为人的本能反应和正常的生理需要。当人体成熟之后,合理的性生活属于正常行为。但性欲既为本能,如果不加以控制,可能由于性欲过度而使身体健康受到严重威胁。所以,《千金要方·养性》由此指出:"精竭则身惫。故欲不节则精耗,精耗则气衰,气衰则病至,病至则身危。"在此需要特别提示的是,所谓的"节欲"并非要禁止性生活,也并非是要拒绝性生活。古人在此特别强调房事要有节制,精欲满而行之为佳,但不能过度泄欲。如果纵情泄欲,会使体内之精枯竭,真气自然耗尽,人之生命将会受到威胁。其二,节欲必要养神。合理控制性欲,必然不能任意放纵情欲,保持我心不存有想入非非之所念,内心情欲才能得到平抑,心态才能安然。只有内心达到虚静自然之时,人之欲望才能平和,人之性欲才能有所节制。所以《存神固气论》中提出:"精为气母,不能自运,所运在气。气为神母,不能自运,所运在神……以神运气,自然气住则不飞;以气运精,自然精住而不走。"

此外,葆精固本的另一有效手段即为营养身体。人体形如房舍,是人之所有精、气、神的承载场所。人体得到丰富的营养,则身体健壮,其内部的各器官及组织相继能够补给,其功能才有可能发挥至极致水平。体内的五脏六腑为藏精之处,五脏安和,必使精得到充分给养,精之充盈自来。

第三节 中国传统养生遵循的基本原则

中国传统养生的理论博大精深,其养生方法林林总总、不胜枚举,但养生的方法万变不离其宗,总有一定的规律可循。本节根据传统养生各因素相互之间的联系,总结如下六条应遵循的原则。整体保养、辩证调理原则;乐观向上,坚定信念原则;动静互涵、练养相兼;居所清新,生活有律;火候适度、顺应自然;循序渐进、持之以恒。

一、整体保养、辩证调理

人是一个有机的统一体，人体的各个部位以及体内的各脏器组织之间具有密切的联系，它们相互作用、相互支撑、相互影响、相互制约，共同促进生命体的生长与发展。人体内任何一个部位或者器官发生问题，均会影响其他脏器功能发生变化，进而使有机体偏离正常状态而运行。因此，在进行养生的过程中，其操作不能偏向任何一个部位或者任何一个脏腑的保养。在养生的视域中，各个脏器组织如同钟表内相互吻合的齿轮，任何一个齿轮发生问题，整个钟表将会受到牵连，每一个脏器的功能作用发生改变，必然会连锁引发其他脏器的功能变化。基于此，在中国传统养生历史中，古人非常注重从整体入手进行全面保养，最终达到生命有机体的常态良性发展。我国古人对人身整体保养的观点，可以以五行学说中五行之间的相生相克来概括。脏腑是人体内的必备要件，依照五行生克理论，五脏之间是相互联系、相生相克、相互影响的，它们之间的相互作用共同推进了生命活动的运行。以心与肾为例，从五行的角度，心在五行之中属火，肾在五行之中属水；从阴阳的角度，心在肾之上，心较之肾属阳，肾较之心属阴。理论而言，"心火必须下降于肾，肾水必须上济于心，这样心肾之间的生理功能才能协调，而称为'心肾相交'"（印会河《中医基础理论》，1984）因此，心、肾只有相互协调、相互作用，其功能才能正常发挥。

此外，作为整体保养的重要思想，其重要内涵还在于"形神兼修"。在养生领域，"形"不仅包括人体的皮肉、筋骨，同时包括体内的脏腑、血脉。"神"指大脑特有的意识、思维、意志以及精神与情感。形是一切生命活动之宅，而神为生命活动的主宰，嵇康曾言"形恃神以立，神须形以存"。形与神之间的关系就是中国哲学中的阴阳关系，二者之间既对立又统一，相互依附、相互影响、相互作用，共同运转生命活动。人只有当形神健全，其生命才能健康长寿。整体保养就在于同时修养形神，使二者能够协调运使、平衡发展，最终达到健康的体魄。《内经》提出"形与神俱"才能"形体不蔽，精神不散"，由此，才能达到"尽终其天年，度百岁乃去"。

在中国传统养生中，以整体观的视角看待养生的方法属于大生命观，是一个长期的调养过程。但在处理具体问题的过程、在较短的周期之内，并非十分刻板、一成不变地遵守形神兼修。所谓"辩证调理"，正是基于整体保养而提出的对应命题。首先，人与人之间是有差异的，不同人之间采用的整体保养方法并不一定相同，它应当因人而异、区别对待，这也就达到了辩证调理的功效。例如，对于下肢出现伤痛而不能长时间站立的患者，其在养生过程中可以选择一些坐功的方法，来调理身心，以收到与站功同样的功效。另外，对于同一个人，不同时期之内，由于机体受到外界的影响，某一部位或者脏器出现不稳定的状态，此时，就不能完全刻板地按照整体保养的方式去调理身心。他(她)需要根据特殊情况特殊对待，在这一时段，他(她)可以暂时脱离整体保养的主调，暂时将养生的精力集中于功能削弱或者病变的脏器，以便尽快使这个脏器的功能得到恢复，进而尽快恢复整体机能的稳定运行。

只有处理好整体保养与辩证调理之间的关系，养生之道才能形成一种可持续发展的机制，才能够自如应对养生的方方面面。

二、乐观向上、坚定信念

开朗乐观是养生之道的秘诀之一。老子《道德经》中有："江海之所以能为百谷王者，以其善下之，故能为百谷王。"开朗乐观的处事之道必须以"善下"的思想、不争的心态作为基础，只有如此，养生才能做到老子所言的"江海"，即心胸豁达，能够容纳人间百事，其身心将长期处于一种宁静、宽松的状态。由此，人体的精、气、神均能相互补济、协调发展，使体内血脉畅通，身心处于一种其乐融融的舒适境界。人的生命活动自然旺盛，其寿命得到延长。相反，如果没有一颗豁达的心，心胸极为狭猛，一有不平之事便耿耿于怀，处处与人相争，长期处于此种状态，必然致使体内各脏器功能紊乱，"邪气"冲击"正气"，气脉不畅，导致身体出现各种疾患，而缩短生命活动周期。

在开朗乐观的基础上，若要达到更高的境界，还需具备积极向上的进取精神。如果开朗乐观状态仅仅是一种被动容忍的无奈，或者是没有任何思考的愚昧，也会给机体带来各种不利因素。这如同一个没有生机的死湖，虽然承载了水，但水却没有灵动性。积极向上的进取精神则是避免这种死水发生的重要心智手段。当我们面对各种困难之时，不仅能够乐观处之，同时还能够能动地对这种事情进行反馈分析，以寻求最佳的解决办法，使心中的气血呈现能动的推进。由此，人之生命才能呈现灵性。

除此之外，贯穿于"乐观向上"思想始终的中流砥柱则是"坚定信念"。这里的信念是指养生所能完成的任务的信念，养生所能带给人生命延长的信念，养生能够带给人们获得更高的生命质量的信念。坚定信念对于养生极为关键，养生要义的第一条就提出了"意为官首，主宰养生"的命题，坚持"坚定信念"的原则就是对此命题的进一步诠释和说明。坚定养生的良好作用之信念，不仅表明了人对养生的诚意，同时它如同与养生搭建了一个心理沟通的桥梁，有利于心静体松、意念导引的具体操作，进而积极引导养生进入上乘境界。

当我们对养生保持坚定信念之时，一种潜在的良好的精气作用于身体的内与外，使自身与宇宙世界完全融合为一体，进而能够提高养生的质量与效果。关于这方面的理论虽然还没有获得相关科学的证明，但大量的实践证明，坚定信念是一种力量，它无形地能够支持生命活动的生长与发展。在地震中，那些被压在地下经过长达1周的煎熬后被营救出来的人们，他们在那段常人难以忍受的日子中，往往是抱有极强烈的求生欲望，而超乎人们的想象，奇迹般地生存下来。

总之，养生既要乐观向上、包容一切，并拥有积极进取精神，同时还要有坚定自己养生的信念，坚信通过养生必定能够达到所预想的效果。只有将二者结合起来，养生才能进入完美境界。

三、动静互涵、练养相兼

运动是物质的基本属性，也是物质的基本存在形式。运动能够保养人之形，促进气血在体内的运行，进而达到健体强身的效果。那么，是否只要运动就能达到养生的效果呢？阴阳学说认为，阴阳保持相对的平衡状态，才能更好地推动事物的生长发展，如果阴阳偏向任何一方，事物的发展均有可能会遇到不同程度的困难。由此可见，动与静是事物运动中的对立统一体，动为阳，必须要有阴之静所使，才能保证事物的前进与发展。以物理学中运动理论，事物的运动是绝对的，静止是相对的，事物正是在绝对的运动过程中保持相对的静止，才产生了运动的相对平衡。因此，在运动中保持静的追求与体验，生命体内部的各机能才能协调运作，合理地发挥各自应有的功能。此为《周易》之中所言“一阴一阳之谓道”。动静在相互变化、相互转化、相互作用、相反相成、生生不息的过程中，达到了阴阳和谐、平衡发展的状态。因此，《周易外传》指出“动静互涵，以为万变之宗”。这说明了阴阳变化，动静互涵是养生的大道、各养生家必须遵守的一种法则。《张子正蒙注》指出“动而不离乎静之存，静而皆备其动之理，郭诚不息，则化不可测”，既说明了动中必须要有静的存在，静里也必须有动的成分，动静相依、互为作用。所以《葬书·外篇》中总结为“物无阴阳，违天背原，孤阳不生，独阴不成”，由此指明没有无动之静，也没有无静之动。在养生中，动静是一对不可分割的矛盾统一体，既不能过分强调“动以养形”的作用，同时亦不能过分强调“静以养神”的功效，二者之间应当平衡发展。但在二者之间，应当明确朱熹所言的“静者，养动之根，动者所以行其静”，即动静互根，无静不能动，无动不能静，阴静之中已有阳动之根，阳动之中自有阴静之理。

除动静互涵之外，养生还应当注意练养相兼的过程。练养相兼实质是对动静互涵的进一步深化。练主动，含有锻炼的意思，它通过各种操作，能够对身体的内外进行实质的操练，达到运化气机的作用。养主静，有保养、积累之意，它通过一定的心志、精神的操作，将所练的气机收于既定的部位。如果作一个简单的比喻，“练”如同胃对食物进行消化的过程，而“养”则如同小肠对食物进行吸收，并将食物化为血液能够吸收的营养物质供给身体的过程。注重练功而不注重养气，练功之后少有成效，依现代的话语，它注重了过程，但不注重结果。但如果过分强调“养”而不注重“练”，养之气则无处而来，犹如无米之炊，依现代话语，它注重了结果，但没有过程，结果无从而来。

总之，无论对于“动静互涵”还是“练养相兼”，都应坚持阴阳平衡的规律，保持一种动态稳定的发展状态，养生的上乘之境才可能如期而至。

四、居所清新、生活有律

中国传统养生的理论虽然较为高深，但其实际的操作必须从生活点滴做起，贯彻人生的始终，使养生生活化，使人能够做到养生即为生活，生活即为养生。人的生活离不开衣、食、住、行，这些对养生均具有直接的影响与作用。而衣、食、住、行始终围绕人们身处的地理环境和居住房舍而进行。同时，人作为一种高级生物，生于自然、逝于自然，其生活生长的自然环境和居住处只有适合于人的生活，人的养生才能获得理想的效果。那么能够获得更好养生效果的自然环境和居住处所是什么呢？从自然环境而言，它应当是唐代医家孙思邈在《千金翼方》中提到的“山林深远，固是佳境……背山临水，气候高爽，土地良沃，泉水清美……地势好，亦居者安”。所以，居住环境一般应为依山傍水，有鸟鸣、有花香，空气清新，身处此境，身心安宁、舒适自然。长期居住于此环境之中，人之五脏六腑与大自然紧密融通，人之精气能够获得大自然的最充足的滋养和哺育，其生命自然能够延年益寿。另外，在良好的居住环境之中，我们身处的宅所也应当有利于我们的生活起居，同时能够与大自然融为一体。所以，居住宅舍应当宽敞明亮，前后通风，能够与自然环境内外合一。人居住其内，自感身体舒适，心情舒畅，其养生境界自然融入生活之中。

另外，人们的衣、食、住、行等生活应当保持一定的节律。正常的节律生活，能够保证机体在某一相对稳定的状态下持续进行工作，同时可以保证体内各脏器组织之间的功能不会产生骤然的变化，体内各部件将在一种较为稳定的持续过程上生长发展，更有利于生命体减小损耗，达到延年益寿的终极目标。如果不能保证机体的有律生活，那么，人体内的各脏器就会在无节律的生活之中，频繁地、无节律地改变工作状态，容易造成脏器的早衰，延年益寿也就无从谈起。《素问·生气通天论》指出“起居如惊，神气乃浮”，另外，葛洪在《抱朴子·极言》中指出“寝息失时，伤也”。因此，《素问·上古天真论》提出：“饮食有节，起居有常，不妄作劳，故能形与神俱，而尽终其天年，度百岁乃去。”由此可见，在日常生活中保持一定的节律是养生之大道。

总体而言，人与自然息息相关，人的起居住所与自然环境有着密切的联系，同时，人的生活节律应当遵循大自然的规律。古人所言的“日出而作，日落而息”充分体现了人的生活应当顺应自然，这是人体与宇宙之间相应、相通的关系所决定的。同时，这也充分说明人的生活节律只有按照大自然的规律而行为，人体的各项机能才能发挥其极致水平，完成社会所赋予的任务，同时又能达到延年益寿的目的。中国传统医学理论与现代医学理论均认为，人体各脏器的功能状态伴随每天24小时的变化而随之变化，其机能状态也随之变化。中医认为子午之时，阴阳处于交替的过程，体内气血阴阳平衡处于非常不稳定的状态。现代医学则认为"夜间0点至4点，机体各器官功率降至最低；中午12点至1点，是人体交感神经最疲劳的时间。"(王玉川《中医养生学》,1992)从现代医学的角度分析生活有律的工作机制，它是由于人体及内部各脏器组织长期处于某一比较稳定的状态，相对能够探寻到一定的工作规律，从而有效减少了不必要的做功，各器官或者组织能够利用较小的做功发挥出最大的效能。这也就是我们现在所讲的最优化状态。

五、火候适度、顺应自然

在中国的传统养生学中，"火"指在养生中应用的意念力，"候"指意念力的征兆。所谓"火候适度"，即指在养生过程中，人对养生效果或者养生目标的意感(意愿)程度应当保持适中、合理。意识在养生中占据最核心的位置，它被称为养生的统帅。意念力的大小对于养生效果的影响，具有极为重要的作用。但意念力大小的分配在养生中一直也是难解之题。所以古人曾说"圣人传药不传火，从来火候少人知"语句。难道火候真是养生中难解的问题吗？这属于个人感知的一类问题。在养生中，我们以个人调养为主，通过个人的认识以及意识，完成养生的全部过程。在个体差异面前，每个人对养生效果的感知或者体验并不相同，所想达到的养生效果也是由个人理解而确定的。这就决定了其意念力完全由个人体验所决定。这也就直接决定了每个人的火候是不相同的，"火候"自然也就因人而异，不易被人们说清楚。

虽然"从来火候少人知"，但"火候"仍有可遵循的规律，即把握火候程度的一个基本规律应当做到顺应自然。顺应自然，意味着不强求、不懈怠，在积极的养生追求中，寻求生命活动的自然得功、自然发展、自然保养的一个过程。因此，在火候的把握方面，养生追求的不是结果，它实则在追求一种实实在在的养生过程，所谓"功到自然成"就是这个道理。

在此需要提示的是，"火候适度，顺应自然"，并非是完全没有意识控制的一种无意识状态。顺应自然恰恰是在积极进取的状态下、以意识的充分觉醒为前提下，人所追求的一种自然状态。这也就说明了，在自然而然中，人是有觉醒意识的追求，并非无意识。因此，"顺应自然"是一种积极的过程。

从操作层面而言，"火候适度"需要生命体保持一种适宜的运动，应当较少参加具有挑战极限的运动，这样的"火候"才能达到养生的目的。此外，对于刚刚涉入养生领域进行具体操作的人，其火候的把握应当以"不求"为准则，即在具体的养生过程中不去考虑应该达到何种境界，他（她）所意识到的应当只是具体的操作过程。对于刚刚开始练习养生功法的人员，他们能够排除杂念，只意想具体的操作过程，就已经非常不易了。而对于养生功法的高级操作人员，他们具有丰富的养生经验，其具体操作极为熟练，已经进入到了自动化的阶段。此时，他们应当加强意识力量的控制，不急不躁地逐步推进意识所能达到的人体内部的深度层面，达到身体外动与内动的融合。当人处于一种似有似无的状况下、有意与无意之间，生命机体之气才容易进入意识之中，引领人们认识养生真谛。此为养生的理想境界。

因此，养生的理想境界实则是意识层面的直接操作。此时，气的运行完全由意识操控，意到，气血到，意注，精气注。能够做到如此境界，养生将进入最佳状态。

六、循序渐进、持之以恒

中国传统养生思想虽然以“整体保养”为主脉，但在具体的操作层面，根据人的养生境界的高低，养生还应当遵循一种渐进递增、渐进递强的顺序。养生取决于人的认识，而认识必然伴随人所掌握养生知识的不断拓展而不断增长，认识的渐进递增性决定了养生的渐进递增，由分化调养逐渐过渡至整体调养。另外，养生的成效伴随人对养生认识的不断深入以及操作的进一步深化而增强，因此，养生的过程应当是由浅入深的过程。

就“动以养形”和“静以养神”的角度而言，对于养生功法的初级练习者，从操作程序的角度，一般而言，他（她）首先从“动”做起，通过较为容易掌握的“动”来调理身体，进而渐次深入至身体内部以及人的精神层面。在此基础上，再逐渐将二者融合，最终实现整体保养，达到动静结合。

一般而言，养生的渐次顺序并无定法，但它遵循了从“无”到“有”、再至“无”的循环过程，同时，它也遵循了从“动”至“静”、再至“动”的循环过程。在此需要注意，这种循环的过程并非为简单的循环，它是一种螺旋式的上升过程，即后面的“无、动”并非是前一阶段“无、动”的简单复制，它实则是对前一阶段的升华，是前一阶段更为高级的状态。

从“无为”到“有为”，再至“无为”：第一个“无”是指在没有具体指向的养生目标指引下进行的一种养生活动，我们称其原生态养生，这种原生态养生被现代医学称之为人体免疫，它是人作为自然界动物所具备的原生态能力。当这种初级活动逐渐上升，将进入具有明确养生目标指向下的“有为”活动。在这种状态下，人作为智慧的动物能够以某种养生思想作为指导进行养生活动。当此“有为”活动发展至一定程度，生命体将进入到一种更高的层次，即生命体的养生已经没有明确的目标指向，它已是整体养生，即老子所言的“无为”而“无所不为”。这种养生状态则是常言的“养生生活化”，即人已经不刻意追求养生，养生已经成为人的生活，已经常态化了。

从“动”至“静”，再至“动”：在养生的过程中，首先应当通过人体的外部活动来渐次引导内部各脏器组织之间的运化，或者通过外部的环境变化来调理身心。这种过程，就是第一层次的“动”，它主要是指通过外部的运动来达到预期的养生效果。当此“动”达到一定程度，生命体开始逐渐转入对内部各脏器组织的运化，此过程无需外部形体的导引，单纯由内部引动而发，此为第二层次的“静”。这种过程，无需外部的运动导引，它通过人的内在心志与精神活动，来达到调理身心的目的。在养生过程，人不可能完全处于单纯“动”或者“静”的状态，前两种状态只是养生的一种侧重。当这种“静”达到一定程度，必然要做到“动静结合”，人体内在气息不断得到活跃，实现人体内在意识活跃与人体外部运动活跃的和谐，这种和谐是一种高度入静下的阴阳平衡过程，此为第三层次的“动”。

此外，养生的过程中还应当坚持持之以恒的思想。“持之以恒”中的“恒”包含有两个方面的内涵。其一，它是指将养生活动贯穿于人的一生，使养生成为人生命运动中的一部分。其二，养生思想的形成是一个发展变化的过程，但当某种养生思想既成之后，就应当在一定时期之内稳定持久而专一地贯彻下去，绝不能左顾右盼、朝秦暮楚。养生极为忌讳见到一种新的方法就抛弃旧的方法，一种养生之道尚没有研究清楚，就匆忙尝试运用另一种。养生之大道须经过长期实践的考验，才能验证其养生思想的成熟程度，也只有如此，养生之人才能在持之以恒的坚持过程中，总结经验、吸取教训，引导养生走向最佳的境界。

复习思考题

1. 中国传统养生的宗旨包括哪几方面？并对其进行论述说明。
2. 谈谈你对中国传统养生的上乘境界的理解。
3. 生命衰老与患疾的主要致发因素是什么？并以此谈谈养生应注意的事项。
4. 生命活动的基本规律是什么？
5. “循律养生”指的是什么？并结合此，谈谈你对养生的看法。
6. 中国传统养生的要义包括哪几方面，它们的基本内涵是什么？
7. 以中国传统养生方式进行养生，我们应当遵循哪些基本的原则？
8. 通过中国传统养生的学习我们能够达到长生不老的目标吗？为什么？

主要参考文献

1. 王玉川. 中医养生学. 上海：上海科学技术出版社，1992.
2. 印会河. 中医基础理论. 上海：上海科学技术出版社，1984.

3. 唐世林.保健气功.北京:高等教育出版社,1993.

4. 施杞.实用中国养生全书.上海:学林出版社,1990.

5. 吕光荣,刘楚玉.气功学基础.北京:人民卫生出版社,1989.

6. 孙同德.中国传统养生术.北京:中央编译出版社,2008.

7. 国家体育总局健身气功管理中心.健身气功·五禽戏.北京:人民体育出版社,2003.

8.(宋)陈直,(元)邹铉增续.张成博,杨海燕,李文华点校.寿亲养老新书.天津:天津科学技术出版社,2003.

(马　剑)

第四章　环境与养生

【本章提要】

在阐述人类与环境关系的基础上，重点讨论自然环境、生活环境、社会环境状况以及环境问题、致病因素等。对如何营造适宜养生的环境以及如何在不同环境中通过养生来促进健康进行讨论，提出一些具体解决方案供读者参考应用。

【学习目标】

1. 了解环境概念及其构成因素，掌握人类与环境的关系。
2. 了解环境污染危害健康的特点与表现形式。
3. 认识适宜养生的自然环境与居住环境。
4. 正确对待社会环境对健康的直接与间接的影响。

环境与人类的生存和健康息息相关，人们在适应环境的同时也在不断地改变着环境，并由此引发了诸如土地荒漠化、大气污染等环境问题。近年来，由环境问题引发的各类疾病已严重威胁到人们的健康。因使用非环保材料对房屋过度装修引发的住宅污染，以及因工作、学习压力增大导致亚健康和心身疾病的大量出现，也越来越受到人们的关注。环境对人体健康的影响具有广泛性、多样性、复杂性和长期性等特点，其危害作用表现为急性与慢性并存。本章主要讲述人类与环境的关系，并从生存的自然环境、居住的生活环境、工作的社会环境三个方面，分析和讨论环境与养生的关系及意义。

第一节　人类与环境

地球是目前已知唯一有生命存在的星球，它所具备的大气、阳光、温度、水源等条件，是人类生存与健康生活最重要的基本条件。人类与环境相互作用、相互影响，营造出的各种适宜养生的环境对健康、长寿的追求具有重要意义。

一、环境概述

环境总是相对于某一中心事物而言，因中心事物的不同而不同，随着中心事物的变化而变化。围绕中心事物的外部空间、条件和状况构成中心事物的环境。在这里，“中心事物”是指人，“环境”是指人类生存的环境。

（一）环境的概念与分类

对人类而言，环境是指人类赖以生存的空间及其所包含的各种因素的综合体，包括大气、阳光、水源等物质因素以及政治、经济、文化等社会因素。

环境是一个非常复杂的庞大体系，目前还没有统一的分类方法。本章根据需要仅介绍两种分类标准与方法。

1. 按环境要素属性划分

按环境要素可划分为：自然环境和社会环境。

（1）自然环境　是指人类赖以生存和发展的各种自然因素的总体。根据组成要素，自然环境可进一步划分为大气环境、水环境、生态环境、地质环境等。另外，根据是否受到人类活动的影响，自然环境还可以分为原生环境和次生环境。原生环境是指天然形成并且基本未受人为活动影响的环境，次生环境是指受到人类活动影响或经人类改造了的环境。

（2）社会环境　是指人类活动范围内的社会物质与精神条件的总和，由政治制度、经济文化、教育水平、人口状况、人的行为与方式等要素构成。按照其功能可以进一步划分为居住环境、生产环境、交通环境、文化环境等。

2. 按人类与环境相互作用性质和特点划分

按人类与环境相互作用性质和特点可划分为：生活环境和生态环境。

（1）生活环境　是指与人类生活关系密切的各种自然环境与人工环境，包括居住、工作和社会活动环境等，可以直接影响人类健康。

（2）生态环境　是指与人类生存发展有关联的生态链体系所构成的自然环境，包括自然生态环境与人工生态环境。

（二）环境构成因素

环境构成因素包括物理因素、化学因素、生物因素和社会心理因素。

1. 物理因素

环境的物理因素包括各种声、光、电、热、磁等物质。自然环境中的物理因素一般情况下对人是有益处或者是无害的，如适宜的光照、温度、湿度有利于人的生活。但在特殊情况下有可能对人体造成伤害，如酷暑、严寒、地震、雷击、火山爆发等。在生产活动中，人为制造的各种物理因素（如噪声污染、电磁辐射污染等）强度过高或剂量过大时往往会影响人的健康。

2. 化学因素

环境的化学因素包括各种天然或人工合成的无机和有机物质。自然界中的化学物质通常是比较稳定的，当受到人为或自然原因使某些物质的化学成分改变时，就会影响人的健康。如食用了含有农药残留物的粮食与蔬菜易造成人体慢性中毒，氯气、氨气大量外泄可使局部区域空气中的有毒物浓度增加而引发呼吸道疾病。

3. 生物因素

环境中的生物包括各种动物、植物与微生物。生物因素是人类致病的三大要素之一，特别是病原微生物及其病毒能引起许多传染病和新发传染病的发生。如近年来 SARS 病毒、甲型 H1N1 流感病毒的出现，给人类健康造成了很大危害。

4. 社会心理因素

社会因素包括政治、经济、文化、教育、家庭等诸多因素，它不仅能够直接影响人的正常生活，同时还可以影响人的心理状态，并与心理因素共同影响人的心理与生理健康。亚健康及各种心身疾病都与社会心理因素有关。

二、人类与环境的关系

人类的生命活动离不开地球的基本环境，并不断与自然界进行物质和能量交换。人类在适应环境的同时达成与环境的统一，在改造环境的同时又与环境相互依存、相互作用、相互影响。

（一）人类是环境的产物

关于人类生命的诞生虽然有多种假说，但有一点是人们所共识的，即人类是地球环境发展到一定阶段的产物，并且地表环境中的大气、水、阳光、温度等是生命存在的基本条件。

（二）人类对环境具有适应性

在人的周围环境中往往存在着许多不利因素，人体能够通过生理或心理调节去适应它。例如高原地区含氧量低，初上高原的人一般都会出现高原反应，但长期生活在该地区的人能通过自身生理调节，使体内红细胞和血红蛋白代偿性增多，来适应外界环境。当然，机体对环境的适应能力也有一定范围与限度，如果超过机体的调节能力，就会影响到生命健康。

（三）人类与环境相互依存、相互作用

环境给人类提供必需的物质和能量。从生态层次看，人类是生态链或生态体系当中的一个组成部分，与其他生物间互为环境、相互依存。例如，人们呼出的二氧化碳和吸入的氧气正好与植物的光合作用互为利用。

另外，人类也给环境施加各种影响。如人类排放各种废弃物会对环境造成污染，环境系统能够通过自身调节、净化功能来消除各种污染物质或减缓污染危害。但这种“自净”功能是有一定限度的，超限度地排放污染物会导致环境恶化并反过来影响人类的生命健康。如大量温室气体排放会导致气候异常，灾害天气频发反过来会给人类的健康生活带来严重影响。

（四）人类与环境具有统一性

新陈代谢是生命活动最基本的特征。一方面，人体不断从外界环境摄取各种营养物质来合成自身成分与能源物质；另一方面，人体又不断地分解自身能源物质来完成各种生理活动，并把代谢废物排放到外界环境中去。研究表明，这一过程使得人体中多种元素与地壳的含量呈明显相关性，说明人与环境在物质上具有生态环境的统一性。

三、人类生存环境变化状况

在古代，我国的养生家们在“天人相应”思想指导下与周围环境和谐相处，通过不断适应自然环境来追求健康长寿的幸福生活。到了现代社会，在经济高速发展和人工环境不和谐的建造过程中，环境被破坏、污染等给人们的生存健康带来了越来越严重的影响。

（一）自然环境状况

在人类发展初期，由于社会生产力水平低下，对环境的污染、破坏也低于环境的自净和更新能力，因而自然环境状况相对比较好。随着科学技术的不断进步，特别是工业革命之后，人类对自然的影响和改造能力以更快的速度增长，对环境的索取和影响已经使自然界无法承受，导致自然环境状况不断恶化。主要表现为大气、水源等生存环境污染严重，导致各种癌症和呼吸道疾病大量发生，大量二氧化碳气体排放引发全球气候变暖、极端气候事件频发，这些都严重影响着人们的生存与健康。

（二）生活环境状况

人类早期的生活环境状况十分恶劣，为了尽量选择条件较好的地方居住生活，人们开始研究依据周围山水地貌的基本情况来安排住宅。我国劳动人民还发明了风水术，专门研究住宅的位置、朝向、布局等。大到帝王宫殿、陵寝选址，小到城乡民宅勘察，无不利用了风水术知识，生活环境状况得到不断改善。

随着现代社会人口剧增，城市化进程加快，大量楼房出现以及家用电气设备广泛使用，装饰装修材料污染、电磁辐射污染日益严重。有些楼房距离工厂、道路较近，各类噪声污染充斥其间。另外，因楼间距过小导致低层住宅采光不足，因设计不合理导致房间高度过低、卧室面积过小等不良生活环境也比比皆是。这些都给居住者的身心带来不良影响。

（三）社会环境状况

当代社会具有工作节奏快、压力大的特点。下岗、就业、子女教育、赡养老人等问题给许多人的心理造成沉重负担，由此引发亚健康和各类心身疾病大量出现。据世界卫生组织一项全球性调查结果表明，目前全世界真正健康的人仅占5%，经医生检查、诊断有病的人也只占20%，75%的人处于健康和患病之间的亚健康状态。

四、环境对健康的影响

环境对人体健康的影响具有两重性，即良好的环境对健康具有促进作用，不良环境可以直接或间接危害健康并导致疾病发生，其中环境污染对人们的健康危害最大。

（一）环境影响健康的突出问题

1. 环境污染

环境污染包括自然环境和生活环境中的各种污染，主要有自然环境中的大气污染、水源污染、土壤污染等，生活环境中的化学气体污染、噪声污染、电磁污染、细菌与病毒污染等。

2. 其他不良环境

其他不良环境主要有自然气候变化带来的温度、湿度改变，气候异常引发的各类灾害天气；房屋结构、布局、色调、采光不合理；经济不发达、政治不稳定、教育水平低等社会因素。

（二）环境污染危害健康的特点

1. 影响广泛，时间长久

人类生活的自然环境一旦受到污染后会影响另一区域，影响范围广、受害人群数量多。有些污染物质长期滞留在大气、水源和土壤里面，会长期危害人们的健康。另外，一些低浓度污染物质需经过在人体内的长期积累才可达到致病水平。因此，潜伏期长，不易察觉。

2. 途径复杂，种类多样

环境中的有害因子可以通过呼吸、饮食、皮肤接触等多种途径进入人体，并可进入人体的血液、淋巴、体液及各组织器官中。由于污染物的种类繁多，对人体的危害作用也表现出多样性，有直接或间接的，局部或全身的，急性或慢性的等。

3. 综合效应，容易忽视

随着环境污染日益严重，人们常常会同时受到多种有害因子的侵害，具有“多因多果”和“多因一果”的综合效应特征。对一些低浓度、低剂量的污染物质，机体反应一般都不明显，往往容易被人忽视，而这种慢性危害对人体将是持久和难以治愈的。

（三）环境污染危害健康的表现形式

环境污染给人体健康造成伤害的程度一般与污染物的理化特性、作用时间、剂量或强度的大小以及个体感受性等有关，其危害的表现形式有以下三个方面。

1. 急、慢性危害

（1）急性危害表现　在较短时间内大量污染物质进入环境，致使暴露人群出现不良反应或急性中毒。如英国伦敦的“烟雾事件”，苏联的“切尔诺贝利核泄漏事件”。此类危害以大气污染事件最为常见，一般都伴有事故性排放、不良气候条件等。

（2）慢性危害表现　在较长时间里低浓度污染物质对机体反复作用下所造成的伤害。这种危害的特点是具有累积效应，长时间的累积可使机体免疫功能下降，患病率增高。此外，也可直接导致一些慢性病的发作，如长期在高粉尘环境下工作可引起慢性阻塞性肺疾病等。

2. 远期危害

远期危害是指环境污染的危害作用在短期内不易显现出来，经过长时间甚至到下一代才表现出来的各种危害，包括各种癌症、突变和畸变。一些研究人员估计，目前人类癌症的80％～90％与环境因素有关，其中化学因素引发的癌症比例最高。另外，某些环境污染物还具有引起生物体细胞遗传信息发生突然改变作用，或在胚胎发育过程中由于环境因素造成形态结构异常的畸变作用。

3. 职业特性危害

职业特性危害是指从事某些特定行业的人员在特殊环境条件下形成的特定污染性疾病。如矿山开采和煤炭挖掘单位工作人员一般易患肺尘埃沉着病（尘肺），一些化工生产单位工作人员易患铅、汞及其化合物中毒等。

（四）营造良好的养生环境

进入21世纪以来，因环境问题引发的各类疾病越来越受到人们广泛关注并认识到不良环境现已成为危害人类健康的一大杀手。关注环境、关注健康与我们每个人的切身利益密切相关。如何营造良好的养生环境，尽量减少各种不良环境因素对人体的伤害是我们每个人必须面对的问题。

所谓养生环境是指在日常工作、学习、生活中，对身心健康有促进作用的所有外部空间及所含因素。营造良好的养生环境，首先要将传统养生思想和理论同现代健身理念有机地结合起来，树立科学的健身观；其次要深入了解我们周围的环境状况，充分认识各类环境污染及其危害作用；最后还必须掌握养生对环境的基本要求，学会规避各种不良环境因素的具体方法，为健康生活打下坚实的基础。

第二节　生存的自然环境

水、大气、阳光、温度是人类生存最基本的自然环境条件，它们不仅与人体的新陈代谢活动有关，而且还是各种生命活动的物质与能量基础。

自然环境最突出的表现就是一年四季春、夏、秋、冬不断更替，以及与之相伴随的冷、暖、燥、湿等气候变化。人类只有顺应这种自然变化才能够长期生存，最终达到健康长寿的目的。

一、人类生存的基本环境条件

（一）水

水是人类生存的重要资源，也是人体最主要的组成成分。机体代谢活动、体温调节都离不开水的参与，人体所需的矿物质及微量元素有一部分也是通过饮水获得的。水在人们日常饮食、个人与环境卫生中都是必不可少的物质。

水污染是指水体因某种物质介入而导致其化学、物理、生物等方面特征发生改变，从而影响水的有效利用，危害人体健康或者破坏生态环境，造成水质恶化的现象。工业废水、生活污水以及农业污水是造成水体污染的主要来源。

受工业废水污染的水体可以含有汞、砷、铬、氰化物等多种有毒化学物质，通过饮用途径能使人发生急、慢性中毒。受生活污水和农业污水污染的水体可含有各类病原微生物，通过饮用、接触等途径可引发痢疾、伤寒、霍乱等肠道传染病及血吸虫病、贾第虫病等寄生虫病。此外，一些未被农作物吸收的农药、化肥通过土壤渗透也可以污染地下水源，长期饮用这些地下污染水也可引发慢性中毒。

（二）大气

大气中的氧气是人体生命活动过程中最重要的能源物质，它参与机体全部的有氧代谢活动。人体通过与外环境不断进行气体交换，吸入氧气，排除二氧化碳，以维持生命活动。通常一个成年人每天呼吸2万余次，吸入空气量可达1万多升。

大气污染是指大气圈中原有成分自然或人为地改变或增加某些有害物质，超过了环境所容许的极限，造成大气质量恶化，影响原有生态平衡体系，对人类的健康生活和正常生产劳动带来直接或间接影响与危害。

大气污染来源于天然和人为两个方面。天然污染是由于一些自然灾害造成的，如火山爆发、森林火灾、沙尘暴等，具有阵发性特点。人为污染是由于人们生产、生活活动造成的，包括生活中使用炉灶和采暖锅炉排放的烟尘和废气，工矿企业生产过程中排放的烟尘、二氧化硫、一氧化碳等各种污染物，机动车辆排放的尾气等。

当大气污染不严重时，它对人类健康危害是一个缓慢、长期的过程。长期生活在此环境下可降低机体免疫力，影响儿童、少年中枢神经系统功能，导致肺癌等多种呼吸系统疾病的发生。当发生急性污染事故时，往往会在事故区域造成大面积人员急性中毒，严重危害人们的健康和生命安全。另外，大气污染还会造成间接危害，如温室效应、臭氧层破坏、酸雨等。

（三）阳光

阳光是由太阳内部热核反应发出的光能，通过辐射方式经大气层过滤后到达地球表面。它是地球上光和热的主要来源。农作物通过光合作用为人类提供稳定的食物来源。

对人类而言，阳光照在我们的皮肤上，一方面会使皮下血管扩张，血流旺盛，增进对有毒物质的排泄和抵抗力，使唾液和胃液的分泌增加，肠胃蠕动加强，促进食欲和消化；另一方面，在光的作用下皮肤能够将一些化学物质（如麦角醇、胆固醇等）转变为维生素D，维生素D主要是用于组成和维持骨骼的强壮，是促进钙、磷吸收的重要物质，若缺乏就会导致少儿佝偻病和成人的软骨病。

阳光中的短辐射线——紫外线有很强的杀菌能力，一般细菌和某些病毒在阳光下照射半小时或数小时就会被杀死。夏季上午10时至下午3时紫外线最为强烈，人们如果在这段时间里受到过多紫外线直接照射，易引发皮肤红痒、下垂、褶皱等现象，同时还会引起机体免疫功能下降，导致体内发生某些病变，如患皮肤癌等。

（四）温度

自然界的温度随阳光照射的时间长短与距离远近而发生变化。温度对维持人体热平衡有着重要影响。人作为一种恒温动物，正常体温始终维持在36.5～37.1℃。当天气过热或过冷时，就会引起体温的升降，人们必须通过排汗或增加衣物来维持正常体温。另外，生活环境温度状况与人的衰老变化有关，温度升高可增加细胞分子运动，加速新陈代谢；温度降低可减慢细胞分子运动，降低新陈代谢并减少细胞的损耗率。生活在寒冷地区的人比生活在热带地区的人要晚熟、晚衰，平均寿命要长，其原因之一就是机体（特别是大脑）细胞损耗率降低的缘故。

二、季节变化与养生

受地球自转与公转影响，自然环境会发生周期性变化，通常人们将一年划分为春、夏、秋、冬四个季节。四季变化不仅是一种天文现象，更是一种气候现象。我国大部分地区地处北亚热带和温带，气候变化具有明显的季节特征。季节更替带来气候变换，不仅影响人们的饮食起居，还会对身体健康造成诸多不利的影响。那么，如何应对季节变化进行养生呢？

（一）顺应变化

春季气温总体上逐步回升，但容易出现骤冷骤热天气，北方干燥多风，南方潮湿多雨。因此应及时增减衣物，适当“春捂”，避免骤减衣服。中医认为“春捂”既是顺应春季阳气生发的养生需要，也是预防疾病的自我保健良方。春季各种细菌、病毒开始活跃并大量繁殖，容易引发各种传染性和过敏性疾病。因此要搞好个人和家庭卫生，经常通风换气、晾晒衣物，多进行各种户外活动，如赏花、散步、郊游等，可有效舒缓压力，放松精神，避免各类疾病发生。

夏季气温较高，特别是进入“三伏”天，人体出汗较多，加上夜晚睡眠不足，体力消耗较大，容易出现胸闷、胃口不适、微热嗜睡等症状，即是俗称的“疰夏”、“苦夏”。人们为了纳凉经常用凉水洗澡，或长时间使用电风扇和空调，容易患上“热伤风”。另外，在强烈日光下或高温环境里待得过久容易发生中暑。为了预防上述各类疾病的发生，夏季养生应当注意要晚睡早起，增加午睡，保证睡眠；做好防暑降温工作，居室清凉要适宜，室外工作要避开高温时段并佩戴遮阳工具；饮食宜清淡，少吃生冷食物，及时补充水分。

秋季气温总体上逐步下降，初秋时节气候凉爽宜人，到了深秋时节昼夜温差增大，北方开始变得干燥多风，南方则变得潮湿阴冷。为保证机体从夏热顺利地过渡到秋凉，提高机体对气候变化的适应性与抗寒能力，可晚增衣服，适当保持“秋冻”。当然“秋冻”也要有一个度，同时要因人而异。秋季养生应当注意五不宜“冻”，即出汗后不宜冻、变天不宜冻、夜晚与清晨不宜冻、老弱不宜冻、足部不宜冻。另外，秋季天气变化异常，特别在北方空气干燥，人们容易“上火”而引发感冒。因此要注意及时补充水分，早睡早起，适度运动。

冬季气温较低，北方大部分地区平均气温会在0℃以下。进入供暖期后，室内空气比较干燥，加上室内、外温差较大，容易引发流行性感冒、哮喘、气管炎等呼吸系统疾病。因此，健康养生的方法是每天要对居室定时通风换气，增湿保温；加强身体锻炼，最好选择日出后再到户外活动；要早睡晚起，保证充足的睡眠；坚持冷水洗脸，温水刷牙，热水泡脚；做好自我防护，少去人口稠密的公共场所，注意防寒保暖。

（二）顺应自然

物竞天择，适者生存。世间万物都必须顺应自然的变化规律，否则将会被大自然淘汰。如候鸟的定期迁徙、植物的生长发育等，无一不是顺应自然气候的春温、夏热、秋凉、冬寒四个变化特征而变化的。

人类作为自然界的一员，要想健康长寿也必须顺应自然来养生。对此，我国古代养生家们很早就提出了顺应自然的养生思想。《灵枢·本神》云：“故智者之养生也，必顺四时而适寒暑……如是则僻邪不至，长生久视。”“视”，活的意思；长生久视，即延长生命、不易衰老。强调了顺应自然规律来调理养生的重要意义。顺应自然来养生应当注意以下几点。

1. 天人相应，顺应四时

天人相应是指人生长于大自然，一切生命活动都与大自然息息相关。根据天人相应的理论，人们必须掌握自然界的变化规律，顺应四季气候变化特点来进行养护调摄，包括精神活动、起居作息、饮食五味等，都要顺应自然环境的变化，并进行适当的调节，这样才能有益于身心健康。

2. 春夏养阳，秋冬养阴

根据四季万物变化的情况，《内经》总结出“春生、夏长、秋收、冬藏”的变化规律。即春季万物复苏，阳气生发；夏季万物生长茁壮，阳气最盛；秋季是收获时节，阳气内敛；冬季万物蛰伏，阳气封藏。根据天人相应的理论，在《素问·四气调神大论》中进一步提出：“夫四时阴阳者，万物之根本也。所以圣人春夏养阳，秋冬养阴，以从其根，故与万物沉浮于生长之门”。

具体养生方法，就是在万物蓬勃生长的春夏季节，人们要顺应阳气发泄的趋势，早起到室外活动，漫步于空气清新之处，舒展形体，使阳气更加充盛；秋冬气候转凉，风气劲疾，阳气收敛，人们必须注意防寒保暖，适当调整作息时间，以避肃杀之气，使阴精潜藏于内，阳气不致妄泄。

3. 趋利避害，因时防病

趋利避害是指及时躲避不利因素，而朝向有利于自己的方面发展。一年四季有 24 个节气，一般在节气交替时气候都会发生比较剧烈的变化，这时人们往往会感到不适。特别是老年人和体弱之人容易患病或病情加重，此时要特别注意防范，加倍小心。

因时防病就是要根据季节特点积极预防各类疾病的发生。比如，春季是流行性脑炎和过敏性皮肤病高发期，夏季是肠道传染病高发期等，要根据不同情况对个人的衣、食、住、行等方面做好防范工作。

三、不同地域环境对健康的影响

在地域环境中，地表形态及其环境气候对人类的健康影响最大。地表形态一般可分为高原、山地、丘陵、平原和盆地五种类型。某一区域的地表形态与环境气候紧密相连，对当地居民的健康和寿命都有很大的影响。

（一）高原

高原地区随着海拔高度上升，空气会变得越来越稀薄，空气中氧气的含量逐步递减，这种低压少氧的状况易引发人体产生高原反应。此外，我国西北高原地区具有空气干燥、风沙大、白天日照时间长、太阳辐射强烈、昼夜温差极大的气候特点。如果保护不当，易引发日照性皮炎、感冒、冻伤等疾病。

（二）山地

山地从山麓到山顶具有垂直变化气候特点，同时受纬度、海拔高度、山脉走向、坡向和地形变化影响，一般具有多种气候类型特征。高原山地气候与高原地区相似；但在低纬度靠近海洋的山区则空气湿润，众多的林木植被使得空气中含有大量的负氧离子，加上风景秀美、鸟语花香的自然环境，对调节情绪，改善机体各系统功能非常有益，是健身养生的理想地方。

（三）丘陵

丘陵地区由于林木茂盛，景色宜人，并有大量的名胜古迹，这些良好的周围环境有利于调节人的心境，促进人们健康长寿。

（四）平原

平原地区地势平坦，雨量充沛，四季分明，适宜人居住，但容易出现洪涝灾害及传染病疫情。

（五）盆地

盆地具有四周高、中间低的地形特点。我国的四川盆地雨量充沛、湿度大，特别是夏季容易出现高温闷热天气；其他盆地则降雨量较少，气候干燥，因而常会给人们的健康生活带来诸多不适感。

四、适宜养生的自然环境条件

适宜养生的自然环境条件包含的内容很多，既包括人们生存所必需的诸如水、大气、阳光、温度这些基本条件，也包括人们所在地域的地理环境和气候环境情况。它不是指某个单一因素，而是所有有利于人们健康生活的自然环境条件的综合体。

我国古代劳动人民很早就提出了“择处而居”的主张，风水术特别强调因地制宜、依山傍水、观形察势的选址原则。有利于人们健康长寿的各种自然环境条件主要包括水源、空气、阳光、温度、土壤、植被、地形等方面。

我国广西巴马瑶族自治县被国际自然医学会评为第五个长寿之乡，2000 年全国人口普查显示，在该地区每 10 万人中就有 30.98 位百岁老人，居国内第一。人们通过对我国巴马自然环境调查发现，那里的森林覆盖率很高，空气清新并含有大量的负氧离子，加上地处亚热带，阳光充沛，温度适宜，典型的喀斯特地貌造就了景色优美、清静幽雅的自然景观，成为最适合居住与养生的自然环境地域。

纵观古今大量的研究资料表明，适宜养生的自然环境条件应当具备以下几点：干净充足的水源，清新的空气，充沛的阳光，适宜的温度，肥沃的土地，良好的植被，景色优美、清静幽雅的自然景观等。它们不仅能够满足人们基本的物质生活需求，还符合人们的心理需求，是健康长寿和养生的理想自然环境条件。

第三节　居住的生活环境

人的一生有近一半时间要在居室中度过，良好的住宅环境有益于健康养生，不良环境会降低机体抵抗力并导致疾病发生。

一、健康住宅的环境理念

(一)住宅状况对健康的影响

生活在整洁、卫生、舒适的居室环境里,能够给人们带来轻松、愉悦的心情,同时也可以改善机体各系统的生理功能,增强抵抗疾病的能力;反之,阴暗、潮湿、拥挤的居室环境会使呼吸道疾病、风湿性关节炎以及佝偻病等病症的发病率大大增加。住宅状况好坏对人的健康影响是一个长期、缓慢的过程。

我国自改革开放以来,随着国民经济与生活水平的不断提高,城镇化发展步伐加快,城市人口密度逐年增加,高楼大厦代替了低矮的平房,住宅结构也发生了质的变化。但人们对住宅关注最多的是安全、便利、耐久性等功效,而对其环保性重视不够。大量使用非环保建材进行过度装修,造成室内空气污染日益严重,加上一些地方各种噪声、异臭污染充斥,使得各类"环境疾病"的发生呈日渐上升趋势。

(二)健康住宅理念的提出

早在20世纪60年代,针对西方发达国家不断出现的城市环境恶化问题,世界卫生组织就曾提出了住宅必须具备安全性、保健性、便利性、舒适性的基本要求。2001年10月,在我国北京召开的国际建筑中心联盟年会上,我国住宅与居住环境工程中心首次提出了发展健康住宅的倡议,得到了与会者的积极响应和支持。

根据世界卫生组织有关"健康"的定义,"健康住宅"应当是指能使居住者在身体上、精神上、社会上完全处于良好状态的住宅环境。

健康住宅强调的是居住者的健康,体现在居室必须能够满足居住者生理和心理需求,使人生活在健康、安全、舒适和环保的室内外居住环境中,杜绝因不良住宅环境而引起的生理及心理疾病发生。

(三)健康住宅的环境要求

健康住宅的环境理念主要体现在住宅构成及内部空间的环境形式上。它不仅包括与居住相关联的各种物理量值,诸如温度、湿度、通风换气效率、噪声、光和空气品质等,而且还包括一些主观性心理因素值,如平面空间布局、私密保护、视野景观、感官色彩、材料选择等。同时还倡导回归自然,关注健康,营造健康,增进人际关系,制止因不良住宅环境而引发疾病等方面。具体来讲,健康住宅的环境要求应当包括以下几点。

1. 能引起过敏症的化学物质的浓度很低。

2. 为满足第一点要求,尽可能不使用易散发出化学物质气味的胶合板、墙体装修材料等。

3. 应设有性能良好的换气设备,能将室内污染物质排至室外。特别是对高气密性、高隔热性住宅来说,必须采用具有风管的中央换气系统,进行定时换气。

4. 在厨房灶具或吸烟处，应当设置局部排气设备。

5. 起居室、卧室、厨房、厕所、走廊等处的温度要全年保持在17～27℃。

6. 室内的湿度全年保持在40%～70%。

7. 二氧化碳浓度要低于1.97 g/m³。

8. 悬浮粉尘浓度要低于0.15 mg/m³。

9. 噪声要小于50分贝(dB)。

10. 一天的日照确保在3小时以上。

11. 要有足够亮度的照明设备。

12. 应具有足够的抗自然灾害的能力。

13. 具有足够的人均建筑面积，并确保私密性。

14. 要便于护理老龄者和残疾人。

15. 因建筑材料中含有有害的挥发性物质，所以住宅竣工后要隔一段时间才能入住，同时在此期间要进行通风换气。

二、住宅环境污染与预防

根据污染物的性质，住宅环境污染包括物理性污染、化学性污染和生物性污染三个方面。

(一) 物理性污染

1. 污染物质与来源

污染物质主要包括各种噪声和电磁辐射，其中各类机动车、工业机器、施工机械等是噪声的主要污染源。各类电器(如电视机、微波炉、电脑、手机等)是电磁辐射的主要污染源。

2. 危害

噪声可对人的听力、视力、内分泌系统造成伤害，并通过间接的生理效应诱发神经衰弱症、心肌梗死等疾病。电磁辐射对人体危害十分广泛，它可导致多个器官、系统产生疾病。例如白血球减少、机体免疫功能下降，男子精子减少，女子月经不调，孕妇的胎儿畸形等。当中枢神经系统反复受到低强度电磁辐射后，易出现神经衰弱综合征，表现为头痛、头晕、记忆力减退、睡眠障碍等。

3. 预防措施

除了在住宅选址时尽量远离噪声源之外，还可以通过对住宅周围植树绿化，增加隔音措施等手段来降低噪声。购买电器设备时，要尽量选择绿色环保产品，使用时保持安全距离，减少使用时间和次数，这些对降低电磁辐射危害是非常有效的。

(二) 化学性污染

1. 污染物质与来源

污染物质主要有甲醛、苯、氨、油烟、烟雾等。甲醛和苯系物主要来自装饰板材的黏合剂和油漆,涂料中的有机溶剂、稀释剂等;氨气主要来自建筑施工中的防冻剂;油烟是厨房烹饪所产生的脂质热氧化分解的各类产物;烟雾是香烟燃烧过程中产生的烟气,含有一氧化碳、烟碱、烃类、氰化氢等多种有机和无机化合物。

2. 危害

化学污染物绝大部分都具有"三致"作用,即致癌、致突变、致畸形。此外,它们对人体呼吸系统、神经系统以及肝肾等器官也能造成损伤,常伴随出现头晕、咳嗽、恶心等不良反应。

3. 预防措施

房屋装修要购买合格环保材料,装修后的新房必须放置一段时间后再入住,并且要经常通风换气。烹饪时尽量控制油的温度,同时开启通风换气设备。避免室内吸烟,提倡戒烟。

(三) 生物性污染

1. 污染物质与来源

污染物质主要有各类真菌、细菌和病毒。通常来自家养的各类宠物、蚊蝇传播等。

2. 危害

随污染物的不同,可造成多种传染性疾病的发生。

3. 预防措施

搞好环境卫生,保持室内空气流通和清新,避免与宠物亲密接触,做好动物的卫生防疫工作等。

三、营造适宜养生的居住环境

我国劳动人民很早就认识到住宅环境能够影响人的生活与健康,并利用风水术来选择住址。依照依山傍水、藏风聚气的选址原则,对房屋布局、朝向、结构等进行规划,它体现了古人"天人合一"的思想观和对健康长寿的美好追求。

(一) 外部环境条件要求

1. 房屋选址

乡村地区要根据地域特点,将房址选在地势较高、干燥通风的地方,这样可有效预防诸如洪涝、泥石流等自然灾害,保证居室干燥卫生。有条件的可依山傍水建房。依山既可以在冬季遮风避寒,还可以在夏季利用茂密的林木遮阳避暑;傍水可以湿润空气并获得天然洁净的水源。城市地区房屋选址要尽量远离工厂,减少噪声、放射物、大气污染等危害。

2. 房屋朝向

一般情况下房屋应当坐北朝南，以利于日照采光，避免冬季北风的直吹。城市的高楼还应当考虑各楼房之间距离要合理，使低层住宅能够获得充足阳光照射，有利于室温调节。

3. 房屋建设

房屋建筑材料要坚固耐用，能抗震、抗洪、抗台风等，避免使用含有放射物的石材。根据地域环境气候特点，因地制宜设计房屋结构，门窗的空间要宽大，以利于通风、采光。房屋周围应进行绿化，要有一定面积的绿地和树木，以利于净化空气和调节气候。

（二）内部环境条件要求

房屋内部空间布局要合理，卧室、客厅、厨房、卫生间应当独立。房间高度在2.7 m左右，过低会给人带来压抑感。家居装修应使用环保材料，家具摆放要错落有致。房屋的保温、隔音效果要好，室内温度、湿度、噪声等处于正常范围内。住宅有良好的换气设备或条件，保持室内通风与空气新鲜。可选用有益花草美化环境，达到清洁空气、调节室内小气候环境的作用。

四、城乡环境比较

（一）自然环境条件乡村优于城市

由于乡村周围有大量的树木和绿色植被，污染源较少，人口密度小，生态系统较为完善，自我修复能力强，因而空气清新、水源洁净；城市区域内因树木、植被少，工业发达，污染源多，人口密度大，生态系统脆弱，空气、水源都受到不同程度污染。

（二）人工环境条件城市优于乡村

城市道路交通发达，休闲、娱乐、健身设施齐全，住宅社区化，房屋的保温性、舒适性好，室内布局合理，有上下水通道；乡村道路相对狭窄，休闲、娱乐、健身设施不够完备，住宅院落化，房屋保温性较差，其舒适性、便利性与城市楼房有较大差距。

另外，城市环境污染范围广泛，污染物质与污染源较多，环境污染影响深远，污染危害较为严重；乡村环境污染以农业污染和生活污染为主，污染程度较浅，污染危害较轻。

第四节　工作的社会环境

人的根本属性是社会性，其日常工作活动都离不开社会环境。人的健康水平和心身疾病的发生、发展变化都与社会环境因素密切相关。社会环境因素不仅能够直接影响人的健康，还可通过心理作用对人体健康产生间接影响。

一、社会环境因素影响健康的特点

社会环境因素影响健康一般都具有多因素共同作用、交互作用的特点。主要表现如下。

（一）广泛性

社会环境的各个因素普遍能够对人的健康产生影响作用，而且这种影响作用还具有发散性，即某一因素可以导致全身各器官及系统发生功能变化。

（二）持久性

社会环境因素对人健康的影响是一个长时间不断累积、缓慢发生、持续作用的过程。

（三）双向性

社会环境因素既能对人的健康产生促进或制约作用，同时人的健康水平又能够对社会环境各因素的变化产生积极或消极的影响。

二、社会环境对健康的直接影响

社会环境包含很多因素，对人的健康具有直接影响的主要因素有：以生产力发展水平为基础的科学技术、经济状况、教育、人口状况等和以生产关系为基础的社会制度、法律法规、文化、宗教信仰、家庭婚姻等。这里仅从社会政治、社会经济、社会文化三个方面作一介绍。

（一）社会政治对健康的影响

一个国家社会政治稳定，相关法律法规、方针政策健全，则能够对民众的健康产生积极影响。例如我国的计划生育政策一方面提倡少生，有计划地生育能控制人口数量；另一方面加强优生优育，加强母婴保健，提高他们的健康水平可以提高人口素质。此外，健全的医疗保障制度、社会养老保险制度也会对民众的健康提供保障。反之，如果一个国家政治动荡，社会秩序混乱，民众的基本生活得不到保证，健康保障也就无从谈起。

（二）社会经济对健康的影响

社会经济水平低下会影响民众健康水平的提高。经济水平低下一方面会形成各种不良的环境从而引发疾病，另一方面可以造成对医疗卫生事业投入不足，卫生服务得不到保证，以致贻误治病时机等。

社会经济发展可以促进民众的健康水平。经济水平提高不仅可以改善民众的物质生活，还能增加对医疗卫生事业的资金投入、改善医疗条件。另外，还能通过提高民众的受教育程度，使其形成良好的生活方式来提高健康水平。

健康水平提高反过来又可以促进社会经济的发展。民众身体健康不仅可以提高劳动效率、延长工作年限等，而且疾病的减少可以节约卫生资源，为社会创造和积累更多的财富。

经济发展对健康的不良影响主要表现为对环境的污染和破坏、生活方式的改变、现代病的发生等方面。例如，我国改革开放30年来，国民经济得到了高速增长，同时各类污染问题也非常严重。根据国家环境保护总局发布的《中国环境状况公报》称，目前全国有近40%的河水受到了严重污染，工业污水排放量每年达到300多亿吨，每年有200万人因为饮用含砷量很高的水而患病；专家指出，有些地区频频出现的"癌症村"都与饮用水污染高度相关。

（三）社会文化对健康的影响

社会文化包含的内容十分广泛，按其在社会中的作用可分成智能文化、思想文化和规范文化三类。智能文化主要包括生产知识、科学技术等，它是通过改变劳动条件来影响人的健康；思想文化主要包括思想意识、宗教信仰、观念形态等，它是通过精神生活和心理状态来影响人的健康；规范文化主要包括伦理道德、风俗习惯、文化教育等，它是通过改变生活方式与行为来影响人的健康。

社会文化对健康影响最直接、最容易量化的是文化教育。一般受教育程度及文化知识水平越高的人，其自觉运用卫生保健知识、选择良好生活方式的能力就越强，因而可以更好地预防疾病、促进健康。

三、社会环境对健康的间接影响

社会环境因素是以心理因素为中介，通过心理与躯体之间的相互作用对健康产生间接影响。在社会环境背景下，人们经常会遇到各种生活事件并产生相应的各种应激反应，持久和过度的心理压力必然导致亚健康的出现，并可进一步引发心身疾病。生活事件是指能够改变正常生活，对个体产生心理压力的社会性事件。能够对人体产生积极影响的称为正性生活事件，产生消极影响的称为负性生活事件。

（一）影响作用机制

心理因素是指运动、变化着的心理过程，它与社会环境因素密切相关，因此通常称之为社会心理因素。当社会环境因素被人体的感知觉纳入后，机体会处于紧张状态，通过神经系统、内分泌系统和免疫系统传送到中枢神经系统，经过大脑的调控，形成心理反射并产生心理反应与适应。如果超出机体的控制和适应能力，就可能造成持久、强烈的生理反应，引起内分泌系统功能紊乱、免疫功能下降，导致机体某些器官发生病变。

（二）社会环境中常见的生活事件

进入21世纪以来，经济全球化、一体化成为发展的时代潮流。伴随科技的飞速发展和经济的快速增长，各种竞争日趋激烈，人们在工作、学习、生活中感到压力越来越大，当遇到各种生活事件发生时，往往会给当事人造成过度的心理压力。以下列举常见的负性生活事件。

1. 学习压力

目前，学习压力已成为社会普遍问题。中小学生面临升学的学习压力；大学生面临择业的学习压力；而已工作的人们为了追赶社会飞速发展的步伐，也必须不断地学习、更新知识，终身学习已经成为了必然，同样面临学习压力。

2. 工作压力

当今各个行业竞争都非常激烈。单位对职工的综合素质要求越来越高，不但要有高学历，还要有一定的工作经验，因此求职难已经成了不争的事实。即便是在岗职工，在“考核-竞争上岗”的机制下，也有面临下岗的可能。特别是在私企和外企工作的白领阶层，前所未有的巨大工作压力正在威胁着他们的健康。有关调查表明，85%的白领人士担心失业，缺乏职业安全感，普遍存在着紧张、忧虑的心理情绪。

3. 就业压力

据统计，2010 年我国有大约 630 万应届大学毕业生面临就业问题，加上农村大量剩余劳动力和企业改革转型裁员下来的下岗职工，在这种社会环境背景下，就业形势非常严峻。

4. 恋爱婚姻与家庭问题

恋爱和婚姻是人生中的重大生活事件。恋爱成功，婚姻美满，可以引起心理活动张力增加，产生愉快的体验；相反，若失恋、离婚后不能正确处理与自拔，就会使情绪低落，容易诱发各种精神与躯体疾病。在家庭中，因子女教育问题、夫妻感情不和、家庭成员意外伤害等变故发生时，很容易造成大脑精神活动紊乱，情感活动异常，极易引发心身疾病。

5. 人际交往问题

工作中遇到矛盾和困难、上下级关系不和、受到歧视或冷落、被人误解等不良人际关系都会造成心理压力，这些是工作生活中常见的心理紧张刺激源。如果心理紧张持续存在，超过了人的心理压力承受限度，就会影响到心理健康，甚至引发躯体疾病。

6. 人口老龄化问题

我国已步入人口老龄化社会。人口老龄化表明国家的经济发展迅速，人民的生活水平提高，人的寿命正在延长；但同时也给个人和社会带来了沉重的医疗负担。老年人易患各种肿瘤、心脑血管病、老年痴呆等，给其家庭带来很重的心理压力和经济负担。

7. 社会医疗保险问题

医疗保险制度的建立和完善，一方面解除了劳动者的后顾之忧，促进生产发展；另一方面也保障了劳动者的身心健康。然而，一些私营企业为了追求利润，拒交、少交和拖欠保费的现象常有发生，员工的生命健康得不到根本保障。此外，推行农村新型合作医疗体系以来也暴露出不少问题，如贫困家庭及贫困县筹资压力大；医务人员配备不足，管理手段落后；医疗费用报销补偿标准差别较大，存在受益不公平现象；流动人口处于城乡医疗保障体系的“真空区”，无法获得应有的医疗保障权益等，这些也常常会给当事人造成严重的经济与心理负担，使病情加重。

（三）亚健康与心身疾病

各类负性生活事件会给人们的身心带来不良的心理压力，长期累积会使人呈亚健康状态，如不能及时调节则有可能引发心身疾病。

1. 亚健康

亚健康是介于健康者和疾病患者之间的一种部分生理功能下降的状态。亚健康是一种临界状态，现代医学将其分成两个阶段：其中，与健康紧紧相邻的称为轻度心身失调阶段，它常以疲劳、失眠、纳差、情绪不稳定等为主症，但这些失调容易恢复，恢复后则与健康人完全一样。而这种失调若持续发展，可进入潜临床状态阶段，此阶段呈现出发展为某些疾病的高危倾向，其表现具有明显的多样化特点，可归纳为活力减退、反应能力减退和适应能力减退三个方面。造成亚健康的原因很多，与社会环境相关联的是社会心理因素，包括过度紧张、压力过大，不良的精神和心理因素刺激等。

2. 心身疾病

心身疾病是指由于社会心理因素的刺激引起的持久性生理功能紊乱，并导致器质性疾病。正常人的机体对社会心理因素的刺激都具有一定的耐受与调节能力，但如果刺激太强或过久，超出机体耐受能力，通常就会引发疾病。常见心身疾病主要有：原发性高血压、支气管哮喘、消化性溃疡、溃疡性结肠炎、甲状腺功能亢进、神经性皮炎、类风湿性关节炎等。

四、心理调节与养生

心理紧张是人适应环境的一种正常反应，如果强度过大、时间过久易造成心理失衡及神经活动功能失调，引发亚健康与心身疾病。因此，及时进行心理调节，对避免长期处于心理失衡和（或）神经活动功能失调状态是非常必要的。通过不断调节心理，保持与周围环境的和谐统一是缓解亚健康、预防心身疾病发生的有效途径。

心理调节是对失衡的心理再平衡的调整过程。通过正确认识和评价自我所处的环境，理智接受非自我能力所能改变的现实，尽力消除那些不愉快的心理刺激和生活事件，并使情绪积极而稳定，从而良好地适应环境，这是健康养生所追求的目标。进行心理调节常用的方法如下。

1. 树立自信心，通过自我暗示，相信自己的能力。

2. 学会善待他人，融洽人际关系。

3. 积极进行自我放松，通过闭目遐想，使自己产生宁静、愉悦的感觉。

4. 运动调节，有节律的运动可以把焦虑和抑郁等负性能量释放出来。

另外，我国古代养生家们很早就了解社会心理因素对健康的影响作用。认为内伤七情（喜、怒、忧、思、悲、恐、惊）是致病的因子，并提出“恬淡虚无”、“精神内守”的养生主张。实施养生的具体方法包括清静养神、立志养德、开朗乐观、调畅情志、心理平衡等，详细方法见本书第七章。

复习思考题

1. 人类与环境具有什么样的关系？
2. 环境污染影响人体健康主要有哪些特点与表现形式？
3. 结合自己的体会谈一谈如何顺应自然进行养生。
4. 适宜养生的自然环境应具备哪些条件？
5. 健康住宅对环境有什么要求？
6. 如何营造适宜养生的居住环境？
7. 什么是亚健康和心身疾病？结合自己的学习体会谈一谈如何预防亚健康和养生。

主要参考文献

1. 刘占文，马烈光. 中医养生学. 北京：人民卫生出版社，2007.

2. 孙贵范. 预防医学. 北京：人民卫生出版社，2005.

3. 王健，马军，王翔. 健康教育学. 北京：高等教育出版社，2006.

4. 贾振邦. 环境与健康. 北京：北京大学出版社，2008.

5. 石碧清，赵育，阎振华. 环境污染与人体健康. 北京：中国环境科学出版社，2007.

6. 张清华，罗伟凡. 环境与养生. 北京：中国社会出版社，2008.

7. 刘克玲. 四季养生保健全书. 北京：北京出版社，2008.

（谭英杰）

第五章 起居与养生

【本章提要】

起居，主要是指作息，起居调摄主要指对日常生活中各个方面进行科学安排及采取一系列健身措施，以达到祛病强身、益寿延年的目的。本章主要介绍起居与劳逸、服装和睡眠生活作息的保健措施。重点讨论现代生活方式与文明病的发生与预防。

【学习目标】

1. 了解传统“起居有常，不妄作劳”的基本内涵与规律。

2. 掌握起居的基本内容，并有效地按照科学的起居生活方式规律地安排生活。

3. 了解人体生物规律和子午流注现象，掌握科学的生活起居。

4. 根据现代文明与现代生活方式的特点，掌握不妄作劳、劳逸适度的基本内容，预防生活方式病与心身疾病。

5. 掌握传统养生对睡眠生活的基本要求。

6. 根据睡眠理论原理，建立良好的睡眠生活和科学的睡眠观念。

中医学认为，人长寿的原因之一，就是“起居有常”。所谓起居，就是指人的睡卧行走、着衣覆被之类的日常活动。起居养生涉及起居有常、安卧有方、不妄劳作、居处适宜及衣着宜忌等内容。根据四时气候变化规律、昼夜节律，以及个体在年龄、性别、体质、生活习惯的不同，对日常生活中各个方面作出相应的具体安排，如合理作息，妥善处理工作、学习中的生活细节等。所以，科学地调理起居，对于健身、防病、延年益寿都有很重要的意义。

第一节 起居有常

起居有常指日常作息的规律化。起居作息要符合自然界阳气消长的规律及人体的生理常规，其中最重要的是昼夜节律，否则，会引起早衰与损寿。合理地安排起居作息，妥善处理生活细节，保持良好习惯，建立符合自身生物节律的活动规律，以保证身心健康、延年益寿的方法，谓之生活起居养生法，又称起居调摄法。

古代养生家认为，人们的寿命长短与能否合理安排起居作息有着密切的关系。《素问·上古天真论》说："饮食有节，起居有常，不妄作劳，故能形与神俱，而尽终其天年，度百岁乃去。"《灵枢·本神》说："智者之养生也，必顺四时而适寒暑，和喜怒而安居处，节阴阳而调刚柔，如是则僻邪不至，长生久视。"中医学主张积极的健康观，强调把人的身体和精神心理状态与生存环境的和谐适应，作为养生追求的首要任务。可见自古以来，我国人民就非常重视起居有常对人体的保健作用。

一、人体生物节律现象

人体存在一种决定人们睡眠和觉醒的生物钟，生物钟根据大脑的指令，调节全身各种器官以 24 小时为周期发挥作用。每个人都有一个生物钟，生物钟的运动直接影响到人的智力、体力和情绪的变化，正确掌握自己的生物钟，把握好自己智力、体力和情绪的最佳状态，将有助于工作、学习和健康。科学家研究证实，每个人从其诞生之日直至生命终结，体内都存在着多种自然节律，如体力、智力、情绪、血压、经期（女性）等，人们将这些自然节律称为生物节律或生命节奏。

人体生物钟即"PSI"周期，是体力（physical）、情绪（sensitive）、智力（intellectual）的缩写。人体生物钟显示，人在体力上存在从出生日算起以 23 天为一个循环周期的"体力盛衰周期"，情绪上存在以 28 天为一个循环周期的"情绪波动周期"，以及智力上存在以 33 天为一个循环周期的"智力强弱周期"；而且还能准确地指示每个人的"高潮期"、"临界期"、"低潮期"以及"高潮日"、"临界日"、"低谷日"。通过人体生物钟，人们就可以掌握自己的生物节律，科学合理地安排各种活动。

二、中医的子午流注

"子午流注"是中医圣贤们发现的一种人体经脉规律。即每日的 12 个时辰对应人体的 12 条经脉，随着时辰的变化，不同的经脉在不同的时辰也有兴有衰。

中医理论主张天人合一，认为人是大自然的组成部分，人的生活习惯应该符合自然规律。把人的脏腑与 12 个时辰中的兴衰联系起来看，环环相扣，十分有序。

中医中非常重要的"子午流注"源于《内经》，其说明了经络之气的流向。以下是子午流注表概要说明。

(1) 卯时(5 时至 7 时) 此时大肠经旺,有利于排泄。

(2) 辰时(7 时至 9 时) 此时胃经旺,有利于消化。

(3) 巳时(9 时至 11 时) 此时脾经旺,有利于吸收营养,生血。

(4) 午时(11 时至 13 时) 此时心经旺,有利于周身血液循环,心火生胃土,有利于消化。

(5) 未时(13 时至 15 时) 此时小肠经旺,有利于吸收营养。

(6) 申时(15 时至 17 时) 此时膀胱经旺,有利于泻掉小肠下注的水液及周身的"火气"。

(7) 酉时(17 时至 19 时) 此时肾经旺,有利于贮藏一日的脏腑之精华。

(8) 戌时(19 时至 21 时) 此时心包经旺,再一次增强心的力量,心火生胃土,有利于消化。

(9) 亥时(21 时至 23 时) 此时三焦通百脉,人进入睡眠,百脉休养生息。

(10) 子时(23 时至 1 时) 此时胆经旺,胆汁推陈出新。

(11) 丑时(1 时至 3 时) 此时肝经旺,肝血推陈出新。

(12) 寅时(3 时至 5 时) 此时肺经旺,将肝贮藏的新鲜血液输送百脉,迎接新的一天到来。

三、按照生物规律养生

(一) 生物规律

人体的生物规律称生物钟。人是大自然的产物,人体的生物规律与自然的规律有着内在联系。生物钟的正常运转是人体健康、长寿、益智的保证。生物养生的特点是采取综合措施养生。譬如,"木桶养生论"的观点认为:即木桶是由几块木板箍成的,它的盛水量是由好几块木板共同决定的。若其中的一块木板很短,则此木桶的盛水量即由此块木板决定。其他的木板再长也没有用。这块短木板就成了木桶盛量的限制因素,只有加长这块木板,才能加大木桶的盛水量。

养生保健也是如此,要采取全面措施和"补短措施"。有规律的周期性变化是宇宙间的普遍现象,从天体运行到人体生命活动,都有内在规律或节律。现代医学已证实,人的生命活动都遵循着一定周期或节律而展开。如体力、情绪和智力的节律周期分别为 23、28 和 33 天,每个周期又分为旺盛和衰退两个阶段。人的体温总是凌晨 2—6 时最低,下午 2—8 时最高。脉搏和呼吸是清晨最慢,白天较快。血压也是白天高,夜间低。

(二) 生物钟养生措施

生物钟养生要采取三大措施:一是顺应生物钟,减少生物钟磨损,保证生物钟"准点"。生物钟"准点"是长期健康的基础。其次是保养生物钟,生物钟难免错点,不能等到出了问题时才注意,而要经常保养,进行健康充电。再者是"维修”生物钟，生物钟“错点”已表现出来，但还不严重、还未出现疾病时，即需要维修，以免继续发展。

顺应生物钟、保养生物钟、维修生物钟称为“康寿三诀”。因为，规律的生活作息能使大脑皮质在机体内的调节活动形成有节律的条件反射系统，这是健康长寿的必要条件。培养规律生活习惯的最好措施是主动安排合理的生活作息制度，做到每日定时睡眠、起床、用餐、工作学习、锻炼身体、排大便以及定期洗澡等。把生活安排得井井有条，使自已能够生机勃勃，精神饱满地工作、学习。这样，对健康长寿是大有益处的。

（三）最佳生物时间

大量临床观察及实验研究证明，人的生活、生存、活动是有周期性、节律性规律的。科学家们自从发现了人体生物钟的奥秘之后，又研究发现了如何顺应人体内部规律的生物钟养生法（供参考）。

（1）最佳起床时间　早晨5—6时是人体生物钟的“高潮”，体温升高，此时起床会精神抖擞。冬季后延1小时。

（2）最佳饮水时间　起床后饮水既可补充一夜消耗的水分，又可稀释血液，有洗涤胃肠、防止血栓形成的作用。上午10时、下午3时左右饮水可补充因工作流汗和排尿所散失的水分，防止人体酸性化；餐前1小时喝一杯水，有助于消化液分泌，促进饮食；睡前饮水，可冲淡血液，使循环通畅。

（3）最佳用脑时间　上午8时大脑具有严谨的周密的思考能力，上午10时精力充沛，下午2时反应最敏感，晚上8时记忆力最强。

（4）最佳工作时间　上午10时至下午3时工作效率最高。一般而言，上午适于脑力劳动，下午适于体力劳动。

（5）最佳午休时间　人脑的活动能力在下午1时左右为低落，故此时午睡最为适宜。

（6）最佳锻炼时间　如果晨练，夏秋季早晨5—6时，空气清新，气候凉爽，是锻炼的良好时机。平时上午9时、下午4时以后，做健身操对健康有益，因为此时肌肉温度高，黏滞性最小，关节最灵活。

（7）最佳减肥时间　饭后45分钟左右，以每小时4.8 km的速度散步20分钟，热量消耗最快，有利于减轻体重。

（8）最佳睡眠时间　人体生物钟在晚上10—11时出现一次“低潮”。因此，睡眠的最佳时间应是晚上10时左右。

参照以上人体生物钟规律，养成生活习惯，按时起床、按时用餐、按时学习或劳作、按时睡眠，养成按时作息的习惯，是提高生命质量的重要因素，长期坚持，大有裨益，但是不同年龄儿童与老年人应该酌情调整。

四、起居与作息

清代名医张隐庵称:“起居有常,养其神也”。人们起居有常、作息合理,主要作用就是能够保养人的精神,使人精力充沛、面色红润、目光炯炯、神采奕奕;而长期的起居无常、作息失度,就会使人精神萎靡、面色萎黄、目光呆滞无神。

(一) 一年的起居有常

《内经》称“春三月……夜卧早起;夏三月……夜卧早起;秋三月……早卧早起;冬三月……早卧晚起”。意思是说,四季的作息时间应有所不同,“春夏养阳”宜晚卧早起,而“秋冬养阴”则应“早卧早起”或“早卧晚起”。一年四季具有春温、夏热、秋凉、冬寒的特点,生物体也相应具有春生、夏长、秋收、冬藏的变化。人体在四季气候条件下生活,也应顺应自然界的变化而适当调节自己的起居规律。根据个人具体情况对作息时间适当调整,按照春、夏、秋、冬四季变化的规律对起居和日常生活进行适当的调整。

(二) 一日的起居有常

现代医学研究证实,人体内的生物钟与自然界的昼夜规律相符,按照体内生物钟的规律作息,有利于机体的健康。中医认为,一日之内随着昼夜晨昏阴阳消长的变化,人体的阴阳气血也进行相应的调节而与之相适应。人体的阳气在白天运行于外,推动着人体的脏腑组织器官进行各种功能活动,所以白天是学习或工作的最佳时机;夜晚人体的阳气内敛而趋向于里,则有利于机体休息以便恢复精力。所以,人体应按照“日出而作,日落而息”的原则安排每天的作息时间。此外,在每日起居养生中,还应注意要长期坚持“冷面、温齿、热足”的保健方法。

1. 冷面

冷面即用冷水(水温 20℃左右)洗脸。一般情况下,在春、夏、秋季从水龙头流出来的自来水基本上就是 20℃左右的冷水,可以直接用来洗脸。

2. 温齿

温齿即用温水(水温 35℃左右)刷牙和漱口。有研究资料表明,用温水刷牙有利于牙齿的健康;反之,长期用凉水刷牙,就会出现牙龈萎缩、牙齿松动脱落的现象。因为,人体口腔内的温度是恒定的,牙齿和牙龈在 35℃左右温度下才能进行正常的新陈代谢。如果刷牙或漱口时不注意水温,经常给牙齿和牙龈以骤冷骤热的刺激,则可能导致牙齿和牙龈出现各种疾病,使牙齿寿命缩短。特别是在冬季气候寒冷的时候,刷牙漱口时更要注意用温水。

3. 热足

热足指每晚在临睡前用热水(水温在 45～50℃)洗脚或泡脚。从中医学讲,双足是人体阳经和阴经的交接地点,有诸多穴位,对全身的气血运行起重要作用。热足可以促进人体的气血运行,并有舒筋活络、颐养五脏六腑的作用。从现代医学讲，足部为肢体的末端，又处于人体的最低位置，离心脏最远，血液循环较差。应用热水泡脚、洗脚，可以促进全身血液循环，从而达到增强机体各个器官的生理功能和消除疲劳的目的。

（三）适时起居

1. 起床前的养生

我们每日早晨起床之前，坚持做几个简单易行的动作，不但有助于使全天的精力充沛，提高工作效率，而且有利于增强身体素质，促进身心健康和延年益寿。

（1）搓脸　先用双手中指同时揉擦两个鼻孔旁的“迎香”穴数次。然后上行搓到额头，再向两侧分开，沿两颊下行，搓到颊尖汇合。如此反复搓脸 20 次，有促进面部血液循环，增加面部肌肤抗风寒能力和醒脑、预防感冒之功。天长日久，还有减少面部皱纹、永葆青春容颜之益。

（2）转睛　运转眼珠，宜不急不躁地进行。可先左右、后上下，各转十多次眼珠。有提高视神经的灵活性、增强视力和减少眼疾之功。

（3）叩齿　轻闭嘴唇，上、下牙齿相互叩击 36 次，其间宜旋转舌头，以舌头舐动上颚数次。能促进口腔、牙齿、牙床和牙龈的血液循环，增强唾液的分泌，从而起到清除污垢，提高牙齿抗龋能力及咀嚼功能等作用。

（4）挺腹　平卧，伸直双腿，作腹式深呼吸。深吸气时，腹部有力地向上挺起，呼气时松下。反复挺腹十余次，可增强腹肌弹性和力量，预防腹壁肌肉松弛、脂肪积聚腹内，并有健壮胃肠消化吸收功能之益。

（5）提肛　聚精会神地提肛门十余次，有增强肛门括约肌力量，改善肛周血液循环，预防脱肛、痔疮之功。

（6）梳头　坐在床上，十指代梳。从前额梳到枕部，从两侧颞颥梳到头顶，反复指梳数十次。可改善头部发根的血液营养供应，减少脱发、白发，促进头发乌亮，并有醒脑爽神、降低血压之益。

（7）弹脑　坐在床上，两手掌心分别按紧两侧耳朵。用三指（食、中和无名指）轻轻弹击脑后部可听到“咚咚”声响，每晨弹三四下，有解疲劳、防头晕、强听力、治耳鸣的作用。

（8）猫身　趴在床上，撑开双手，伸直合拢双腿，翘起臀部，像猫拱起脊梁那样用力拱拱腰，再放下高翘的臀部，如此反复十几次，可锻炼腰背、四肢的肌肉和关节，促进全身气血流畅，并有防治腰酸背痛之益。

2. 饭后养生

（1）食后手摩腹　唐代大医学家孙思邈曾说：“中食后，以手摩腹，行一二百步，缓缓行。食毕摩腹，能除百病。”食后按摩腹部，既可促进胃肠蠕动和腹腔内血液循环，有益于增强胃肠功能，又可作为一种良性刺激，通过神经传入大脑，有益于中枢神经系统功能的调节和发挥，从而达到健身防病的目的。

具体做法:以掌心着腹,以脐部为中心,慢而轻柔地顺时针和逆时针按摩各20圈。

(2) 食后赏乐　古人说:“食后不可便怒,怒后不可便食。”柔和轻快的音乐,乃至赏心悦目的环境,都可以作为一种良性刺激通过中枢神经系统调节人体的消化吸收功能。因此,食后欣赏轻柔明快、美妙动人的乐曲,对人体大有裨益。

(3) 食后漱口　古代医学家张仲景指出:“食毕当漱,令齿不败而口香。”食后漱口,可保持口腔湿润和清洁、坚固牙齿,刺激舌上味蕾,增强味觉功能,还可有效地防治口腔及牙齿的疾病,有益于增进食欲和帮助消化吸收。

(四) 合理作息

1. 生活作息的保健作用

古代养生家认为,人们的寿命长短与能否合理安排起居作息有着密切的关系。人们若能起居有常、合理作息,就能保养神气,使人体精力充沛、生命力旺盛、面色红润光泽、目光炯炯、神采奕奕;反之,若起居无常,不能合乎自然规律和人体常度来安排作息,天长日久则神气衰败,就会出现精神萎靡、生命力衰退、面色无华、目光呆滞无神。

可见自古以来,我国人民就非常重视起居有常对人体的保健作用。

2. 生活作息失常的危害

《内经》告诫人们,如果“起居无节”,便将“半百而衰也”。就是说,在日常生活中,若起居作息毫无规律,恣意妄行,溺于声色,以酒为浆,以妄为常,就会引起早衰以致损伤寿命。现代研究认为,人体进入成熟期以后,随着年龄的不断增长,身体的形态、结构及其功能开始出现一系列退行性变化。例如适应能力减退、抵抗能力下降、发病率增加等,这些变化统称为老化。老化是一个比较漫长的过程,衰老多发生在老化过程的后期,是老化的结果。生理性衰老是生命过程的必然,但仍可通过养生延缓衰老;病理性衰老则可结合保健防病加以控制。有些人生活作息很不规律,夜卧晨起没有定时,贪图一时舒适,四体不勤,放纵淫欲,其结果必致加速老化和衰老,进而导致死亡。

葛洪在《抱朴子·极言》中指出:“定息失时,伤也。”生活规律被破坏,起居失调,则精神紊乱,脏腑功能受损,身体各组织器官都可发生疾病。只有建立合理的作息制度,休息、劳动、饮食、睡眠皆有规律,并持之以恒,才能增进健康,尽终天年。

五、服饰顺时适体

人类为适应自然界,除着衣覆被之外,还发明了许多夏季避暑、冬季取暖的方法。这些在人们日常生活中都是司空见惯的,却并不是都能正确运用,并常因运用不当而影响健康。为此,这里要特别指出夏季避暑不可贪凉,过食寒凉或用冷水洗澡或在阴凉处久睡，都可因损伤人体阳气或感受外界阴邪而引起疾病的发生；冬季因怕冷而取暖太过，会扰动阳气，生火化热。着衣覆被是人主动适应自然界、保护自身阳气的重要措施，但只有运用得当才能达到保健养生的目的。所以，要厚薄适当，调换适时。

（一）四季与着装

衣着服饰对人体健康的影响，主要是与衣服的宽紧、厚薄、质地、颜色等密切相关。古今养生学家认为，服装宜宽不宜紧，并提出："春穿纱，夏着绸，秋天穿呢绒，冬装是棉毛。"特别强调"春不忙减衣，秋不忙增衣"的春捂秋冻的养生措施。着装的原则既要顺应四时阴阳变化，又要舒适得体。

1. 保温性

纺织衣料的导热性越低，其热缘性和保暖性越好。麻纱类作为夏季衣料为宜，毛织品可制成冬装，氯纶、醋酯纤维和腈纶等导热性也较低，也是保温性良好的纺织材料。

2. 透气性

冬季外衣织物的透气性应较小，以保证衣服具有良好的防风性能，而起到保温作用。夏季衣料应具有较好的透气性，有利于体内散热。

3. 吸湿性和散湿性

夏天的衣服和冬装内衣，除了注意透气外，还要注意选择吸湿、散湿性能良好的纤维。这样有利于吸收汗液和蒸发湿气。

（二）皮肤与衣着

1. 色泽

衣料颜色不同，对热的吸收和反射的强度也不相同。衣服颜色越深，吸热性越强，反射性越差；颜色越淡，反射性越强，吸热性越差。夏天宜穿浅颜色服装，以反射辐射热；冬天宜穿深色衣服，以利吸收辐射热。另外，衣着的颜色对人的心情调节和陶冶也有直接关系。

2. 质地

内衣和夏装要选择轻而柔软的衣料，穿在身上有清爽的感觉。

（三）衣着宜忌

1. 忌紧身

紧身衣服都有程度不同的压迫肌肉、血管，不利气血运行、妨碍呼吸及运动等弊病。紧身衣透气性能差，容易由于汗液散发不畅而引起湿疹、腹股沟癣等皮肤疾病。对于处在生长发育阶段的少男少女来说，更不宜穿紧身衣服。

2. 出汗与脱衣、着衣的讲究

中医认为"大汗能易衣佳，或急洗亦好"，"湿衣不可久着，令人发疮及风痹，大小便不利"。因为大汗湿了衣服，衣服已失去了防风的作用，张开的汗毛孔最易受风侵袭而使关节受寒。所以大汗后最好是换上干净的衣服，如果能在换衣之前用温水擦洗一遍躯体就更好了。

3. 衣服质料与皮肤健康

目前许多衣服的质料是化纤产品，但有的人皮肤不适于化纤制品，会产生过敏反应，这样就需要更换为棉织品，特别是内衣内裤以棉织品为宜。

六、沐浴养生

人与水有着亲密的关系。从胚胎时期开始，胎儿就是在羊水中度过的。现代研究认为，沐浴时温热对皮肤感受器的刺激，可使身体的血液循环加速，皮肤血管扩张，促进排汗，消除疲劳，使人感到舒服，并容易入睡。

古代还相当注意一些特殊沐浴法。沐浴的药物具有中药的芳香味，其他如加用酒、醋、明矾、茶、橘皮、盐等，种类繁多。至于传说中的唐代杨贵妃以奶为浴，那是大大超过这里说的一般意义上的保健养生沐浴了。此外，古人也早就注意到温泉沐浴的保健意义，东汉张衡有《温泉赋》云："有病厉兮，温泉汩焉。"表明温泉可用来治病。明代李时珍则进一步指出温泉可疗"诸风筋骨挛缩及肌皮顽痹、手足不遂、无眉发、疥癣诸疾"。

总之，沐浴除了有一般的保健养生意义外，还有治疗包括皮肤病在内的多种病症的功能。如《太素经》就指出要经常擦面，因为头面为诸阳经所聚，五脏之精气皆上注头面，经常擦面可使面部气血流畅、光泽柔润。

（一）口腔洗漱保健

口腔的生理作用是帮助食物消化。食物要进入体内被人体消化吸收，口腔是食物"加工"的第一个场所。食物进入口腔后，由口腔分泌适量的唾液，用牙齿把食物嚼碎，使食物进入胃肠后能更好地消化，同时通过咀嚼，可反射性地引起胃液分泌增加，也有助于消化。据考证，早在1000多年前的辽代，就已有人用兽骨制成的牙刷刷牙了。而在《礼记》中就有关于清晨起床后首先要洗脸漱口的记载。

从口腔的作用可以看出，如果有口腔病变，或牙齿病变、脱落，必然影响食物的摄取和消化，从而使营养物质摄取不足，影响人体健康。因此可以说口腔保健实际上是具有更加广义的身体保健。特别是在普通感冒、流行性感冒高发期的冬春之季，更要做到勤漱口以保持口腔清洁和湿润。

（二）面宜常洗

面部是五脏精气外荣的地方，常洗面能促进局部气血流通，使五脏精气外荣。《礼记》还认为，晨起应先洗脸，饭后、午后、黄昏后都要洗；而且要养成习惯。

洗脸水水温适宜，因热能行气血，而不宜用冷水。但也要根据实际情况而定：夏天汗出较多，或油性皮肤者宜用温水，这样易使污垢油腻去除；秋冬用冷水，能增加面部耐寒能力、预防感冒。也有很多人一年四季坚持用冷水洗脸，有预防感冒、美容的作用。洗脸所用毛巾要柔软、清洁，要经常用香皂搓洗，特别是长期用冷水洗脸者更应如此。必要时可用开水烫洗。要根据皮肤特点选用香皂，不宜使用碱性过强的。洗完脸后，可用手沿面部肌肉纹理的走向轻轻按摩数分钟，可促进局部血流畅通。

（三）发宜勤洗

头皮的代谢是很旺盛的，头皮表面有很多代谢产物，如头屑、汗液、皮脂等，加上空气中灰尘的沉积，会产生很多污垢，如不及时清洗，可引起头皮疾病。

洗发所选用的洗发剂要根据头发的性质决定，要避免用洗衣粉、肥皂等碱性过强的洗涤剂。水温要适中，过热容易损伤头发，过冷则污垢不易除去。

（四）手足宜常洗

1. 常洗手

日常工作、事务很难离得开手，因而手就有接触到各种物品的机会，受污染的机会最多。勤洗手可及时冲洗掉致病微生物、油腻、污物，故饭前、便后洗手要大力提倡。洗手应以流水冲洗为最好，适当使用洗涤剂，对皮肤干燥者要少用或不用碱性洗涤剂。外出归来后洗手漱口也是预防普通感冒、流行性感冒的有效方法之一。

2. 勤泡脚

自古以来，人们就有“睡前一盆汤”的保健方法，这种方法其实就是指睡前用热水泡洗双脚。其具体方法是在睡前用温热水一盆或少半桶，双脚放入，边泡边洗，且用手不断摩擦双脚，每次 15～30 分钟。这能使足部血脉通畅，有助于消除疲劳，易于入睡。多数女性冬季容易手脚冰凉，睡前更应该注意泡洗脚部。泡洗脚时要注意水温要适度，过热恐发生烫伤，过冷则有不舒适感，难以起到作用。水量应以浸过双踝为宜，不可太少。

（五）浴身保健

浴身是人类讲究个人卫生的文明风俗。人体体表是机体抵抗外界各种刺激和致病因素的第一道防线。据测定，2.54 cm^2 的人体皮肤大约有 3200 万个细菌，全身皮肤上的细菌就更难以计数了。体表还有感觉、制造维生素 D，调节体温、排泄废物等多种功能，对人体健康有重要作用。

皮肤上的汗腺要排除汗液，皮脂腺排出油脂样物质，两者与灰尘混在一起，即形成污垢，致使细菌大量繁殖、汗腺口堵塞，可引起局部皮肤的不适和各种炎症。及时洗浴身体，可以去除污垢，促进新陈代谢和血液循环，恢复精神和体力。因此，了解常用的浴身方法及其宜忌，对防病治病、养生保健有重要意义。

1. 温(热)水浴

(1) 洗浴方法　温(热)水浴即将身体在盆中用温水或热水洗，或在池内泡，更多的则是在莲蓬头下淋浴。古人主张浴身的水温要适体，不可太热。水温太热，往往使人大汗淋漓，伤津耗气。洗浴时间不宜太长。如时间过长，会使全身体表血管扩张，心脑血流量减少，发生缺氧，引起大脑缺血，心脑血管疾病患者尤其要特别注意。温(热)水洗浴过于频繁，会使人毛孔开张，耗气伤津，故应有所节制。一般来说，春夏季节以及经常锻炼、体力劳动者可适当增加洗浴次数，一般一日一洗。

(2) 作用　古人认为，用温(热)水洗浴有洁肌肤、畅气血、调精神的作用。现代医学认为，温(热)水浴能提高神经系统兴奋性，促进血液循环，改善组织和器官的营养状态，并可减轻肌肉的紧张状况，使肌肉放松，有利于消除疲劳。

(3) 洗浴宜忌　洗浴时腠理开泄，因此无论什么季节都应注意避风；冬季洗浴应于密室中，谨防风寒。另外，饱餐后不宜立即洗浴，饥饿时也不宜洗浴。

2. 冷水浴

洗浴时室温不宜太低，以 18～22℃为宜。洗冷水浴的时间亦不宜过长，约几十秒到几分钟。睡前、酒后、空腹、剧烈运动后都不宜冷水浴。皮肤对冷水过敏者也不宜进行冷水浴。

(1) 洗浴方法　冷水浴一般应从夏季开始，长期坚持，不要间断。如果从冬季开始，则宜先局部、后全身，水温由高逐渐到低，持续时间由短到长。冷水浴应遵循循序渐进、长期坚持的原则。冷水浴一般可分为冷水浴面、擦身、浴足，冷水淋浴、浸浴，冬泳等几种。

(2) 作用　用冷水洗浴时，因为冷水的刺激可以使面部和鼻腔的血管收缩，冷水刺激后血管又反射性地进行扩张，一张一弛，既促进面部的血液循环、改善面部组织的营养供应，又可增强面部血管和皮肤的弹性，所以除能够预防疾病外，还有一定的美容作用。

(3) 洗浴宜忌　一般来说，冷水浴适宜于体质较强健者，对于体弱多病者是不适宜的。正在患有各种疾病的人一般也不宜进行冷水浴。

3. 温泉浴

温泉浴就是在适于洗浴的温泉水中洗浴。有条件者可采用此方法。

从现存的一些古代文献来看，古人早就知道用温泉水洗浴不仅可以去污治病，而且还可以保持健康、延年益寿。温泉水是一种来自地壳深层的地下水，不同于江河湖海等地表水，它含矿泉水的特殊压力和浮张力，含有对人体有益的矿物质成分的温泉水就可用来洗浴。它同热水浴一样，能增强人体血液循环，促进新陈代谢，提高皮肤的生理功能，同时，对感觉神经能起镇静止痛作用，以缓解肌肉紧张、帮助消除疲劳，使人感到温暖舒适。

温泉浴可治疗人体多个系统的疾病。其药物学作用根据温泉的水温和所含成分的不同而有所不同。现代一般将温泉分为单纯温泉、硫磺泉、碳酸泉、咸泉、食盐泉及放射性矿泉。温泉浴时，温泉中的化学物质，一方面直接作用于皮肤表面，另一方面，有些化学物质可透过皮肤进入体内而发挥各自的作用。

4. 药浴

药浴指在洗浴的水中加入药物煎液用以浴身或熏洗局部的方法。古人在长期的实践过程中认识到在浴水中加药物煎液可起到防病治病、保健强身的作用。药浴根据所加药物煎液的不同，其作用各不相同。

药浴首先对于体表皮肤的病变有治疗作用，如荨麻疹、皮肤瘙痒、风疹、肛门疾患。其次对于风湿性关节炎、慢性腰腿痛亦有明显治疗作用。

所煎药液的药物应由医生根据临床症状辨证用药。如皮肤湿疹可采用艾叶煎水洗浴；风寒湿痹证，宜祛风除湿、活络止痛，可用桑枝、桂枝、牛膝、独活、羌活、鸡血藤等；肛门部疾病，一般宜消肿止痛、收敛止血或祛风除湿、杀虫止痒，可选苦参、银花、蛇床子、黄柏、地肤子、五倍子、侧柏叶等。

5. 干浴

干浴是一种以手摩擦全身皮肤的健身方法。较常见方法是两手摩热，然后摩擦上肢，再从头至足，摩遍全身。还有一种较简单的方法，就是用毛刷子或柔软的干毛巾遍擦全身皮肤。干浴的作用是能疏通气血，健皮壮肌，调和荣卫，防病祛病。

干浴要循序渐进，开始阶段不要用力过猛，避免皮肤擦伤，并持之以恒，才能收到防病健体、延年益寿的效果。

第二节 不妄作劳

传统养生学认为“精、气、神”为人生之三宝，神为生命的主宰，能够反映人体的脏腑功能和体现生命的活力，故有“失神者死，得神者生”之说。《庄子·刻意》说：“形劳而不休则弊，精用而不已则劳，劳则竭。”劳役过度、精竭形弊是导致内伤虚损的重要原因。如《素问·宣明五气》说：“五劳所伤，久视伤血，久卧伤气，久坐伤肉，久立伤骨，久行伤筋。”过度劳倦与内伤密切相关。

古代养生家十分强调适当劳动对健康的重要性。华佗曾指出，人体应保持一定形式的运动、劳作，只是要注意不要过度。一定程度的劳动可使所进食物易于消化，气血流通。孙思邈也认为，人体应经常适度地劳动，这样就能减少疾病。说明合理、适度的体力、脑力劳动有利于通畅气血，活动筋骨，健脑安神，从而保持旺盛的精力和愉快的情绪，增强体质，减少疾病发生。所以要强调劳逸适度。

劳逸适度就是要防止过劳、过逸。过劳是指过度劳累，过逸则是指过度安逸。过劳或过逸都能导致人体生病。劳和逸之间具有一种相互对立、相互协调的辩证统一关系，二者都是人体的生理需要。人们在生活中，必须有劳有逸，既不能过劳，也不能过逸。孙思邈《备急千金要方·道林养性》说："养性之道，常欲小劳，但莫大疲及强所不能堪耳。"古人主张劳逸"中和"，有常有节。长期以来的实践证明，劳逸适度对人体养生保健起着重要作用。

一、调节气血运行

现代医学研究认为，合理的劳动对心血管、内分泌、神经、运动等各个系统都有好处。如劳动能促进血液循环、改善呼吸和消化功能、提高基础代谢率，兴奋大脑皮质对肌体各部的调节能力，调节精神。

二、勤脑益智

现代研究证明，一个人经常合理地用脑，不但不会加速衰老，反而有防止脑老化的功能。实验证明，在相同年龄组的人群中，经常用脑和不用脑的人相比，能够经常性合理用脑之人的脑萎缩少、空洞体积小。因而可得出结论，经常性合理用脑，可以预防衰老，增加智力。所谓"劳"，不光指体力劳动，还包括脑力劳动，科学用脑也是养生保健的重要方面。科学用脑，就是用脑的劳逸适度问题，它要求人们勤于用脑，注重训练脑的功能和开发其潜能，又要注重对脑的保养，防止疲劳作业。在实际生活中，许多人由于惰性的原因，往往容易犯"懒于动脑"的毛病。因此，应大力提倡善于用脑，劳而不倦，保持大脑常用不衰。

三、劳逸适度

（一）不妄过劳

过劳，即过度劳累，包括劳力过度、劳神过度和房劳过度。劳力过度如《内经》所言"久立伤骨"、"久行伤筋"等。现代生活的快节奏与信息时代生活方式、人类脑力劳动增多，使人们的体力活动减少。科学的体育活动和经常合理地从事一些体力劳动有利于活动筋骨，通畅气血，强健体魄，增强体质，能锻炼意志、增强毅力，从而保持生命活动的能力。

1. 久视伤血

古人认为，人体五脏的精华都注于目，而与目关系最密切的物质是血，目得血的滋养才能视物、辨物。五脏中与目关系最密切的是肝，肝脉系目，肝藏血，肝血滋养于目。

日常生活中，如果不懂用眼卫生，长时间看书熬夜，睡着或躺着看书，或迷恋电视、电子游戏机，会出现头目眩晕、视力急剧下降、两目干涩等情况。因此，青少年要特别注意用眼卫生，看一段时间的书后，要外出远望森林或绿色树叶几分钟,或做眼保健操,并注意养成这一习惯。老年人看书报或电视、电影等也应以1~2小时为宜,持续时间不宜过久。

2. 久卧伤气

睡眠是生活中十分重要的环节。适当的睡眠使人体得以休息,消除疲劳。古人认为,睡眠并不是睡得越久越好,过度的睡眠往往使气机运行迟缓、脏腑功能受损。有研究指出,每天睡眠超过12小时的人,其死亡率要比每晚睡七八个小时的人高80%。可见,过多睡眠对健康是非常有害的。

3. 久坐伤肉

久坐使气机郁滞,主要影响脾的功能。脾气郁滞,则运化功能迟缓,导致消化不良、消化液减少,出现肌肉瘦削无力、食少、腹胀、少气懒言等表现。

除久卧外,久坐、久视均与脑力劳动者关系密切,因而对脑力劳动者来说,一要注意用眼卫生;二要在伏案工作一段时间后做一些简单的运动,如俯卧撑、在房间内来回踱步等,都有利于消除长时伏案带来的劳损。

过度安逸同样容易致人发病。久卧、久坐又当属过逸的范围。古人认为,人不能过度安逸,过逸最易使人气机运行迟缓、气血运行不畅。形体上的安逸表现为长期不参加适当的体力劳动或体育锻炼,懒惰、贪图安逸,四体不勤,这样的人往往肌腠疏松,抵抗力下降,易感外邪;或筋骨脆弱,身体软弱无力,动辄气喘吁吁;或气血运行不畅,脾胃功能下降,表现为乏力、身体虚浮、食欲差。

脑力上的安逸表现为饱食终日,无所用心,这样往往加速了大脑的萎缩与衰老。实践证明,经常用脑,勤于思考,可以延缓大脑的衰老。古往今来,不少脑力劳动者年至古稀,仍然思维清晰、反应敏捷,就是明证。

总之,在人生过程中,绝对的“静”或绝对的“动”是不可能的,只有动静结合、劳逸适度,才能对人体保健真正起到作用。

(二) 常欲小劳

正确处理劳逸之间的关系,对于养生保健起着重要作用。不过,劳与逸的形式多种多样,并且劳与逸的概念又具有相对性,应当根据个人的具体情况合理安排。养生学家主张劳逸结合,互相协调。例如劳与逸穿插交替进行,或劳与逸互相包含,劳中有逸,逸中有劳,只有劳逸协调适度才会对人体有益。

1. 体力劳动要量力而行　应根据体力选择适当的内容,量力而行,注意轻重搭配进行,使自己的精力、体力、心理、卫生等得到充分恢复和发展。

2. 脑力劳动与体力活动相结合化　脑力劳动偏重于静,体力活动偏重于动。动以养形,静以养神,体脑结合,则动静兼修、形神共养。如脑力劳动者,可进行一些体育锻炼,使机体各部位得到充分有效的运动。

3. 家务劳动秩序化　操持家务是一项繁杂的劳动。主要包括清扫、洗晒、烹饪、缝补、尊老爱幼、教育子女等,只要安排得当,则能够杂而不乱,有条不紊,有劳有逸，既锻炼身体，又增添了精神享受，有利于健康长寿。反之，若家务劳动没有秩序，杂乱无章则形劳神疲，甚至造成早衰折寿。

4. 体育活动生活常规化 “运体以却病，体活则病离”。科学有效的体育活动，能增强机体的抵抗力和免疫能力。要加强户外活动和有氧运动，运动中要注意动静结合，寓静于动，既达到锻炼的目的，又得到娱乐的效果，不仅使人体消除疲劳、精力充沛，而且使生活充满乐趣。

5. 休息保养多样化 要做到劳逸结合，就要注意多样化的休息方式。休息可分为静式休息和动式休息，静式休息主要是指睡眠，动式休息主要是指人体活动，可根据不同爱好自行选择不同形式。如听相声、听音乐、聊天、看戏、下棋、散步、观景、钓鱼、赋诗、作画、打太极拳等。

第三节 生活方式与疾病

一、生活方式与现代生活

健康的生命首先取决于自己。世界卫生组织（WHO）曾向世界宣布，个人的健康和寿命60%取决于自己，15%取决于遗传，10%取决于社会因素，8%取决于医疗条件，7%取决于气候影响。在个人因素中，生活方式是主要因素。

（一）生活方式的概念

1. 生活方式

生活方式指人们在某种价值观念的指导下各种生活活动的形式，它包括人们的物质生活、精神生活、政治生活和社会生活。生活活动指人们的行为，即在一定的空间与时间中，人们为了达到一定的目的，利用可以取得的物质条件和社会条件而采取的种种行动（包括为了与别人配合行动而必不可少的语言）。因此，生活方式是个人或群体在生产实践活动过程中，长期共同在特定生活环境中形成的全部活动模式。

生活方式是社会整体结构及其运行状况具体而生动的反映形式，对它的研究有助于人们了解社会运行的规律。生活方式自人猿揖别后就始终伴随人类，成为人类活动的一项重要内容和形式。由于生活方式是一个内容丰富、层次复杂、形式多样、内在联系密切的领域，因此，是社会科学研究的重要范畴。生活方式又可以分为劳动生活方式、学习生活方式、家庭生活方式、消费生活方式和闲暇生活方式等类别。

2. 生活方式病

由于人们衣、食、住、行、娱等日常生活中的不良行为，以及社会的、经济的、精神的、文化的各个方面的不良因素导致躯体或心理的疾病，称为生活方式病。

当今社会，与生活方式密切相关的疾病已构成了威胁人们健康的主要问题。在以农业型生产为主的国家和社会里，生产力水平低，物质生活极贫乏，人们的健康主要受传染病、寄生虫病和营养缺乏症等疾病的危害；而在以工业型生产为主的国家和社会，生产力水平高，物质生活富裕，人们的健康则主要受心血管疾病、恶性肿瘤、营养过剩和遗传性疾病等疾病的威胁。这就是“穷有穷病，富有富病”。在这两类不同条件下，疾病的发生虽然受各种因素的影响，但有一个共同的因素就是与人们缺乏必要的卫生保健知识以及不健康、不科学的生活方式有很大关系。根据世界卫生组织的估计，发达国家75%的成年人处于患一种以上非传染病的危险之中。而发展中国家既有传染病的威胁，又有“人为疾病”即非传染病的蔓延，这是源于生活方式的选择，主要是由于食物太咸、脂肪过多、缺乏锻炼和污浊的空气引起。

3. 不良生活方式

不良生活方式主要包括：①缺乏体育锻炼。②有病不求医。③缺乏主动体检。④不吃早餐。⑤与家人缺少交流。⑥长时间处在空调环境中。⑦常坐不动。⑧不能保证睡眠时间。⑨面对电脑过久。⑩三餐饮食无规律。

（二）现代生活方式病的主要表现

1. 由于心理情绪紧张刺激增加、饮食营养结构不合理、环境污染、吸烟饮酒的人增多等多方面的因素，导致心血管病、脑血管病、糖尿病、恶性肿瘤等疾病发病率增高，成为早亡、致残的重要原因。

2. 由于现代生活节奏加快，时空观念、竞争观念增强，独生子女及离退休职工增多，生活中紧张刺激增加，心理因素和情绪反应已成为一个重要的致病因素，引起了一些心理情绪反应性疾病，如临考紧张综合征、离退休生活不适应、情绪性腹泻等。

3. 由于缺乏美容化妆的卫生知识，接触性皮炎、染发剂过敏性皮炎、戴耳环引起的感染等发病率在女青年中明显增加。

4. 现代穿着引起的高跟鞋病、隐形眼镜角膜炎、太阳眼镜病等在男女青年中较常见。

5. 养鸟、养猫、养狗等宠物导致动物传染的疾病增多，尤其是狂犬病已在许多地区呈散发性流行。

6. 吸烟人数大增，已成为肺癌、心脑血管病的重要因素；酒精中毒经常发生。

7. 在脑力劳动者中间，由于久坐，用眼、用脑、写字多等，造成脑力疲劳、视力疲乏、颈腰椎疾病、鼠标肘等比较常见。

二、生活方式与心身疾病

心身疾病又称心理生理障碍，是指一组与心理因素密切相关，但具有躯体症状和表现的疾病，并伴有肯定的病理生理和病理形态学的变化。心身疾病在病因学上重视心理社会因素在疾病产生和变化中的作用，认为“即使是单纯的生物理化因素引起的疾病在其发展过程中也有心身因素的参与”。

随着社会环境的改变、疾病谱的改变以及对复杂疾病的深入研究，心身医学和心身疾病的研究也越来越受到重视。

（一）中医认识心身疾病的理论基础

中医认识心身疾病的理论基础，源于《内经》的“形神合一”论、“天人合一”论、“脏腑相关”论、“阴阳五行”学说。《内经》指出：“人之生也，有刚有柔，有弱有强，有短有长，有阴有阳。”因此，中医对人体心理生理的解释具有阴阳刚柔对立统一的特点。中医学中虽然没有心理学一词，却有着极为丰富的中医心理学思想和实践经验。中医学重视心理社会因素对人的健康和疾病所起的作用。特别是在心身疾病的发生、发展和预后中，认为心理社会因素和生理因素一样都是导致疾病的重要原因。故两千多年来创造、发展的多种中医心理治疗方法，既有效地指导着临床实践，也丰富了中医学体系，成为中医理论的一个组成部分。

（二）心身疾病的分类

心身疾病是由心理因素为主引起的躯体疾病，不包括精神疾病。中医对于心身疾病病因的认识是因郁致病，即因七情因素引起的脏腑疾病。依据中西医相关理论，并结合大量临床实践和国内外资料，心身疾病可分为：

1. 消化系统心身疾病　包括胃和十二指肠溃疡（胃痛）、慢性胃炎（胃痞）、胃神经症（胃胀）、溃疡性结肠（泄泻、痢疾）、肠神经症（泄泻）、习惯性便秘（便秘）、慢性肝炎（胁痛）、慢性胆囊炎（胆胀）、慢性胰腺炎（腹痛）、食管神经症（梅核气）等。

2. 心血管系统心身疾病　包括原发性高血压病（眩晕）、原发性低血压病（眩晕）、冠状动脉粥样硬化性心脏病（简称冠心病，胸痹）、心律失常（心悸）、心脏神经症（胸痹）、雷诺症（厥证）、β-受体高敏症（心悸）、心因性晕厥（厥证）等。

3. 呼吸系统心身疾病　包括支气管哮喘（哮喘）、过度换气综合征（喘证）、神经性咳嗽（干咳）等。

4. 神经系统心身疾病　包括脑卒中（中风）、癫痫（痫证）、血管神经性头痛（头痛）、紧张性头痛（头痛）等。

5. 内分泌系统心身疾病　包括糖尿病（消渴）、甲状腺功能亢进（瘿病）、肥胖症（痰病）、尿崩症（消渴）、心因性烦渴等。

6. 泌尿生殖系统心身疾病　包括前列腺炎（白浊）、过敏性膀胱炎（淋证）、尿道综合征（淋证）、原发性性功能障碍（阳痿、早泄）等。

7. 骨骼肌肉系统心身疾病　包括类风湿性关节炎（痹证）、全身肌肉痛（痹证）、书写痉挛（震颤）、局部性肌痉挛（震颤）等。

8. 外科系统心身疾病　包括腹部手术不适综合征（腹痛）、肠粘连症（便秘）等。

9. 妇产科心身疾病　包括痛经、闭经、月经不调（月经先期、后期、先后不定）、功能性子宫出血（崩漏）、更年期综合征（绝经期前后诸症）、不孕症等。

10. 儿科心身疾病　包括神经性厌食症、遗尿症、腹痛、头痛等。

11. 皮肤科心身疾病　包括湿疹（湿毒疮）、牛皮癣、痤疮（粉刺）、斑秃（油风）、慢性荨麻疹（风疹块）、多汗症（汗证）、皮肤瘙痒症（风瘙痒）等。

12. 眼科心身疾病　包括原发性青光眼（五风内障）、中心性视网膜炎（视惑）、飞蚊症（云雾移睛）、白内障（圆翳内障）、眼癔症（暴盲）等。

13. 耳鼻喉科心身疾病　包括心因性耳聋（耳聋）、梅尼埃症（眩晕）、失音（喉喑）、过敏性鼻炎（鼻鼽）等。

14. 口腔科心身疾病　包括口臭、口腔溃疡（口疮）、特发性舌痛（舌痛）、心因性牙痛（牙痛）等。

15. 肿瘤科心身疾病　包括胃癌（积聚）、肝癌（胁痛）、肠癌（便血）、食管癌（噎嗝）等。

（三）中医对心身疾病的认识

1. 关于病因的认识

《内经》的“正、邪”学说与现代医学对心身疾病的认识一致，包括了心理、社会、生物、生活方式、行为等诸种应激因素。调查内因，可以找出心理素质和生理素质的虚弱所在，即正气虚的表现；调查外因，则可找出心理、社会、生物行为诸种致病因素，即邪气实的表现。对于病机认识，根据国内外资料和在临床中的实践，其病位主要在肝，波及心、脾、肺，日久及肾。初期多为肝脾同病、肝心同病、肝肺同病；后期多为肝肾阴虚或肝脾肾阳虚；末期阴竭、阳亡，阴阳离绝而终。病性为刚柔不能相济，而致疏泄失职、气滞血瘀、痰阻湿困或气逆化火、火热伤阴、升降失司；日久由实转虚，脾虚肝郁或肾虚肝旺，极少纯虚证。心身疾病经过及时合理的治疗，多有较好的疗效，但容易因情志因素复发。少数患者因治疗不当，可由实转虚，最后阴亡或阳亡而终。另有少数患者可因剧烈的情志刺激，气血暴逆或气血暴脱，精去神亡。

2. 中医在心身医学中的地位

早在十余年前，国际心身医学会权威人士就指出：“世界心身医学要向中国中医寻找智慧”，充分肯定了中医学在心身医学中的重要作用。随着疾病谱和医学模式的转变，21世纪疾病的重点是由心理、社会、行为等因素引起的心理生理性疾病，即心身疾病。近年来到中医院就诊的患者中，70％左右是心身疾病。从这一点来说，中医将随着心身医学的发展而有着广阔的前景。

（四）中医对心身疾病的防治

古往今来，健康长寿是人类美好的愿望。中医最早的经典著作《内经》就提出了“治未病”的概念，至今对预防疾病有着重要意义。

1. 协调阴阳，和谐天人关系

人类健康根植于生态健康，生态健康就要求人们维护人和自然的协调与和谐，这是古今人们追求的崇高目标。人类要获得健康必须做到两点：一是要求人们顺应自然，二是要求维护、优化生态环境。前者早在《内经》就提出“法于阴阳，和于术数”，“春夏养阳，秋冬养阴”，“虚邪贼风，避之有时”，“顺四时而适寒暑”等，旨在维护人与自然的阴阳协调。后者则是当前世界共同关注的热点。《世界科学家对人类的警告》一书中指出：“人类和自然正走上一条相互抵触的道路。”科学技术高度发达，虽然可以给人们造福，但对自然界过量的开发和破坏，造成资源的浪费、环境的污染，不仅破坏了自然界的和谐，而且破坏了人与自然的和谐，这些已经严重地威胁着人类自身的生存环境。在我国，近年来把生态文明作为全面建设小康社会的重要目标，其意义深远。

2. 形神兼养，调节心身关系

形、神是生命的基本要素，因此养生必须形神兼养，以协调心身关系为宗旨。养形，就是摄养人体的内脏、肢体、五官九窍及精、气血、津液等。方法是调饮食、节劳逸、慎起居、适寒温、动筋骨等。养神，指调摄人的精神情志活动。方法是御精神、收魂魄、和喜怒、调情志等。总的原则是“形宜动，神宜静”，静则恬淡无为，动则顺乎天然，乃为养生之道。

3. 仁者寿，以德怡养心身

中国传统养生中十分注重“以德立身”，“养生必先养性”，这里的“性”是指品德、禀性。孔子说：“欲修其身者，先正其心”，“仁者寿，智者乐”。孟子则指出：“爱人者，人恒爱之；敬人者，人恒敬之。”养生以修德为首务，修德以修心为中心。培养高尚的道德情操，不断完善人格，也是心理健康的重要标志。

4. 动而中节，养生贵在适度

《素问·上古天真论》说：“上古之人，其知道者，法于阴阳，和于术数，食饮有节，起居有常，不妄作劳，故能形与神俱，而终其天年，度百岁乃去；今时之人不然也，以酒为浆，以妄为常，醉以入房，以欲竭其精，以耗散其真，不知持满，不时御神，务快其心，逆于生乐，起居无节，故半百而衰也。”强调应起居有常，不妄作劳，不竭精气（就是房事适度）；《论语》曰：“惟酒无量不及乱”，就是饮酒之度；儒家所倡导的“中庸之道”，是指无过无不及，把握处理事物恰到好处。《内经》曾提出“生病起于过用”的观点。诸如饮食过饱、情志过用、劳逸过度等均可成为致病之因。裘沛然先生提出“养生贵在识度与守度”,可以认为是中庸之道在养生理论中的具体应用。

5. 道法自然,健康寓于自然之道

《老子》云:“人法地,地法天,天法道,道法自然。”对于养生来说,即以自然之道养自然之身。依据老子“道法自然”的理念,如果一定要探求健康长寿之道的奥秘,那么健康长寿之道法于自然而然。其实,人不必刻意地去追求健康长寿,重要的是珍惜生命的价值和意义。从容、淡定、坦然地面对生活,品味人生,乐天知命,诗意地活在真实的生命感受之中,那么你必将拥有和谐人生,健康长寿也会悄然地不期而至。

中医对心身疾病的治疗历来强调“先治其心,而后医其身”。可中西医结合治疗心身疾病,包括心理治疗、行为矫正治疗、情志辨证用药、饮食疗法、针灸疗法、推拿疗法、道家松静疗法和药枕浴足疗法等。

同时,心身疾病的护理对于患者的健康恢复特别重要,重点在于改善患者的情绪、消除其心理矛盾和冲突。

第四节 睡 眠 养 生

睡眠是生活中十分重要的环节。适当的睡眠使人体得以休息,消除疲劳。在人的一生中,大约有三分之一的时间是在睡眠中度过的,因而古代养生学家十分重视睡眠卫生。他们认为,根据阴阳变化的规律采取合理的睡眠方法和措施,保证充足而适当的睡眠时间,及时消除疲劳,保持旺盛的精力,是保健与摄生的重要方面。

古人认为,睡眠并不是睡得越久越好,过度的睡眠往往使气机运行迟缓、脏腑功能受损,过多睡眠对健康是非常有害的。

一、睡眠生理

(一) 什么是睡眠

睡眠是感官意识降低、自主活动丧失的一种生理状态,是一种周期性的状态。Stedman 把睡眠定义为“相对无意识、骨骼肌不活动、周期性重复的一种生理状态”。

根据对睡眠时脑电图及眼动、肌电、呼吸等生理参数的研究,发现上述生理参数随着睡眠的深度改变出现周期性变化,由此可将睡眠划分为不同的时期(睡眠期)。

1. 非快速眼动睡眠期

非快速眼动(nonrapid eye movement,NREM)睡眠期又称正相睡眠或慢波睡眠,正常睡眠首先由此期开始。随着睡眠由浅入深,脑电图上的波幅增高,频率变慢。眼动图上无眼球的同向快速运动。按照夜间多导睡眠脑电图的改变,NREM 期又可分成 4 期:Ⅰ期(思睡期):处于嗜睡状态,对周围注意力下降。介于觉醒和睡眠之间的昏昏欲睡期,持续数分钟。Ⅱ期(浅睡期):明确的入睡;唤醒阈值高于Ⅰ期,逐渐进入以后两期。Ⅲ期和Ⅳ期(深睡眠期):出现 δ 波,听刺激时顶尖波更易出现。此期常见睡眠纺锤,一般开始于中央部,然后扩展至额部及顶部,表现为低波幅 13～15 Hz 的规律性梭形波。这两期统称为慢波睡眠或 δ 睡眠。

2. 快速眼动睡眠期

快速眼动(rapid eye movement,REM)睡眠期又称同步化睡眠或异相睡眠。眼动图上出现两眼同向的快速协同运动,为该期的特征性表现。此期觉醒阈最高,一般的外界刺激不易唤醒。REM 睡眠期交感神经兴奋,表现为呼吸由深慢、均匀而变得浅快、不规则,脉搏、血压升高等。同时全身肌肉松弛,出现弥散而频繁的肌肉抽动,尤以面部和手部为多见。婴幼儿常见微笑、皱眉等睡相就是这个原因。多梦是本期的另一主要特征,该期被唤醒者绝大多数主诉是"正在做梦"。此期一般持续 20～30 分钟,之后又转入 NREM 睡眠。如此周而复始,约 90 分钟重复一次,构成一个完整的睡眠周期。梦境一般只发生在 REM 期,因此该期也称梦睡期,眼球同向快速协同活动越明显,梦境也越丰富。

正常睡眠过程从 80～100 min 的 NREM 睡眠(Ⅰ,Ⅱ,Ⅲ,Ⅳ期)开始,继之 15～20 min 的 REM 睡眠。

正常成人入睡后数分钟即进入 NREM 睡眠的Ⅰ、Ⅱ期,大多于入睡后 30～45 分钟进入Ⅲ、Ⅳ期。一般在入睡后 75～90 分钟进入 REM 睡眠,5～20 分钟后又逐渐进入 NREM Ⅰ、Ⅱ期,约 90 分钟后再次出现 REM 睡眠。夜间睡眠中第一次 REM 睡眠持续时间较短,一般仅 5～10 分钟,眼球运动、梦境及不规则呼吸的强度较弱。在随后的周期中 REM 睡眠的持续时间逐渐延长,上述生理活动的强度也逐渐增加,至最后的睡眠周期中 REM 睡眠可持续 30～60 分钟。全夜睡眠的周期数取决于睡眠的长短,一般每夜 4～6 个周期。在前几个周期中Ⅲ、Ⅳ期较长,后几个周期中 REM 期较长。在整个夜晚睡眠中,REM 期占 20%～25%;NREM 期占 75%～80%,其中Ⅰ期占 5%～10%,Ⅱ期占 50%,Ⅲ、Ⅳ期占 20%。此外有次数不等的短暂醒觉期,但晨起一般不能回忆。儿童Ⅲ、Ⅳ期较多,随着年龄的增长,Ⅲ、Ⅳ期逐渐减少,老年人一般没有Ⅳ期。在睡眠时间偏短的正常人中,NREM Ⅳ期与 REM 期所占比例较小。

(二)中医睡眠机制

按照《内经》睡眠理论,夜半子时为阴阳大会、水火交泰之际,称为"合阴",是一天中阴气最重的时候，也是进入最佳睡眠状态的时刻。其机制是：阴气盛则寐（入眠），阳气盛则寤（醒来）。所以夜晚应该在子时（23时至凌晨1时）以前上床，在子时进入最佳睡眠状态。阴主静，所以夜半应长眠。睡眠是平衡人体阴阳的重要手段，是最好的节能，也是最好的储备及充电，更是消除疲劳、走出亚健康的养生第一良方。

1. 睡眠的规则

21时到（次日）凌晨5时为有效睡眠时间。白天（5时到21时）活动产生能量，晚上（21时到凌晨5时）开始进行细胞分裂，把能量转化为新生的细胞，是人体细胞休养生息、推陈出新的时间，也是人随着地球旋转到背向太阳的一面。阴主静，是人睡眠的良辰，此时休息，才会有良好的身体和精神状态。人的睡眠也有质量好坏之分，关键就在于睡眠是否科学合理。健康的睡眠应遵循自然规律。

2. 卧具的选择

睡眠的好坏受多种因素影响，而卧具对于睡眠的质量则起着重要作用。选择卧具应注意以下几点。

(1) 选用吸水性强、柔软的棉布制作被里、褥面，不宜用化纤和丝织品。

(2) 被、褥的薄厚要根据气候、季节加以调整，不要一年四季都用一套被褥。

(3) 要勤晒被褥，避免细菌、真菌的生长。

(4) 床的选择要软硬适度，以利于保持脊椎基本上处于正常的生理状态，从而有利于身体疲劳的恢复。

二、睡眠的时间与质量

《内经》曰："阳气尽则卧，阴气尽则寤"，说明睡眠与醒寤是阴阳交替的结果。阴气盛则入眠，阳气旺则醒来，子时阴气最盛，阳气衰弱；午时阳气最盛，阴气衰弱。

(一) 子午觉

中医学认为，子时和午时都是阴阳交替之时，也是人体经气"合阴"与"合阳"的时候，睡好子午觉，有利于人体养阴、养阳。"子午"睡眠事半功倍。无论是"晚睡型"的人还是"早睡型"的人，都应该找准自己的生物钟，提高睡眠的效率。传统中医理论认为，子、午两个时辰是每天温差变化最大的时间，此时人体需要适当休息。

1. 子时休息，最能养阴，睡眠效果最好，而且睡眠质量最好，可以起到事半功倍的作用。这跟现代医学研究发现的人体需要在23时之前进入深睡眠状态理论不谋而合。子时也是中医的经脉运行到肝、胆的时间，养肝的时间应该熟睡。如果因熬夜而错过了这个时间的睡眠，肝、胆就得不到充分的休息，可表现为皮肤粗糙、黑斑、面色发黄等。

2. 午时“合阳”时间则要小寐，休息 30 分钟左右即可，最多不要超过 1 小时。即使不能够睡觉，也应“入静”，使身体得以平衡过渡，提神醒脑、补充精力。我们来看个实例，居住在热带和地中海地区的人，比居住在北美和北欧的人患冠心病的概率要低，而前者恰恰就有午睡的习惯。美国太空总署的科学家研究发现，仅仅 24 分钟的午睡，就能够有效地改善驾驶员的注意力与表现。

（二）安卧有方

起居有常指日常作息时间的规律化。起居作息要符合自然界阳气消长的规律及人体的生理常规，其中最重要的是昼夜节律，否则，会引起早衰与损寿。

睡眠是人的一种生理需要。人在睡眠状态下，身体各组织器官大多处于休整状态，气血主要灌注于心、肝、脾、肺、肾五脏，使其得到补充和修复。安卧有方就可以保证人的高质量睡眠，从而消除疲劳、恢复精力，有利于人体健康长寿。

1. 睡眠时间

正常人睡眠时间一般在每天 8 小时左右，体弱多病者应适当增加睡眠时间。

若要安卧有方，第一必须保证足够的睡眠。春夏秋冬各有规律。古代养生家认为，春夏宜养阳，秋冬宜养阴。因此，春季应“夜卧早起，广步于庭，被发缓形，以使志生”；夏季应“夜卧早起，无厌于日，使志无怒，使华成秀”；秋季应“早卧早起，与鸡俱兴，使志安宁，以缓秋刑”；冬季应“早卧晚起，必待日光，使志若伏若匿，若有私意，若已有得”。最好在日出前起床，不宜太晚。晚上睡觉最好是在 10 点半左右，早上起床应定时起床（不管是否为节假日）。正常人睡眠时间一般在每天 7～8 小时。

2. 睡眠方位

早在唐代，养生家孙思邈就在《千金要方》一书中说：“凡人卧，应讲究春夏向东，秋冬向西。”并强调：“首勿北卧，勿安床。”清代养生家曹庭栋在《老恒言》一书中说：“寝恒东首，谓顺生气而卧也，头勿北卧，谓避阴气”。这也就指出了人在睡眠时，床位的摆放对养生起着不可忽视的作用。

睡眠方位以“东西向为好”的理论根据何来？原来，中医依据“天人合一”的整体观指出，头为“诸阳之会”、“诸阳之巅”，是人体的最上方。它的朝向，在坐卧朝天时不存在方向问题，而睡卧时则有东西南北之分。中医同时也以“阴阳八卦”的哲学理论得出，春夏属阳，是东方主生发之气，故春夏季节宜向东而卧；而秋冬属阴，西方有收敛、闭藏之气，此时则宜向西而卧。

现代科学也认为，地球是个大磁场，其磁极为南北向，正所谓“南极”和“北极”。同时，人体本身也是一个带有磁性的小磁场。而地球这个大磁场，无时无刻不在对人体这个小磁场产生同性相斥、异性相吸的影响。从近年来国外和国内医学界对睡眠方位的调查来看，人体卧位朝向如果与南北磁极相顺，即头朝北或头朝南时，健康均会受到一定的影响。医学界在针对脑血栓病的调查中发现，睡眠方位为头北脚南方向而睡的老人，其发病率要高于其他方位。青少年对此无反应者居多，而中老年特别是老年人对此问题却表现较为敏感，将近有60%的老人觉得南北向方位睡卧有失眠或睡眠后多梦、睡后倦累，少数还会感觉在睡眠中出现心慌气短等症状。但奇怪的是，当将床位调整为东西向或接近东西向时，上述症状便会有所好转。

由此，当您觉得睡眠不佳时，不妨把床铺的摆放方位问题考虑进去。因为床位摆放得是否合适，将直接影响着睡眠养生。上述观点，仅供养生者参考与探讨。

3. 睡眠姿势

正常的睡姿通常有三种，即俯卧、仰卧及侧卧。这三种当中，侧卧对身体有利，身睡如弓效果好，向右侧卧负担轻。因为向右侧卧，心脏位置较高，有利于心脏排血，并减轻心脏负担，同时，由于肝位于右侧较低，右侧卧可使肝获得较多供血，有利于促进新陈代谢。古谚也说："站如松，坐如钟，卧如弓"，"屈股侧卧益人气力"。研究表明，"睡如弓"能够恰到好处地减小地心对人体的作用力。注意双手避免放在心脏附近，避免因为噩梦而惊醒。

4. 睡眠时间段

无论是"夜猫子型"的人还是"早睡晚起型"的人，都应该找准自己的生物钟，提高睡眠休息的效率。传统中医理论认为，子、午两个时辰是每天温差变化最大的时间，这一段时间人体需要适当休息。

5. 睡眠环境

在卧室里应该尽量避免放置过多的电器，以确保人脑休息中不受太多电磁波的干扰。此外，也不要戴手表、假牙、手机和金银首饰等物品睡觉，以免影响身体的健康。

6. 睡眠卧具

要注意卧床宜软硬适宜，过硬，全身肌肉不能松弛而影响休息；过软，脊柱周围韧带和椎间关节负荷过重，会引起腰痛。枕头一般离床面5～9 cm为宜，过低，会使头部血管过分充血，醒后出现头面浮肿；过高，会使脑部血流不畅，易造成脑血栓而引起缺血性中风。日常生活中一些人睡觉时喜欢枕头过高，无论是何种睡姿，都会使颈椎的生理状态改变。在早期可引起"落枕"（颈肌胀痛、头转动受限）；长期如此，可使颈椎强直、错位，导致头颈胀痛、失眠、记忆力减退等症状，还影响血液循环。长期睡低枕，同样会改变颈椎的生理状态，导致动脉供血相对增加，使人出现头胀、烦躁、失眠等症状。一般来说，枕头的高度与个体的胖瘦、肩的宽窄、颈的长短以及年龄有关，以舒适为宜。

7. 养成良好的睡眠卫生习惯

晚饭不宜吃得过饱，也不宜吃刺激性和兴奋性食物，中医认为"胃不和则卧不安”。睡前要养成不看电视、不玩电脑游戏，不看书、不思考问题，最好有一定的按摩及舒展活动，如梳头、用热水浴足等以利于睡眠。

三、影响睡眠的因素

（一）睡眠的质量

东晋张湛《养生要集》神仙图中有“禁无久卧，精气斥”，“禁无多眠，神放逸”。认为“久卧伤气”，使阳气、精神懈怠。过多睡眠和恋床可造成大脑皮质抑制，使大脑细胞乏氧。决定睡眠是否充足，除了量的要求外，更主要的还有质的要求。睡眠的质决定于睡眠深度和 REM 的比例。REM 对改善大脑疲劳有重要作用。实验表明，经过剥夺异相睡眠的猫和鼠，它的行为会发生变化，如记忆减退、食欲亢进等。实际生活中可用以下标准检查是否有较高的睡眠质量：①入睡快。上床后 5～15 分钟进入睡眠状态。②睡眠深。睡中呼吸匀长，无鼾声，不易惊醒。③无起夜。睡中梦少，无梦惊现象，很少起夜。④起床快。早晨醒来身体轻盈，精神好。⑤白天头脑清晰，工作效率高，不困倦。一般说来，睡眠质量好，则睡眠时间可以少些。

（二）时间

足够的睡眠是健康长寿的保证，但人的睡眠时间多长才算足够，很难机械规定。每人每天生理睡眠时间根据不同的年龄、性别、体质、性格、环境因素等而变化。

一般而言，年龄越小，睡眠时间越长，次数也越多。睡眠时间与年龄有密切的关系，是由人生长发育的规律决定的。婴幼儿无论脑还是身体都未成熟，而青少年身体还在继续发育，因此都需要较多的睡眠时间。老年人由于气血阴阳俱亏，“营气衰少而卫气内伐”，故有“昼不精，夜不瞑”少寐的现象，但并不等于生理睡眠需要减少。相反，由于老人睡眠深度变浅，质量不佳，反而应当增加必要的休息，尤以午睡为重要，夜间睡眠时间也应参照少儿标准。古代养生家说：“少寐乃老人大患”，《古今嘉言》认为老年人宜“遇有睡思则就枕”，这是极符合养生道理的。睡眠时间还多少与性别有关，通常女性比男性平均睡眠时间长，现代研究认为可能与性激素分泌差异有关。

（三）体质与性格

睡眠时间长短与人的体质、个性也有密切关系。早在《灵枢·大惑论》中就对此有明确论述：“此人肠胃大而皮肤涩，而分肉不解焉。肠胃大则卫气留久，皮肤涩则分肉不解，其行迟，夫卫气者，昼日常行于阳，夜行于阴，故阳气尽则卧，阴气尽则寤，故肠胃大则卫气行留久，皮肤湿分肉不解，则行迟留于阴也久。其气不精则欲瞑，故多卧矣。”“其肠胃小，皮肤滑以缓，分肉解利，卫气之留于阳也久，故少瞑焉。”以上表明睡眠多少与人体胖瘦有关。一般说来，按临床体质分类，阳盛型、阴虚型睡眠时间较少，痰湿型、血瘀型睡眠时间相对多。按五行体质分类，凡金型、火型睡眠时间相对少，而水型、土型睡眠时间较多。按体型肥瘦分类，肥人较瘦人睡眠时间多，肥人中腠理粗、身常寒的胖人睡眠时间最长，此因“卫气多寡”不同。西方人认为性格与睡眠有关，内向性格、思维类型的人睡眠时间较多，而外向性格、实干类型的人睡眠时间较少。

睡眠时间的变化还与工作性质、体力消耗和生活习惯有关。体力劳动者比脑力劳动者所需睡眠时间长，而脑力劳动者较体力劳动者 REM 时间长。现代研究认为，每个人最佳睡眠时间（称睡眠中心时刻）是不同的，可分为“猫头鹰型”和“百灵鸟型”。猫头鹰型人每到夜晚思维能力倍增，精力充沛，工作效率高，但上午精神欠佳。百灵鸟型人的特点表现为入睡早，醒得也早，白天精力充沛，入夜疲倦。一般来说，大部分人为百灵鸟型节律。此外睡眠时间的长短还与精神因素、营养条件、工作环境等有关。尽管个体所需睡眠时间差异很大，只要符合睡眠质量标准就视为正常。

（四）环境、季节

不同的环境、季节的变化影响睡眠的质量。一般认为，春夏季每天需睡 5～7 个小时，秋季每天需睡 7～8 个小时，冬季每天需睡 8～9 个小时。阳光充足的日子一般人睡眠时间短，气候恶劣的天气里一般人的睡眠时间长。随地区海拔增高，一般人的睡眠时间稍稍减少；随纬度增加，一般人的睡眠时间稍要延长。

四、睡眠的作用与意义

睡眠是一种保护性抑制，避免神经细胞因过度消耗而致功能衰竭，使疲劳的神经细胞恢复正常的生理功能。成人每日总的睡眠时间为 7～8 小时。实验表明，人类睡眠被短时剥夺后，会出现犯困，思考记忆能力、心情被破坏，容易冒险、错误判断，还可能会发生溃疡等病症。

现实生活中，不少人有入睡难、睡眠质量不高的问题。睡眠不好是一个综合性的问题，如肝火过盛，睡觉警觉；胃火过剩，睡觉不安；肝阴不足，睡觉劳累。

美国斯坦福大学医学中心的斯皮格尔教授在《大脑、行为和免疫》杂志上发表文章指出，睡眠可以影响人体荷尔蒙的平衡，而荷尔蒙失调会对一个人是否患上癌症产生影响。荷尔蒙皮质醇、褪黑激素和雌激素都被认为是对一个人是否患上癌症具有影响力的潜在因素。斯皮格尔教授研究了褪黑激素的作用。这种激素在睡眠中产生，而在人体一天的循环中发挥作用。他说，褪黑激素像是一种抗氧化剂，可以防止导致癌症的基因破坏，也可以减缓雌激素的产生，从而减缓肿瘤的生长。

复习思考题

1. 讨论起居与作息在生活中的重要性。并说明中医“起居有常，不忘劳作”的科学价值。

2. 根据大学生的生活学习特点，探讨如何科学地安排自己的生活作息与常规。

3. 结合大学生生活特点，讨论生活方式与心身疾病的关系，中医对心身疾病的防治作用及我们对心身疾病的科学认识。

4. 科学的睡眠常识，对我们的生活与健康有何影响？

主要参考文献

1. 高等学校新世纪体育教材编写委员会. 中国传统养生. 北京：高等教育出版社，2006.

2. 梁俊雄，陈叶坪. 健康教育学. 2 版. 桂林：广西师范大学出版社，2006.

3. 陈叶坪. 大学生健康教育. 武汉：华中科技大学出版社，2005.

4. (清)高士宗. 黄帝素问直解. 北京：科学技术文献出版社，1982.

5. 施俊. 中国传统养生学. 武汉：湖北科学技术出版社，2008.

6. 王旭东. 中医养生康复学. 北京：中国中医药出版社，2004.

7. 卢兵. 中华养生学简论. 武汉：湖北人民出版社，2007.

8. 刘占文，马烈光. 中医养生学. 北京：人民卫生出版社，2007.

（陈叶坪）

第六章 药食与养生

【本章提要】

本章主要介绍传统药食与养生的理论和方法，阐述了饮食养生与传统药物养生“药食同源”的重要思想，按照中医理法方药的基本要求，通过对药食调理机制的探讨，指出在药食养生中应遵循的基本原则和要求，并对常用的食、药、药膳进行了例举，以期对传统药食养生的理论和实践有一个全面的认识和了解。

【学习目标】

1. 掌握“药食同源”、药食的偏性与调理机制、应用原则的基本理论。
2. 了解药食养生的作用，对传统药物、药膳的分类及具体应用方法。
3. 思考饮食、传统药物、药膳在应用中的区别及其理论内涵。

人与自然是一个有机的整体，人体与外界环境间无时无刻不在进行着物质交换，在此过程中，经口而入的饮食、药物对人体内环境稳定有着重要的影响，它们对人体的健康发挥着至关重要的作用。在人类漫长的健康发展史中，我国先人逐步形成和发展了具有鲜明中国特色的药食养生方法。

第一节 药食与养生概述

食物是人类赖以生存的物质基础，是人体生长发育、完成各种生理功能、保证生命生存的基本条件；传统中医药具有治疗疾病、调节人体脏腑功能、增进人体健康的重要作用。人类在长期与疾病的斗争和护卫自身健康水平的漫长过程中，逐渐形成了在“药食同源”观念指导下的药食养生理论，按照传统中医理法方药要求，合理摄取药物、饮食，以达到增进健康、益寿延年的目的。

一、饮食与养生

饮食是供给机体营养物质的主要途径，是生命存在的能量源泉。《素问·经脉别论》曰:“食气入胃,散精于肝,淫气于筋;食气入胃,浊气归心,淫精于脉……脾气散精,上归于肺。”明确指出了饮食在进入人体以后,具有滋养脏腑、气血、经脉、四肢、肌肉乃至骨骼、皮毛、九窍的作用。中国传统养生之道,特别注重于饮食。

饮食概括起来在养生中有以下两个方面的作用。

(一)健身防病

食物对人体的滋养作用是身体健康的重要保证。合理地安排饮食,保证机体有充足的营养供给,可以使气血充足、五脏六腑功能旺盛。通过饮食调理,机体新陈代谢活跃,适应自然界变化的应变能力加大,抵御致病因素的力量增强,正如《素问·刺法论》所说:“正气存内,邪不可干。”此外,某些食物还可以直接用于某些疾病的预防,例如,用大蒜预防感冒和腹泻,用绿豆汤预防中暑,用葱白、生姜预防伤风感冒等,都是利用饮食来达到预防疾病的目的。

(二)益寿延年

进食具有补精益气、滋肾强身作用的食品,注意饮食的调配及供养,对防老抗衰具有十分重要的作用。《养老奉亲书》曰:“高年之人,真气耗竭,五脏衰弱,全仰饮食为资气血。”很多食物都具有防老抗衰作用,如芝麻、桑葚、胡桃、山药、牛奶、甲鱼等,现代研究其成分都含有抗衰老物质,经常选择适当食品服用,有利于健康长寿。

饮食不当,“病从口入”:虽然饮食营养是维持人体正常生理活动的基本物质,是安身立命之本,但是疾病也多是从口而入。在食品加工、饮食结构、吃多吃少、进食方式等方面都会对人体健康产生深刻影响。饭后吃水果、感冒吃补品、吃精禁粗等不良饮食习惯,高血压、痛风、胆结石、美味综合征等疾病都是饮食不当的表现和导致原因。传统养生学认为,合理的饮食可使人体气血协调,正气旺盛,有利于机体健康长存,有利于疾病痊愈:反之,饮食失节,可使气血失调,脏腑功能下降,正气衰败,促使疾病恶化。

二、药物与养生

王充《论衡·自纪》谓:“养气自守,适时则酒,闭明塞聪,爱精自保,适辅服药引导,庶冀性命可延,斯须不老。”说明药物是抗衰老的重要方法之一。具有抗老防衰作用的中草药称为延年益寿药物。运用这类药物来达到延缓衰老、强身健体的目的,即为药物养生。千百年来,中国历代医家发现了许多益寿延年的保健药物,并创造出诸多抗衰防老的方剂,为人类的健康长寿作出了独具特色的巨大贡献。

药物养生源远流长。在我国最早的药物学专著《神农本草经》中记载有大量的抗衰老药物,全书分上品、中品、下品三类,据《本草经·序录》载:“欲轻身益气，不老延年者，本上经。”此后，在葛洪的《肘后备急方》、孙思邈的《千金要方》、王焘的《外台秘要》等方书中，都收集了不少养生延寿方药。而散见于历代医家著作中的药物养生的内容更多，如《太平惠民和剂局方》、《魏氏家藏方》、《圣济总录》、《医方类聚》等方书中，总结和创造了“来复丹”、“不老丸”、“草还丹”、“双补丸”等益寿强身方剂。此外，还有历代宫廷保健秘方，多以补肝肾、益气血为法，选药平和、配伍有度。

在药物养生中，中药进补是应用的主流，在中医辨证基础上多以补气、补血、补阴、补阳为原则。脾胃为后天之本、气血生化之源，机体生命活动需要的营养都靠脾胃供给。肾为先天之本、生命之根，肾气充盛，机体新陈代谢能力强，衰老的速度也缓慢。正因如此，益寿方药的组方原则多立足于固护先天、后天，即以护脾、肾为重点。补气类药物有：人参、黄芪、茯苓、山药、薏苡仁等，方剂如人参固本丸、资生丸等；补血类药物有：熟地、何首乌、龙眼肉、阿胶、紫河车等，方剂如四物汤、当归补血汤；补阴类药物有：枸杞子、玉竹、黄精、桑葚、女贞子等，方剂如补天大造丸、大补阴丸；补阳类药物有：菟丝子、鹿茸、肉苁蓉、杜仲等，方剂如巴戟丸、延寿丹等。现代药理研究表明，中药延缓衰老的作用是通过延缓细胞衰老和延长动物生存时间、抗脂质过氧化、消除自由基、调节机体糖代谢和脂质代谢、调节神经-内分泌功能等几个方面来实现的。

三、药食与养生

（一）药食同源

“药食同源”指“食即药，药（部分）即食”，它们之间并无绝对的分界线，许多食物可以药用，许多药物也可以食用，两者之间很难严格区分。古代医学家将中药的“四性（气）”、“五味”理论运用到食物之中，认为每种食物也具有“四性”、“五味”，这就是“药食同源”的理论基础，也是食物疗法的基础。《黄帝内经太素》中“空腹食之为食物，患者食之为药物”即是此意。

“药食同源”，直意是说中药与食物是同时起源的。《淮南子·修务训》中“神农尝百草之滋味，水源之甘苦，令民知所避就”，可见神农时代药与食不分。随着经验的积累，药食才开始分化，食疗与药疗也逐渐区分。《内经》中“大毒治病，十去其六；常毒治病，十去其七；小毒治病，十去其八；无毒治病，十去其九；谷肉果菜，食养尽之，无使过之，伤其正也”，可称为最早的食疗原则。药物与食物的关系是既有相同处，亦有相异处。中药与食物的共同点是两者来源相同，并且都可以用来防治疾病。有些只能用来治病，就称为药物；有些可作饮食之用，就称为饮食物。其中的大部分既能治病，也能作为饮食之用的，称为药食两用（表 6－1）。它们之间最主要的区别是：药物的治疗药效强，用药正确时，效果突出，而用药不当时，容易出现较明显的副作用；而食物的治疗效果不及中药那样突出和迅速。

表6-1　药食同源所涉及的中草药名录

既是食品又是药品	可用于保健食品的药品
丁香、八角茴香、刀豆、小茴香、小蓟、山药、山楂、马齿苋、乌梢蛇、乌梅、木瓜、火麻仁、代代花、玉竹、甘草、白芷、白果、白扁豆、白扁豆花、龙眼肉(桂圆)、决明子、百合、肉豆蔻、肉桂、余甘子、佛手、杏仁(甜、苦)、沙棘、牡蛎、芡实、花椒、赤小豆、阿胶、鸡内金、麦芽、昆布、枣(大枣、酸枣、黑枣)、罗汉果、郁李仁、金银花、青果、鱼腥草、姜(生姜、干姜)、枳椇子、枸杞子、栀子、砂仁、胖大海、茯苓、香橼、香薷、桃仁、桑叶、桑葚、橘红、桔梗、益智仁、荷叶、莱菔子、莲子、高良姜、淡竹叶、淡豆豉、菊花、菊苣、黄芥子、黄精、紫苏、紫苏籽、葛根、黑芝麻、黑胡椒、槐米、槐花、蒲公英、蜂蜜、榧子、酸枣仁、鲜白茅根、鲜芦根、蝮蛇、橘皮、薄荷、薏苡仁、薤白、覆盆子、藿香	人参、人参叶、人参果、三七、土茯苓、大蓟、女贞子、山茱萸、川牛膝、川贝母、川芎、马鹿胎、马鹿茸、马鹿骨、丹参、五加皮、五味子、升麻、天门冬、天麻、太子参、巴戟天、木香、木贼、牛蒡子、牛蒡根、车前子、车前草、北沙参、平贝母、玄参、生地黄、生何首乌、白及、白术、白芍、白豆蔻、石决明、石斛、地骨皮、当归、竹茹、红花、红景天、西洋参、吴茱萸、怀牛膝、杜仲、杜仲叶、沙苑子、牡丹皮、芦荟、苍术、补骨脂、诃子、赤芍、远志、麦门冬、龟甲、佩兰、侧柏叶、制大黄、制何首乌、刺五加、刺玫果、泽兰、泽泻、玫瑰花、玫瑰茄、知母、罗布麻、苦丁茶、金荞麦、金樱子、青皮、厚朴、厚朴花、姜黄、枳壳、枳实、柏子仁、珍珠、绞股蓝、胡芦巴、茜草、荜茇、韭菜子、首乌藤、香附、骨碎补、党参、桑白皮、桑枝、浙贝母、益母草、积雪草、淫羊藿、菟丝子、野菊花、银杏叶、黄芪、湖北贝母、番泻叶、蛤蚧、越橘、槐实、蒲黄、蒺藜、蜂胶、酸角、墨旱莲、熟大黄、熟地黄、鳖甲

注：摘自2002年3月卫生部《关于进一步规范保健食品原料管理的通知》。

药膳是中国传统医学知识与烹调经验相结合的产物，是以药物和食物为原料，经过烹饪加工制成的一种具有食疗作用的膳食，它“寓医于食”，既将药物作为食物，又将食物赋以药用；既具有营养价值，又可防病治病、强身健体、延年益寿。药膳是一种兼有药物功效和食品美味的特殊膳食，是“药食同源”理论的完美体现。

（二）药食调理

中医认为，健康是人体的一种动态平衡状态，即“阴平阳秘，精神乃治”。当机体由于某种原因动态平衡被打破，不能维持阴阳间的协调平衡时，就会进入非健康状态。亚健康和疾病状态都属于人体内部的阴阳失衡，脏腑功能失调，在药食调理过程中必须遵守中医的理、法、方、药的原则进行调治。

先人在长期生活实践中，无论从养生防病，还是治疗疾病的角度，都积累了丰富的知识和宝贵的经验，逐渐形成了一套具有中华民族特色的药食养生理论，在保障人民健康方面发挥了巨大作用。所谓药食调理就是按照传统中医理法方药要求，根据不同的体质或不同的病情，摄取具有一定保健作用或治疗作用的食物、药物，以达到防病治病、益寿延年的养生方法，它是传统养生学中的重要组成部分。

（三）传统药食调理的特点和优势

1. 治未病、重养生

早在2000多年前，中医学巨著《内经》中就有关于“治未病”的论述。“未病”就是指人体尚未发病时，此时包括了健康状态，以及一定的功能紊乱或失调、但尚未出现疾病的亚健康状态。中医“治未病”就是指治疗于发病之前，在发病前就进行药食调理养生，以达到防止疾病和已病防变的目的，这正是中医学预防思想的体现。

2. 整体观下的辨证论治

中医除了强调人与自然界的整体统一性之外，还非常强调机体自身的统一性、完整性和内在的脏腑器官之间、心理生理功能活动之间的整体相互联系。在整体观念指导下，药食调理要求“辨证用膳”，即指膳食应根据四时、环境、体质、临床表现等，选择与之相适应的药食治疗或预防。

第二节　药食的偏性与调理机制

中药的性能是指药物本身各自具有的与治疗作用有关的若干特性。其内容主要包括性味、升降沉浮、归经等，前人也将其称为药物的“偏性”。根据“药食同源”的理论，食物也具有偏性。了解药食的偏性，对指导人们的饮食宜忌、了解药食调理的作用机制有着重要的意义。

一、药食的偏性

（一）药食的性味

药食都具有一定的性和味，性与味是药食性能的一个方面。药性是根据实际疗效反复验证后归纳出来的，是从性质上对药物多种医疗作用的高度概括。

1. 四性

四性，就是寒、热、温、凉四种药性，古时也称四气。其中温热与寒凉属于两类不同的性质。温与热，寒与凉仅是药性程度上的差异，寒性较小的即为凉性，热性较小的就称温性。药食的寒、热、温、凉是从药食作用于机体所发生的反应概括出来的，是与所治疾病的寒、热性质相对而言。能够减轻或消除热证的，一般属于寒性或凉性，如黄芩、板蓝根对于发热、口渴、咽痛等热证有清热解毒作用，表明这两种药物具有寒性；反之，能够减轻或消除寒证的药物，一般属于温性，如附子、干姜对于腹中冷痛、脉沉无力等寒证有温中散寒作用，表明这两种药物具有热性。在治则方面，《素问·至真要大论》云："寒者热之，热者寒之。"是基本的用药规律。

2. 五味

五味，就是辛、甘、酸、苦、咸五种味道。有些药食还具有淡味或涩味，但是五味是最基本的五种滋味。不同的味有不同的作用，味相同的药物，其作用也有相近或共同之处。从阴阳属性进行区分，辛、甘、淡属阳，酸、苦、咸属阴。根据临床用药经验，其作用如下。

(1) 辛　能散、能行。具有发散、行气、行血等作用。一般治疗表证的药物(如麻黄、薄荷等)，或治疗气血阻滞的药物(如木香、红花等)，都具有辛味。

(2) 甘　能补、能和、能缓。具有补益、和中、缓急的作用。多用于虚证，或调和药性及缓和拘急疼痛。如人参补气、熟地补血，甘草既能补气，又能调和药性、缓急止痛等。

(3) 酸　能收、能涩。具有收敛作用。多用于虚汗、久咳、久泻、遗精、带下等证。如五味子收敛止汗，五倍子涩肠止泻，金樱子涩精止遗，罂粟壳敛肺止咳等。

(4) 苦　能泄、能燥。泄的含义较广，一般可归纳为通泄、清泄、降泄。如大黄通泄胃肠，治疗热结便秘；栀子清泄火毒，治疗火毒之证；杏仁降泄肺气，治疗气逆咳喘等。燥可祛湿，治疗湿证。如黄连苦寒清热燥湿，用于湿热之证；苍术苦温燥湿健脾，用于寒湿困脾之证等。

(5) 咸　能软、能下。具有软坚散结、泻下通便的作用。多用于瘰疬、积块、大便燥结等。如牡蛎软坚消瘰疬痰核，芒硝泻下通便等。

(6) 淡　能渗、能利。具有利水渗湿、通利小便的作用。多用于水湿停聚所致的水肿、小便不利之证。如茯苓、通草等。

(二) 药食的升降浮沉

升降浮沉，是指药物作用于机体上下表里的作用趋向。升是上升，降是下降，浮是外行发散，沉是内行泻利。

人体的疾病在病位方面有在表(如外感表证)、在里(如里实便秘)、在上(如头痛目赤)、在下(如足膝痿痹)等不同，在病机的证候方面也常常表现出向上(如呕吐、呃逆、喘息)、向下(如泻利、崩漏、脱肛)或向外(如自汗、盗汗)、向内(如表邪内传)等病势趋向。药物对机体不同部位的病变有特殊的针对性，对疾病过程中表现出来的不同病势趋向有特殊的调节作用，于是从理论上加以概括，就形成了升降浮沉的药性理论。

就其作用而论，性能升浮的药物能促使人体的气机上行或达表，故一般具有升阳、发表、祛风、散寒、涌吐、开窍等作用;性能沉降的药物则相反,能促使人体的气机下行或内收,故一般具有泻下、清热、渗湿、潜阳、降逆、收敛等作用。

中药升降浮沉性能的基本应用原则是同病位而逆病势。凡病变部位在上在表的,宜升浮而不宜沉降,如外感风热,当用薄荷、桑叶等升浮药治疗;病变部位在下在里的,宜沉降而不宜升浮,如肠道积滞,当用枳实、大黄等沉降药物治疗;若病势上逆的,宜降而不宜升,如肝火上升或肝阳上亢引起的头痛、眩晕、目赤,用石决明、龙胆草、夏枯草等沉降药物以清肝泻火、平肝潜阳;若病势下陷的宜升不宜降,如气虚下陷引起的久泻、脱肛,当以升麻、柴胡、黄芪等升浮药以升举清阳。

(三) 药食的归经

归经是说明某种药物对某些脏腑经络的病变起主要或特殊的治疗作用,对其他脏腑经络病变作用较小或者没有作用。它指明了药物治病的药效所在或选择作用,使其适应范围更加明确。药物的归经是以脏腑、经络学说为基础,以所治具体病证为依据总结出来的用药理论。具体应用中一般根据药物对各脏腑经络病变的特殊疗效来确定其归经,如桔梗、杏仁能治咳喘胸闷,故归肺经;羚羊角、钩藤能止抽搐,故归肝经;朱砂、茯苓能安神定悸,故归心经等。如果一种药物的适应范围比较广泛,则其归经也较多,如石膏能清肺热,又能清胃热,故归肺、胃二经;山药既能治脾虚泄泻,也能治肺虚咳喘,还能治肾虚遗精,故归肺、脾、肾三经等。

归经理论对临床用药具有重要的指导作用。例如,肝热目赤,就应选用归肝经的清热药物;胃寒腹痛,就应选用归胃经的祛寒止痛药物。掌握归经理论,还便于对功效相似的药物区别应用,如同是利水消肿,有麻黄宣肺利水、附子温化肾气而行水的不同;同是治疗头痛,有羌活治太阳经头痛、葛根治阳明经头痛、柴胡治少阳经头痛的区分。

性味是中药性能的基本理论,升降浮沉对部分药物的运用有重要指导意义,归经则进一步指明了药食功能的适应范围。它们分别从不同的侧面提示了药物治病的基本作用机制,因此,必须综合起来进行分析,才能全面理解药食的功用。

二、药食调理机制

(一) 以偏纠偏

人体在疾病状态下,药食的基本作用是利用其偏性,祛邪扶正,协调脏腑经络功能,纠正阴阳盛衰之偏,使机体恢复到“阴平阳秘”。药食的这种作用机制,被前人称之为“以偏纠偏”,也称“纠偏求平”。药食的偏性有其内在根据和具体表现形式,它是药食个性特征及作用专长的反映和内在根据。药食能够有效地调整人体生理功能状态的偏离,正是基于它们的各种性能,或者说基于它们的“偏性”。正如唐容川所说:“借药物一气之偏,以调吾身之盛衰,而使归于和平,则无病矣。”药食偏性的实质是对机体生理功能状态产生的致偏作用。临床上用药不当可以加重病情,滥服补药可以导致疾病的发生等现象,都能说明这一点。

一切疾病的发生发展过程,都是在疾病因素的作用下,阴阳偏胜偏衰,脏腑功能失调的机体之偏。药食利用其或偏于寒,或偏于热,或偏升浮,或偏沉降等不同特性,以帮助机体祛除病邪,消除病因,纠正阴阳气血的偏盛偏衰,恢复脏腑的功能协调从而达到治疗的目的。正如清代医家徐灵胎说:“凡药之用,或取其气,或取其味……各以其所偏胜而即资之疗疾,故能补偏救弊,调和脏腑,深求其理,可自得之。”实践证明,许多疾病可以是多种因素所致,一一消除病因绝非易事;许多疾病主要病因已不存在,仅存机体阴阳偏盛偏衰或脏腑功能紊乱。对这些疾病的治疗来讲,致力于调整机体生理功能的偏向对疾病的康复无疑有着非常重要的意义。人们正是利用这种特性“以偏纠偏”,以达到治愈疾病的目的。传统医学中“阴病阳治”、“阳病阴治”、“虚则补之”、“实则泻之”等都是其具体体现。

（二）审势防变

审势防变是指人体在非疾病状态下,利用药食的特性,未病先防,使机体保持“阴平阳秘”的健康状态;或机体在疾病状态下防止疾病的进一步发展,利用药食的偏性,已病防变,协调脏腑经络功能、阻断疾病发展的途径。这是传统医学中“治未病”重要养生思想的体现。

未病先养,扶正延年。中医的“治未病”思想强调了人类生存于自身赖以生存的自然界中,受四时节气的影响。只有顺应四时,“天人相应”,畅调情志,调摄饮食,才能真正做到保健养生、防病延年。在药食具体应用中,应根据人体的体质灵活运用,要分清孰热孰寒、偏盛偏虚。药食预防疾病,古人早有实践,用法颇多。例如,阴虚内热者宜多食凉性食物,如燕窝、银耳之类食物;阳虚外寒者宜多食热性食物,如核桃、鹿肉类食物。这些药食养生方法,既包含着药食预防的效果,同时又有扶助正气、增强人体抗病能力的作用。

已病防变,防邪却病。已病防变是指人已经得病,应早期发现和治疗,防止疾病发展和传变,促使机体尽快康复的原则。在内容上大致包括两个方面:一是要早期治疗,控制疾病向纵深发展。疾病的发展总是由微到著,由小到大,由轻到重。早期发现,将其消灭在萌芽中,正如《素问·八正神明论》中所说“上工救其萌芽……下工救其已成,救其已败”。二是根据疾病的传变规律,采取措施,防止疾病横向传变。掌握疾病的传变途径和规律,采取安其未受邪之地,削弱其传变之势,正如《金匮·脏腑经络先后病》中所说“夫治未病者,见肝之病,知肝传脾,当先实脾”。

第三节　药食调理的原则

药食调理应该遵循的原则有很多，从不同角度也存在很多不同的观点和看法，其内容涵盖了中医学基本理论的病因、病机、治则的诸多方面。本节从药食调理的目标、实施、影响因素三个方面提出了“阴阳平衡”、“辨证调理”、“三因调理”的法则，并根据药食养生实际应用情况进行阐述。

一、阴阳平衡

在药食调理过程中，应该遵循的最重要的法则就是“阴阳平衡”。《素问·宝命全形论》说“人生有形，不离阴阳”，阴阳保持动态平衡，人体就会“阴平阳秘，精神乃治”。疾病的形成就是人体阴阳相对平衡的破坏，可引起人体虚实寒热的不同病理改变。药食调理的过程就是调整机体的阴阳，重新恢复到相对平衡状态的过程。中医这种阴阳平衡的观点，包括人和自然环境的平衡，即所谓“内外环境”之间的平衡，以及人体内脏、气血、经络、脏腑之间的平衡，即所谓“内环境平衡”。现代医学认为，人体内水、电解质、酸碱度、渗透压等都要保持稳定状态，细胞内液与细胞外液也要保持平衡，人体与外界环境也要通过摄入、排泄、气体交换来保持平衡状态，只有这样才能保持人体健康。在这一点上，中医、西医的理论是息息相通的。

（一）补其偏衰

对于阴阳偏衰，即阴或阳的一方虚损不足的情况，可以采用“补其不足”的方法。包括三种调理方案。

（1）滋阴以制阳　“阴虚则热”，为阴不足而相对阳亢，虚阳外越，表现虚热证候，应当滋阴以制阳。如大补阴丸之“壮水之主，以制阳光”。

（2）补阳以制阴　“阳虚则寒”，为阳虚不能温煦，阴寒相对偏盛，表现虚寒证候，应当补阳以制阴。如四逆汤之“益火之源，以消阴翳”。

（3）阴阳双补　阴阳互根，阴阳双方任何一方偏衰日久，均可造成阴阳两虚，应当采用阴阳双补。如肾气丸之“阴中求阳，阳中求阴”。

（二）损其偏盛

对于阴阳偏盛，即阴或阳的一方过盛有余的情况，可以采用“损其有余”的方法。病邪作用于人体，人体正气充盛，正邪相争，就会出现“阳盛则热，阴盛则寒”的表现。对于阳热亢盛的实热证，当用寒凉药食泻其热；对阴寒内盛的寒实证，当用温热药食散寒祛邪。

二、辨证调理

辨证论治是中医认识疾病和治疗疾病的基本原则，是中医学对疾病的一种特殊的研究和处理方法。不仅用药如此，在药食选择上也是如此，必须运用辨证的方法和原则，采用相应的调理方法。

证是机体在非健康状况下的某一阶段的病理概括。它包括了病变的部位、原因、性质以及邪正关系，反映出疾病发展过程中某一阶段的病理变化的本质。“辨证”就是把四诊（望、闻、问、切）所收集的资料、症状和体征，通过分析、综合，辨清疾病的病因、性质、部位以及邪正之间的关系，概括、判断为某种性质的证。辨证是决定药食调理的前提和依据，辨证调理是药食养生中应遵循的最重要的基本原则，它是中医理法方药在养生中的具体运用。

中医临床常用的辨证方法有：八纲辨证、气血津液辨证、脏腑辨证、六经辨证、卫气营血辨证、经络辨证等，其中八纲是辨证的总纲，同时也是辨证中最基本的方法，其包括阴、阳、表、里、寒、热、虚、实。八纲辨证就是运用八纲将通过四诊所掌握的各种临床资料进行分析综合，以辨别病变的部位、性质、邪正盛衰及病证类别等情况，从而归纳为表证、里证、寒证、热证、虚证、实证、阴证、阳证，“热者寒之，寒者热之；虚者补之，实者泻之”的具体治则都是针对八纲而言。结合药食养生的大量实践表明，八纲中的虚证和实证是药食调理辨证理论中最常见的证型。

（一）虚证药食调理的应用原则

1. 气虚证

证见气短自汗，懒惰，语音低微，面色㿠白，肢体倦怠，舌质淡，苔薄白，脉虚大无力。如兼见喘咳、气短、痰多清稀，为肺气虚，可选用黄芪、老母鸡等；如兼见食少、便溏、食后脘胀、内脏下垂、失血过多，为脾气虚，可选用白术、茯苓、大枣等；如兼见心悸、气短、心前区闷满或痛、脉结代或细弱，为心气虚，可选用西洋参、刺五加等；如兼见疲乏不能耐劳、胆怯、头身麻木等症，为肝气虚，可选用远志、酸枣仁等；如兼见腰腿酸软、小便频清甚至失禁，为肾气虚，可选用菟丝子、山药等温肾化气。

2. 血虚证

证见面色萎黄或淡白，唇、舌、指甲色淡，毛发枯落，舌质淡，脉沉细。血虚证常见于心、肝二脏。如兼见心悸、烦躁、健忘、失眠多梦、脉细或结代，为心血虚，可选用夜交藤、合欢花、柏子仁等补养心血；如兼见惊惕头晕、易怒、肢体麻木震颤、经少经闭、脉细弱，为肝血虚，可选用当归、乌骨鸡、阿胶、猪肝等补养肝血。

3. 阴虚证

证见潮热盗汗，心烦失眠，口干咽燥，颧红，舌红少津、脉细数。如兼见干咳无痰、咽干声哑，为肺阴虚，可选用麦门冬、沙参、梨等滋养肺阴；如兼见舌尖红或口舌生疮，为心阴虚，可选用生地黄、玉竹等滋养心阴；如兼见惊惕头晕、易怒，为肝阴虚，可选用山萸肉、女贞子、枸杞子等滋养肝阴；如兼见腰痛、下肢酸软、耳鸣耳聋、发脱齿摇、梦寐遗精、健忘，为肾阴虚，可选用熟地黄、桑寄生等滋养肾阴；如兼见不思饮食、大便燥结或干呕呃逆，为脾阴虚，可选用太子参、麻仁、麦门冬等滋养脾阴。

4. 阳虚证

证见形寒怕冷，四肢不温，舌质淡、舌体胖润有齿痕，脉细弱。如兼见心气虚症状，为心阳虚，可选用桂枝、炙甘草等温振心阳；如兼见脾气虚症状，及腹中冷痛、口泛清水、白带清稀而多，为脾阳虚，可选用干姜、高良姜、白术等温补脾阳；如兼见腰痛、下肢酸软发凉，为肾阳虚，可选用附片、肉桂等温肾壮阳。

（二）实证药食调理的应用原则

1. 气滞证

证见胀满、憋闷、疼痛、舌质暗、脉弦等症。兼见喘促、咳逆、胸闷，为肺气壅滞，可选用莱菔子、紫苏子、枇杷叶等肃降肺气；如兼见脘腹胀满疼痛、呕吐、嗳气、呃逆、矢气，为脾胃气滞，可选用佛手、陈皮、枳壳等理气健脾止痛；如兼见胸胁及少腹胀满串痛、乳房胀痛、痛经，为肝气郁滞，可选用木香、桂花、合欢花、柴胡等疏肝理气。

2. 血瘀证

证见疼痛部位固定，刺痛或钝痛，按之有肿块，局部麻木，唇黯，舌有紫斑，脉涩。如兼见阵发性心前区疼痛或刺痛或牵引肩痛、舌尖有瘀斑、脉结代，为心脉淤阻，可选用桃仁、生地黄、葛根等通脉活血；如兼见右肋下刺痛或钝痛、肢体时有麻木等症，为肝脉瘀滞，可选用玫瑰花、鳖甲、当归等活血逐瘀。

3. 寒饮证

寒邪内侵与水湿、痰饮相凝，舌质淡、苔白滑润、脉沉迟或紧。如兼见喘咳痰多清稀、胸痛、恶寒、无热者，为水寒射肺，可选用桂心、麻黄等温阳化饮；如兼见心悸、心区疼痛、遇寒尤甚，浮肿，为水寒凌心，可选用桂枝、薤白等温阳化水；如兼见脘腹满闷、头身困重、呕吐清水、大便溏薄、白带清稀而多，为寒湿困脾，可选用山药、白术、茯苓等健脾利湿；如兼见小腹胀痛、疝气、睾丸胀坠而湿冷，或巅顶头痛、呕吐涎沫，为寒凝肝脉，可选用吴茱萸、茴香等暖肝散寒。

三、三因调理

药食养生中，三因调理即因地、因时、因人制宜亦是一个非常重要的原则，因为地有东南西北之不同，时有春夏秋冬的更迭，人有男女老幼、体质状况、患病的区别。

（一）因人调理

人有男女老幼之别，体质有虚实寒热之辨，药食养生亦必须因人而异。一般来说，老年人机能减退，气血亏虚，多虚证，调理宜补，有实邪的攻邪要慎重，用药量应比青壮年较轻。小儿生机旺盛，首当注意培养良好的饮食习惯，不偏食，食饮有节，切忌竣补。妇女有经、带、胎、产等情况，药食应加以考虑。人的体质有强弱与寒热之偏，阳盛或阴虚之体，慎用温热；阳虚或阴盛之体，慎用寒凉。

（二）因时调理

通过不同季节的药食调摄，防止人体脏腑的偏盛偏衰。一般来说，春夏季节，阳气升发，人体腠理疏松开泄，不宜过用辛温发散药物，以免开泄太过，耗伤气阴；而秋冬季节，阴气升发，人体腠理致密，阳气内敛，当慎用寒凉药物，以防伤阳。《素问·六元正纪大论》中“用寒远寒，用凉远凉，用温远温，用热远热，食宜同法”就是这个道理。春季主阳气升发，为防止肝气升发太过，可食酸性药食以收敛之；夏季炎热，宜多食苦味及清凉之品以泻热，佐以咸味滋阴；秋季多燥，则滋阴润燥之味据情选择；冬季寒冷，易损阳气，多食助阳之味进补尤宜。

（三）因地调理

不同的地区，气候条件、地理环境、生活习惯各异，有的地处潮湿，有的地处寒冷，所以药食的方法当有所不同。我国西北地区与东南沿海气候条件迥然有别。如“冬令进补”，西北严寒，其补则宜进大温大热之补品，如羊肉、狗肉等；而江南水乡气温较西北温和，进大温、大热之品则不尽相宜，可酌情进补甘温之味，如鸡鸭、鱼之类可也。又如外感风寒证，西北严寒地区用辛温解表药量较重，常用麻黄、桂枝；东南温热地区用辛温解表药量较轻，多用荆芥、防风。

第四节　药食养生应用

本节分别介绍饮食、传统药物、药膳在养生实践中的一般要求、作用和具体应用方法，从中可以看出饮食取体、药物取法的传统养生理论内涵，而药膳是两者完美结合的体现。

一、饮食调理

（一）一般要求

1. 均衡饮食

饮食宜全面均衡。《内经》有“五谷为养，五果为助，五畜为益，五菜为充，气味合而服之，以补精益气”的论述，可见古人早就倡导饮食应全面均衡，也即是现代所谓“平衡饮食”。人体需要的营养成分是多种多样的，从具体食性五味上，辛、甘、苦、酸、咸的调和非常重要。五味俱全，方使气血充盈，阴阳、脏腑功能调和，防止太过与不及，以满足机体对多种营养成分的需求。

2. 先调脾胃

脾胃为后天之本，为气血生化之源，食物养生能否实施，实施后能否达到预期效果，首先取决于脾胃的功能状态。对于脾胃功能状态不佳，"虚不受补"者，当以调理脾胃为首务，先给予清淡易消化之饮食并配伍理脾健胃之药，使脾胃之功能尽快恢复正常，脾胃复健后，再行正常的食物养生。

3. 食饮有节

食饮有节是指饮食要有一定的规律和节制。其中包括适宜的饮食制度、量的适度、冷热适中、食物卫生等。一日三餐要按时，进食过程中还当注意食宜熟软，冷热适宜，即使是夏令时节亦应常进暖食，切勿过食冰瓜之类，以免冷热相激伤及脾胃。要注意做到定时定量，朝食暮虚，切勿过饥过饱，否则"饮食自倍，肠胃乃伤"。食宜清淡对中老年人尤为重要，人到老年，脏气已衰，稍有不慎，必伤脾胃。

4. 食养禁忌

食养禁忌主要从两个方面考虑，一方面根据个人体质确定饮食禁忌，如阳热之体忌食辛辣、助阳之食物；肥胖痰湿之体质，少食油甘厚腻之物。另一方面是根据食物的特性确定食物之间的搭配，如服苍耳忌食猪肉，洋姜不可与鸡蛋同炒，羊肝不得与猪肉同食等。

（二）例举

1. 谷类

◆粳米

粳米是粳稻的种仁，又称大米。古人称之为"天下第一补人之物"。含有大量糖类、蛋白质、脂肪、钙、磷、铁及B族维生素等多种营养成分。中医学认为，粳米性味甘平，为滋养强壮品，有补脾养胃的功效。粳米宜作粥食，是老弱妇孺皆宜的饮食，尤其对病后脾胃虚弱或有烦热口渴的患者更为适宜。《食鉴本草》认为，粳米有补脾胃、养五脏、壮气力的良好功效。

◆赤小豆

赤小豆又名赤豆、饭赤豆、红豆等。赤小豆为豆科植物，其营养主要成分为蛋白质、脂肪、糖类、多种维生素及微量钙、磷、铁等。赤小豆性平，味甘酸，归心、小肠经，有利水消肿、解毒排脓、健脾通乳之效，常用以治疗肾炎水肿、肝硬化腹水及营养不良性水肿等。李时珍称赤小豆为"心之谷"，其功用为"行津液，利小便，消胀、除肿、止吐"，并"治下痢肠澼，解酒毒，除寒热痈肿，排脓散血"。

◆黑豆

黑豆又名乌豆、冬豆子等，其主要成分有蛋白质、脂肪和糖类以及胡萝卜素、

维生素 B_1、维生素 B_2、维生素 B_3 等。黑豆性平，味甘，归脾、肾经，有补肾滋阴、活血祛风、解毒利水之功。李时珍曾说："黑豆入肾功多，故能治水、消胀、下气、制风热而活血解毒，所谓同气相求也。"

2. 蔬菜类

◆马齿苋

马齿苋又称马齿菜、豆瓣菜，是一种蔓地而生的野菜。马齿苋味酸寒，入大肠、肝经，有清热解毒、凉血止血、利尿通淋等作用。临床常以鲜品绞汁服用或与黄芩、黄连配伍同用，治疗湿泻及下痢脓血、急性腹泻等症，效果显著。药理研究亦表明，马齿苋对各类痢疾杆菌、伤寒杆菌、金黄色葡萄球菌均有抑制作用。

◆芫荽

芫荽又名香菜、胡荽，为伞形科一年生草本植物，我国各地均有种植。芫荽主要含有蛋白质、维生素 C、糖类、钙、维生素 B 等物质，还含有正癸醛、壬醛、芳樟醇等成分。芫荽味辛，性温，入肺、胃经，有芳香健胃、祛风解毒之效。适用于小儿麻疹，风疹出疹不快或出疹复发，食物积滞，风寒感冒，以及食肉中毒等。

◆大蒜

大蒜为百合科多年生草本植物的地下鳞茎。大蒜主要含蛋白质、淀粉以及维生素 B、C，还有大蒜辣素、大蒜氨酸、挥发油等。大蒜辣素是天然的抗生素。大蒜性温，味辛，入脾、胃、肺经，有杀虫除浊、健脾开胃、温中消食、解毒攻积等作用。可治疗肿痈、疔毒、恶疮、水气肿满、泄泻痢疾、腹中冷痛、宿食不消，还能杀钩虫、蛔虫，解蟹毒及蜈蚣、蝎子等咬伤。

3. 海鲜类

◆鲤鱼

鲤鱼又称拐子、鲤子，素有家鱼之首的美称。《神农本草经》亦将其列为上品。鲤鱼主要含有丰富的蛋白质及脂肪、钙、磷、铁等。其中蛋白质为优质蛋白，易为人体消化吸收，其利用率可高达 96%。鲤鱼性平，味甘，入脾、肺、肾经，有安胎、消肿、催乳、祛瘀的作用，对于妇科病的防治功效卓著。

◆海参

海参又称刺参、海鼠，为刺参科动物。海参主要成分为粗蛋白质，其干品的粗蛋白质含量达 55.5%以上。此外，它还有脂肪、糖类、碘、钙、磷、铁等。海参性温，味咸，归心、肾经，有补肾益精、养血润燥、止血消炎之功。主要用于精血亏损、虚劳体弱、遗精阳痿、贫血肺痨、大便干燥、小便频数、糖尿病、再生障碍性贫血等病。海参的补肾养血之功较强，对于肾虚血亏之症皆有很好的疗效。

◆蛤蜊

蛤蜊又称沙蜊、蛤子、沙蛤，为贝壳软体动物。蛤蜊肉营养丰富，主要成分为蛋白质、脂肪、糖类、钙、磷、铁、维生素 A、维生素 B 等物质。蛤蜊肉及壳性味咸寒,入胃经。皆可化痰、助排便、消瘀积,能治疗瘿瘤、甲状腺肿大、痞块、咳喘痰多或内瘀血结等症。而且蛤蜊肉还能滋阴利水,对于胃阴虚、消渴、水肿较适宜。蛤蜊性寒,故阳虚体质者忌食。

4. 肉类

◆牛肉

牛肉中所含蛋白质比较多,且脂肪、胆固醇含量少,维生素含量多,并含有人体所需的12种氨基酸。古有“牛肉补气,功同黄芪”之说。牛肉味甘,性温,入脾、胃经,有补中益气、滋养脾胃、强健筋骨、利水消肿的作用,可治疗虚损羸瘦、脾胃不和、腰膝酸软、四肢无力、消渴、痞积、水肿等。

◆羊肉

羊肉古时称为羖肉、羝肉、羯肉。羊肉味甘,性温,归脾、肾、心经,有暖中去寒、温补气血、开胃的功效。对于风寒咳嗽、慢性支气管炎、虚寒哮喘、肾亏阳痿、腹部冷痛、体虚畏寒、腰膝发软、面黄肌瘦、气血两亏、病后或产后身冷等阳虚症均有治疗和补益的双重作用。《金匮要略》中当归生姜羊肉汤,即以当归、生姜与羊肉共煨,治疗产后虚寒腹痛、寒疝等。

5. 果类

◆板栗

板栗又名栗子、毛栗,有“千果之王”的称誉。栗子营养丰富,内含淀粉、糖、蛋白质、脂肪及多种维生素、矿物质等。栗子性温,味甘,归肺、脾、肾三经,具有健脾养肺、补肾强筋、活血止血等功效。适用于肾虚所致腰膝酸软、小便频数,脾肾虚寒引起的反胃、泄泻、吐血、便血及肺虚咳等症。唐代孙思邈称板栗为“肾之果也,肾病宜食之”。

◆芡实

芡实为睡莲科一年生水生草本植物,又称鸡头果。芡实的主要成分有淀粉、蛋白质、脂肪、粗纤维、钙、磷、铁和维生素 B_1、维生素 B_2、维生素 C 以及维生素 B_3、胡萝卜素等。芡实味甘涩,性平,归脾、肾经,功擅滋补脾肾。《本草求真》言其“功与山药相似”。芡实味甘补脾兼利湿,味涩固肾兼止遗,可治疗慢性腹泻、小便频数、梦遗滑精、妇女带多等症。

◆大枣

大枣又有红枣、良枣等别名,自古被列为“五果”之一,民间有“一日食三枣,百岁不显老”之说。大枣营养丰富,主要含有蛋白质、糖类、脂肪、有机酸、黏液质和维生素 A、维生素 B、维生素 C 以及铁、锌、铜等微量元素。大枣味甘,性温,归脾、胃经,有益气、养血、安神与缓和药性之效。适用于治疗中气不足、脾胃虚弱、体倦乏力、食少溏便等症。

6. 饮品类

◆醋

食醋古代又称为醯、酢、苦酒等。醋自古以来就被认为具有增强食欲、促进消化的作用。这在我国历代医学文献中多有记载,《本草备要》还指出,醋具有开胃、消食、解毒、散瘀、治虫等多种功效。

食醋具有保护肝的良好作用并能促进消化液的分泌,改善食欲不振的症状,增加肝病患者的食欲。食醋中含有丰富的氨基酸、醋酸、琥珀酸、维生素等多种肝所需的营养物质,可提高肝解毒功能及促进新陈代谢。食醋可平衡血液酸碱度,调节和维持人体内外环境相对稳定。食醋能增强肾功能、利尿、降糖,治疗糖尿病。现代研究发现,食醋有利尿、溶石、排石的作用。它不仅能防治便秘、尿潴留,而且能防治肾结石、膀胱结石及胆结石。

◆茶

我国是世界上主要产茶国家之一。茶味甘、苦,性微寒,有泻热、清神、消食下气、利尿、解毒之功效。《神农本草》说:"神农尝百草,日遇七十二毒,得茶而解之。"明代顾元庆《茶谱》中说:"人饮真茶,能止渴,消食除痰,少睡,利尿道,明目益思,除烦去腻,人固不可一日无茶。"《本草纲目》说:"茶苦而寒,最能降火。"张仲景指出:"茶治便脓血甚效。"现在临床以茶作痢疾、肠炎等的辅助治疗有明显疗效。

现代科学证明,茶之所以对身体有益,是由于茶中含有茶多酚、咖啡碱、芳香油、维生素等成分。茶中的单宁酸,有解油腻、止渴和杀菌解毒作用。茶中的咖啡碱是一种兴奋剂,它能兴奋神经,使心搏、血液循环加快,消化液增多,肾滤尿功能加速。

二、中药调理

(一) 一般要求

1. 辨证用药,并非俱补

根据中医学理、法、方、药的要求,药食调理最重要的基本原则就是辨证用药。在了解药物的归经、属性及其作用特点基础上,根据不同体质和不同疾病的需要特点,分清脏腑、气血、阴阳、寒热、虚实,辨证用药,方可取得益寿延年之效。否则,不但无益,反而有害健康。大多数药物养生理论中有中药进补的说法,但非虚之体不能使用补法,体盛邪实者反得泻法方可使阴阳气血得以平衡,所以"中药养生,并非俱补"。辨证调理,合理用药,才能使药物发挥最大的养生作用。

2. 合理组方,配伍严密

药物的功用各有所长,也各有所短,在中医方剂学中有"君、臣、佐、使"的组方配伍理论,以使复方药物符合严密的组方结构和形式。只有通过合理的组织,调其偏性,制其毒性,增强或改变原有功能,消除或缓解其对人体的不良因素,发挥其相辅相成或相反相成的综合作用,使各具特性的群药组合成一个新的有机整体,才能符合辨证论治的要求。

3. 补勿过偏,泻不伤正

在正确辨证的基础上,使用补法、泻法的目的在于调协阴阳,补泻均不可过偏。过偏则反而成害,导致阴阳新的失衡,使机体遭受又一次损伤。例如气虚一味大剂补气而不顾及其他,补之太过,会导致气机壅滞,出现胸腹胀满,升降失调;体盛邪实者如攻泻太过则易导致人体正气虚乏,不但起不到益寿延年的作用,反而适得其反。所以,补宜适度,适可而止,补勿过偏,这是进补时应注意的重要原则。

(二) 例举

1. 常用单味中药举例

(1) 补气类

◆人参

味甘、微苦,性微温,归心、肺、脾经。功效:大补元气,补中健脾,补益肺气,生津止渴,安神益智。主治:元气虚衰,体虚乏力,脾虚便溏,肺虚气短,自汗乏力,精神不振,失眠多梦,惊悸健忘等。

现代研究:人参对中枢神经系统有良好的调节作用,可抗疲劳,提高记忆力;能防止脑缺血和增加血液再灌注;能提高机体免疫功能,对单核巨噬细胞系统吞噬功能有明显的激活作用。

◆黄芪

味甘,性微温,归脾、肺经。功效:补气升阳,固表止汗,利水消肿,托疮生肌。主治:脾肺气虚。食少便溏,身倦乏力,肺虚咳嗽,气短懒言,自汗盗汗,小便不利,水肿,疮疡日久不溃,子宫下垂,脱肛,舌质淡,脉虚弱。

现代研究:黄芪能显著提高机体非特异性免疫、体液免疫、细胞免疫功能,提高自然杀伤细胞的活性,促进诱生干扰素,能降低白细胞免疫黏附抑制因子的活性。有较好的抗衰老作用,能预防动脉硬化,改善肺功能,提高超氧化物歧化酶的活性。

(2) 补血类

◆何首乌

味苦、甘、涩,性微温,归肝、肾经。功效:补益精血,益肾乌发,解毒润肠。主治:肝肾亏虚,精血不足。腰膝酸软,筋骨痹痛,头晕耳鸣,须发早白,精神疲惫,遗精,肠燥便秘,痈疽肿痛。

现代研究:何首乌有明显的抗衰老、降血脂、抗动脉硬化作用;能提高机体免疫力,促进淋巴细胞转化,抗心肌缺血缺氧,保肝抗菌。

◆阿胶

味甘,性平,归肝、肺、肾经。功效:养血止血,滋阴润燥,安神养胎。主治:阴血亏虚证。头晕心悸，虚劳咳嗽，虚烦失眠，吐血便血，胎动不安，月经不调，舌质淡，脉沉细。

现代研究：能促进血红蛋白生成，促进淋巴细胞转化，增强机体免疫功能；有对抗病理性血管通透性增加的作用；有升压、抗休克作用；有抗疲劳，耐缺氧，耐寒冷，抗辐射损伤作用。

(3) 补阴类

◆麦门冬

味甘、微苦，性微寒，归肺、胃、心经。功效：滋阴润肺，益胃生津，清心除烦。主治：肺燥干咳，阴虚劳嗽，津伤口渴，虚烦失眠，咽干口燥，肠燥便秘，咽喉疼痛，潮热盗汗，五心烦热。

现代研究：具有改善心脏功能，保护心肌，抗心律失常和耐缺氧作用；有增强机体免疫功能，抗衰老，抗菌作用。

◆枸杞子

味甘，性平，归肝、肾、肺经。功效：滋补肝肾，润肺，明目。主治：肝肾阴亏。头晕目眩，腰膝酸软，阳痿遗精，目视不清，干涩不适，虚劳久咳，消渴，咽干口燥，舌红少津，脉虚细。

现代研究：可增强非特异性免疫作用，抗动脉硬化，降低血糖，有保肝作用，可抑制脂肪在肝细胞内沉积，促进肝细胞新生。

(4) 补阳类

◆鹿茸

味甘、咸，性温，归肾、肝经。功效：补肾阳，益精血，养精髓，强筋骨。主治：肾阳虚衰，精血不足，筋骨痿弱，腰膝酸软，虚劳羸瘦，神疲畏寒，头晕耳鸣，阳痿滑精，小儿发育迟缓，女子宫寒不孕，舌质淡，脉沉迟无力。

现代研究：具有强壮、抗脂质氧化、延缓衰老、抗疲劳、镇静、镇痛及益智作用，能增强机体免疫功能；有性激素样作用，能增强性功能及促进性器官发育。

◆冬虫夏草

味甘，性温，归肺、肾经。功效：补肾壮阳，益肺平喘，固表止汗。主治：肾虚阳痿，遗精早泄，腰膝酸痛，精神疲惫，肺虚咳嗽，喘息汗出，劳嗽咯血，动则喘甚，脉虚无力。

现代研究：有雄激素样作用，可调节性功能紊乱；可增强和调节免疫功能，有明显的抗缺氧、抗衰老作用，有抗心肌缺血和心律失常作用，以及降压、镇静催眠作用。

(5) 理气类

◆橘皮

味辛、苦，性温，归脾、肺经。功效：理气解郁，燥湿化痰。主治：气机郁滞，痰湿阻滞。脘腹胀满，呕吐恶心，胸闷纳差，咳嗽痰多，舌苔厚腻，脉弦滑。

现代研究：有保肝利胆，抗胃溃疡作用；有祛痰平喘，抗炎，抗过敏作用；能增加心肌收缩力，增加心排血量。

◆柴胡

味苦、辛，性微寒，归肝、胆经。功效：疏肝解郁，疏散退热，升举阳气。主治：肝气郁结。胸胁胀满疼痛，情志不舒，月经不调，感冒发热，往来寒热，口苦咽干，心烦喜呕，胃及子宫下垂，久泻脱肛，神倦乏力等。

现代研究：对中枢神经系统具有明显镇静、镇痛、解热作用，可提高体液免疫和细胞免疫功能，有抗肿瘤、消炎、保肝利胆作用。

(6) 安神类

◆远志

味辛、苦，性微温，归肺、心经。功效：安神益智，祛痰开窍，散痈消肿。主治：心神不安，心悸失眠，健忘，乏力，痰迷心窍，神志错乱，恍惚，咳嗽痰多，痈疽肿毒等。

现代研究：有镇静、抗惊厥作用，有祛痰作用，可使子宫收缩，有降压、抑菌作用。

◆酸枣仁

味甘，性平，归心、肝经。功效：养心安神，益肝养血，敛汗。主治：心肝血虚之证，虚烦不安，心悸，失眠多梦，烦渴，健忘，体虚自汗，盗汗，舌质红，少苔，脉弦细。

现代研究：有镇静、催眠作用，有镇痛、抗惊厥、降温作用，有抗缺氧、抗心律失常、降压作用。

2. 常用复方中成药举例

(1) 补益类

◆六味地黄丸

成分：熟地黄、山萸肉、怀山药、泽泻、茯苓、丹皮。

功效：滋阴补肾。

主治：肾阴不足证。腰膝酸软，头晕目眩，耳鸣耳聋，盗汗遗精，小便淋沥，牙齿松动，舌质红、少苔，脉沉细或细数。

注意：感冒发烧时忌用，脾虚湿盛者慎用。

◆当归补血丸

成分：当归、黄芪。

功效：补气生血。

主治：气虚血亏证。虚劳内伤，身倦乏力，面色无华，精神疲惫，头晕，眼花，月经量少色淡，失眠健忘，舌质淡，脉虚无力。

注意：阴虚潮热或湿热者忌用。

◆十全大补丸

成分:人参、当归、黄芪、熟地黄、白芍等。

功效:温补气血。

主治:气血两亏证。面色萎黄,精神倦怠,气短懒言,心悸失眠,头晕,四肢乏力,妇女崩漏,脉虚细。

注意:有实热及阴虚火旺者不宜服用。

◆生脉饮

成分:人参、麦冬、五味子。

功效:益气生津,敛阴止汗。

主治:气阴两虚证。气短倦怠,口渴汗多,甚则大汗淋漓,肺虚咳喘,心悸气短,舌红少津,脉虚细无力。

注意:对实证及邪热盛者忌用。

◆右归丸

成分:熟地黄、附子、山药、山茱萸、菟丝子、枸杞子、当归、杜仲等。

功效:温补肾阳,益肾填精。

主治:肾阳不足,命门火衰。腰膝酸软,精神不振,畏寒肢冷,便溏遗精,尿频而清,面白无华,舌质淡而胖大,脉沉迟。

注意:忌食生冷,孕妇慎用,肾阴虚者不宜用。

◆金匮肾气丸

成分:熟地黄、山药、茯苓、山茱萸、丹皮、泽泻、附子、肉桂。

功效:温补肾阳。

主治:肾阳亏虚。腰痛,小便不利,怕冷,面浮身肿,尿频而清长,足跟痛,面色苍白,自汗出,舌质淡而胖大,脉沉迟无力。

注意:有实热及热毒者慎用。

◆壮骨关节丸

成分:狗脊、淫羊藿、独活、骨碎补、续断、补骨脂、桑寄生、鸡血藤、熟地黄、木香、乳香、没药。

功效:补肝肾,强筋骨,活血,理气止痛。

主治:增生性脊柱炎、颈椎综合征、骨刺等增生症。表现为腰酸背痛,筋骨痿软,关节活动不利,活动后加重,足跟痛,寒冷及阴雨天加重,倦卧乏力,舌质淡、苔白,脉濡缓。

注意:痹证,属内湿热邪所致者不宜使用,感冒发热或其他原因引起的高热禁用。

◆五子衍宗丸

成分:五味子、菟丝子、枸杞子、覆盆子、车前子。

功效:滋补下元,固肾益精。

主治:肾气不固。遗精早泄,腰酸不育,耳鸣健忘,须发早白,遗尿,身倦乏力。

注意:湿热实邪者勿用。

◆乌鸡白凤丸

成分:人参、白芍、当归、丹参、鹿角霜、乌鸡等。

功效:补气养血。

主治:气血双亏。身体瘦弱,腰膝酸软,经血不调,不孕不育,身倦乏力,精神不振,脉细弱。

◆玉泉丸

成分:葛根、天花粉、地黄、五味子、甘草等。

功效:生津止渴,清热除烦,养阴滋肾,益气和中。

主治:阴津亏虚。口干渴多饮,消瘦,五心烦热,多食易饥,身倦乏力,自汗,盗汗,舌质红、少苔,脉细无力。

注意:忌辛辣,有实热证者忌服。

(2) 解郁安神类

◆丹栀逍遥丸

成分:丹皮、栀子、柴胡、白芍、当归、茯苓、白术、薄荷等。

功效:疏肝解郁,清热泻火。

主治:肝郁化火。胸胁胀满,烦闷易怒,口苦口干,食少,或见低热,少腹胀痛,小便色黄,舌质红、苔薄黄,脉弦数。

◆柴胡疏肝散

成分:柴胡、陈皮、川芎、枳壳、芍药、香附、甘草。

功效:理气疏肝,解郁散结。

主治:肝气郁结。由此引起的食欲减退,腹胀,胁肋疼痛,情志抑郁,善太息,多疑善虑,脉弦。

注意:忌生冷、油腻食物。

◆脑立清

成分:磁石、赤赭石、珍珠母、半夏、酒曲(炒)、牛膝、薄荷、冰片、猪胆汁。

功效:平肝潜阳,醒脑安神。

主治:肝阳上亢。头晕,目眩,耳鸣,耳聋,口苦,咽干,心烦难寐,寐而易醒,面红耳赤,便秘尿赤,舌质红,脉弦细。

注意:孕妇及体弱虚寒者忌服。

(3) 健运脾胃类

◆参苓白术丸

成分:党参、白术、茯苓、山药、扁豆、陈皮、莲子、甘草、薏苡仁、砂仁、桔梗。

功效:补脾益肺,利湿止泻。

主治:肺脾两虚。由此引起的食少便溏,肢倦乏力,咳喘,气短,舌淡,脉弱等。

注意:忌食生冷油腻。

◆香砂六君子丸

成分:木香、砂仁、党参、白术、茯苓、甘草。

功效:益气健脾,燥湿化痰。

主治:脾胃虚弱。食少倦怠,胸痞满闷,便溏,呃逆,呕吐,口淡不渴,舌淡、苔白,脉濡缓。

注意:脾胃有热者禁用。

◆附子理中丸

成分:附子(制)、党参、白术(炒)、干姜、甘草。

功效:温中健脾。

主治:脾胃虚寒。肢冷便溏,脘腹冷痛,喜温喜按,食欲不振,气短乏力,舌质淡、苔白,脉沉。

注意:忌食生冷食物,孕妇忌服。

(4) 活血化瘀类

◆血府逐瘀口服液

成分:柴胡、当归、地黄、赤芍、红花、桃仁、枳壳、川芎、牛膝、桔梗、甘草。

功效:活血祛瘀,行气止痛。

主治:瘀血内阻。头痛,胸痛,痛处固定,心悸心慌,失眠多梦或呃逆干呕,心烦,午后潮热或唇舌紫暗,舌有瘀点,脉弦涩。

注意:孕妇忌服,忌食辛辣生冷。

◆四物汤

成分:当归、白芍、熟地黄、川芎。

功效:活血补血。

主治:血虚、血滞。由此引起的月经不调,痛经、闭经,心悸,面色、爪甲无华或紫暗,健忘多梦,身倦,头晕头痛,舌质淡或暗红,脉虚细涩。

注意:忌食生冷。

(5) 其他

◆青果丸

成分:青果、金银花、黄芩、山豆根、白芍、麦冬、玄参、桔梗。

功效:清热利咽,消肿。

主治:肺胃热盛。由此引起的咽喉疼痛,声哑失音,口燥舌干,咳嗽,痰黄而黏，不易咳出，舌质红、少苔或薄黄，脉细数或弦数。

注意：感受风寒者不宜服用。

◆玉屏风冲剂

成分：黄芪、防风、白术。

功效：益气固表止汗。

主治：表虚不固。自汗恶风，体虚易感冒，身倦乏力，动则汗出气短，经常鼻塞流涕，舌质淡，脉虚弱无力。

注意：外感表邪未解者不宜用。

◆麻仁润肠丸

成分：火麻仁、苦杏仁（去皮炒）、大黄、木香、陈皮、白芍。

功效：润肠通便。

主治：肠燥便秘，干结如球状，数日一行，腹胀满，或腹痛。

注意：孕妇忌服，儿童、老年、体虚者不宜长期服用。

三、药膳

药膳是以中医药理论为基础，以中医学的阴阳五行、脏腑经络、辨证施治的理论为基础，按中医方剂学的组方原则和药物、食物的性能选配组膳，其主要功能是以食物、药物的偏性来矫正人脏腑功能的偏性，或以药膳的不同特性来增强机体的抗病能力和预防疾病的发生。药膳发展至今已成为具有完整理论体系和制作方法的一门学问，成为内容丰富、疗效肯定、影响深远的一种养生保健方法。药膳兼有食疗、药疗的双重优点，使食借药力，药助食功，通过烹调加工成美味膳食，它是中医药食养生实践的一朵奇葩。

（一）药膳的特色

1. 以中医学理论为基础

药膳以中医学理论为基础，注重辨证用料。药膳调理等同于药食调理的理论与方法，根据疾病的特点选择食物、药物，合理加工成药膳，使其相互补充、相互辅佐。

2. 以辅助治病、保健和强身为目的

药膳与治病服药不同，它必须符合日常膳食中的色、香、味、形、质的基本要求，因此不可能像中药那样有针对性的治疗效果和广泛的治疗范围。对于无病之人，药膳还可以起到防病强身的作用。

3. 传统的食物烹调技术和中药炮制技术完美的结合

药膳除了食品加工的基本要求（色、香、味、形、质）外，还必须依照药膳的具体功效，对入膳的药物按照中药炮制技术理论进行特殊的制作，原则是兼顾可食性和药用性，因此药膳的加工烹调方法不宜随便更动。

（二）药膳的应用范围与注意事项

1. 应用范围

（1）用于摄生延年　人到老年，各器官组织已趋老化，胃肠功能减退，消化吸收能力降低，一旦患病多属“虚症”。脾胃的功能十分重要，为后天之本。食用药膳正是以补益胃气、健补脾胃为先决条件，用药膳保健，强身无病，也就能延年益寿。

（2）用于预防疾病　应用药膳预防疾病，既包含着药物预防的效果，同时又起到扶助正气、增强人体抗病能力的作用。具有“祛邪”与“扶正”的双重意义。以药膳预防疾病的实践很多，如《本草纲目》中的胡萝卜粥，可用来预防高血压；用绿豆粥预防中暑；用羊肉粥增强阳气，预防入冬慢性气管炎发作。

（3）用于治疗疾病　药膳是食物和药物相须相使，能起到协同作用，如苁蓉羊肉粳米粥，既温补肾阳，又有温脾暖胃的效果。药膳既可单独用以治病，又可在急性病药物治疗的同时，作为辅助治疗，加速疾病的痊愈。如得急性肠炎、痢疾，可多吃些马齿苋粥、大蒜粥等，会收到药半功倍之效，早日康复。

（4）用于病后调理　人患病后，机体功能减退，胃肠消化能力降低，此时选用营养丰富、易消化吸收的药粥、汤羹等类药膳调理最为适宜。如高热病后，可选用养阴清热药膳调理；患慢性腹泻病，经常食山药粥、薏苡仁粥，疗效亦佳。

2. 注意事项

（1）定时定量　在食疗药膳中，因经加工，色美形佳，味香爽口，免去了服药苦口，人们乐于接受。因此，应注意适量为宜，有所节制，定时定量，科学安排，方能提高疗效，增加营养，有益健康。

（2）平衡膳食　是指种类齐全、数量充足、比例适当，根据药食性味功能，按人体质病证需要，搭配恰当，统筹兼顾，扬长避短，互为补充，食物全面，营养平衡，发挥药膳平衡食疗健身的作用。

（3）禁忌　即通常所说的“忌口”，主要根据病情和所服药物性质而定。根据病情是指因进食某些食物而影响疾病的治愈，一般来说，食疗药膳时，凡生冷、油腻、黏滞、腥臭等不易消化的食物，应避免食用。根据药性是指在服用某些药膳时，不可同食功能与之相抵触的药膳，这就是药性与疾病症候相宜。另外，还要遵循中药药物配伍禁忌的各项要求。

（4）烹调制作要求　药膳的烹调制作，除以饮食烹调应具有的色味形之外，还应特别注意保持和发挥药膳的有效营养成分和在治病强身方面的独特功效。在重视药膳功效的前提下，兼顾味觉的可口。①药膳的形式以汤为主，使有效成分溶于汤中，发挥其功效。②药膳的加工方法以炖、煨、蒸为主，使药食在较长时间的受热过程中，最大限度地释放出有效成分。

（三）常用滋补强身药膳

1. 补血药膳

补血，就是因血虚证所致全身虚弱、血液亏虚、脏腑百脉失养。肝藏血、脾统血、心主血，故血虚证与心、肝、脾三脏甚为密切。又因肾主骨藏精，精血可相互化生，血虚与肾也有关系。血虚证多表现为面色萎黄，唇甲苍白，头晕目眩，心悸不眠，妇女月经后期量少色淡甚至闭经等。临床上血虚常伴有气虚症候，且“气能生血”，故每于补血时常配补气之药食，使“气旺则血生”。具有补血作用的食物多能补血养肝、补心益脾，适用于心血亏虚及肝血不足、心脾两虚等。常用的补血食物有鸡肉、鸡血、猪血、羊肉、猪肾、猪蹄、猪肚、龙眼肉、桑葚等，常与补血食物配伍的中药有当归、阿胶、熟地黄、首乌、枸杞子等。

◆阿胶粥

原料：阿胶 15 g，粳米 100 g。

制作：将阿胶捣碎，粳米煮粥后入阿胶稍煮，搅拌令烊化即成。

用法：每日早晚餐温热服食。

功效：养血止血，滋阴润肺。

来源：《奇方类编》。

◆何首乌煨鸡

原料：何首乌 30 g，母鸡 1 只，食盐、生姜、料酒各适量。

制作：

(1) 将何首乌研成细末备用。

(2) 将母鸡宰杀后去毛及内脏洗净，用布包何首乌粉，纳入鸡腹内，放瓦锅内，加水适量，煨熟。

(3) 从鸡腹内取出何首乌袋，加食盐、生姜、料酒适量即可。

用法：食用时，吃肉喝汤，每日 2 次。

功效：补肝养血，滋肾益精。

来源：《验方》。

◆归参山药猪腰

原料：当归 10 g，党参 10 g，山药 10 g，猪腰子(猪肾)500 g，酱油、酱丝、蒜末、香油、醋各适量。

制作：

(1) 将猪腰切开，剔去筋膜臊腺，洗净；将当归、党参、山药装入纱布袋内，扎紧口，一同放入沙锅内；加水适量，清炖至猪腰熟透，捞出猪腰，冷却后，切成薄片，装盘。

(2) 将酱油、醋、姜丝、蒜末、香油等与猪腰片拌匀食用。

用法：佐餐食。

功效：养血，益气，补肾。

来源：《大众药膳》。

◆蜜饯姜枣龙眼

原料：龙眼肉 250 g，大枣 250 g，蜂蜜 250 g，姜汁适量。

制作：将龙眼肉、大枣洗净，放入锅内，加水适量，武火烧沸，改用文火煮至七成熟时，加入姜汁和蜂蜜，搅匀，煮熟，待冷装瓶封口。

用法：每次吃龙眼肉、大枣各 6～8 粒，每日 3 次。

功效：健脾益胃，滋补心血。

来源：《食疗百味》。

◆当归牛腩

原料：牛腩 750 g，当归 25 g，水发香菇 25 g，冬笋 150 g，猪骨汤 750 ml，花生油 50 g，蒜末、姜末、绍酒、白糖、酱油、味精、胡椒粉、芝麻油各适量。

制作：将牛腩洗净，下沸水锅煮 20 分钟捞出，切块，冬笋切块，当归用纱布包好，锅置旺火上，下花生油烧热，先投入蒜末、姜末煸炒片刻，再放入牛腩、冬笋、香菇，加绍酒、白糖、酱油翻炒 10 分钟，然后倒入猪骨汤，待烧沸时，一并倒入沙锅内，加当归，置于微火上焖 4 小时至肉烂汁黏时离火，捡去当归，加味精调味，淋上芝麻油，撒上胡椒粉即成。

用法：佐餐食。

功效：养血活血。

来源：《百病食疗大全》。

2. 补气药膳方

补气就是对气虚证进行药膳滋补调整。气虚是指机体各脏腑功能的衰减，常由久病体虚、劳累等所致。主要是调理肺脾二脏的功能，肺主一身之气，脾为后天之本、气血生化之源。肺气虚则少气懒言，动则气喘，易出虚汗；脾气虚则食欲不振，脘腹胀满，大便溏泄，甚至浮肿、脱肛。肺脾气虚均表现为四肢无力，易于疲倦，舌质淡、苔白润，脉缓弱无力等。凡中医辨证属气虚者，均可选补肺益脾的药膳食疗。常用的补气食物有鸡肉、鸡蛋、鹌鹑肉、鸽肉、猪肉、猪肚、羊乳、牛奶、大枣、山药等。常与食物配伍的补气中药有人参、党参、黄芪、白术、茯苓、薏苡仁、莲米、芡实等。调味品有蜂蜜、生姜、大蒜、葱、辣椒、花椒、胡椒、豆粉、料酒等。

◆补虚正气粥

原料：黄芪 30 g，人参 10 g，粳米 90 g，白糖适量。

制作：

(1) 将黄芪、人参切片，再冷水浸泡半小时，入沙锅煎沸，煎出浓汁后将汁取出，再向参、芪锅中加冷水如上法再煎，并取汁。

(2) 将一、二煎药汁合并后再分两份，早晚各用一份，同粳米加水煮沸，粥成后加白糖。

用法：每日早、晚餐空腹食用。5日为1疗程。

功效：大补元气，健脾胃。

来源：《济家新编》。

◆人参菠菜饺

原料：人参5 g，瘦猪肉500 g，菠菜750 g，面粉3000 g，生姜、葱、胡椒粉、酱油、香油、食盐各适量。

制作：

（1）将菠菜清洗干净后，在木瓢内搓成菜泥，放入适量清水搅匀，用纱布包好挤出绿色菜汁，待用；人参研成细末，过筛待用。

（2）将猪肉用清水洗净，剁成茸，加食盐、酱油、胡椒粉、生姜末拌匀，加适量水搅成糊状，再加入葱花、人参粉、香油拌匀成馅。

（3）将面粉用菠菜汁搅和均匀，如菠菜汁不够用可加点清水揉匀，使表面光滑为至。然后加肉馅做成饺子。

（4）待锅内水烧开后，将饺子下锅煮熟后即可。

用法：佐餐食。

功效：补气养神。

来源：《普济方》。

◆黄芪汽锅鸡

原料：黄芪片20 g，子母鸡1只，葱、生姜、食盐、料酒、味精、花椒水各适量。

制作：

（1）将子母鸡宰杀后，去毛和内脏，剁块，放入沸水锅内烫3分钟捞出，洗净血沫，装入汽锅内；加入葱、姜、食盐、味精、料酒、花椒水等。

（2）将黄芪片洗净，也放入汽锅内，盖上盖，上笼蒸3小时取出，捡去葱、生姜、黄芪即成。

用法：佐餐食。

功效：补中益气，补精，填髓。

来源：《太平圣惠方》。

◆牛肉北芪浮小麦汤

原料：鲜牛肉250 g，北芪30 g，浮小麦30 g，淮山药15 g，生姜6～9 g，大枣10枚，盐等调味品适量。

制作：将以上几味洗净，放沙锅中加入水煮开，加盐及适量调味品，文火煮至牛肉熟烂。

用法：饮汤食肉。

功效：益气固表，和营止汗。

来源：《补品补药与补益良方》。

◆参芪虫草乳鸽

原料:人参 3 g(或党参 15 g),黄芪 15 g,茯苓 15 g,白术 9 g,陈皮 6 g,冬虫夏草 6 g,乳鸽 1 只,食盐、味精各适量。

制作:

(1) 将乳鸽去毛和内脏,洗净。

(2) 与上述各味药一起置大碗内,加适量水,置蒸锅内隔水炖至乳鸽熟。加少量食盐、味精。食鸽肉,饮汤。

用法:佐餐食。

功效:补肺、脾、肾,止嗽平喘。

来源:《验方》。

3. 滋阴药膳方

阴虚体质多为肺、肾、胃阴虚。主要症候有干咳少痰、短气喘息、口燥咽干、午后低热、五心烦热、潮热盗汗、舌红少苔、脉细数等。肾阴虚主要表现为头昏耳鸣、眩晕目眩、牙齿松动或疼痛、口燥咽干、腰膝酸痛、失眠多梦、遗精早泄、性欲亢进、颧红目赤、苔少、脉细数。肺肾阴虚患者多消瘦,且伴有一系列虚热内扰之症。用食疗药膳时,应具有针对性,有所侧重。肺阴虚者多选用鸭子、龟肉等食物,并配合应用沙参、麦冬、冬虫夏草、川贝母、百合、银杏等中药以滋阴液、润肺燥。肾阴虚者多选用猪肉、龟肉、鳖肉、猪脊髓、猪脑髓等食物,并配合应用女贞子、枸杞子、天冬、熟地黄等中药以滋养肾阴、填精补髓。

◆白及冰糖燕窝

原料:燕窝 10 g,白及 15 g,冰糖适量。

制作:燕窝制如食法,与白及同放锅内,加水适量,隔水蒸炖至极烂,滤去滓,加冰糖适量,再炖片刻即成。

用法:每日服 1～3 次。

功效:补肺养阴,止咳止血。

来源:《百病饮食自疗》。

◆龟羊汤

原料:羊肉、龟肉各 100 g,党参、枸杞子、制附片各 10 g,当归、姜片各 6 g,冰糖、料酒、葱、味精、胡椒粉、熟猪油各适量。

制作:

(1) 将龟肉用沸水烫一下,刮去表面的黑膜,剔去脚爪洗净;羊肉刮洗干净;两者同时下锅煮开 2 分钟,去掉腥味捞出,再用清水洗净,然后均切成方块。

(2) 党参、枸杞、制附片、当归用水洗净。

(3) 锅置旺火上,放入熟猪油,烧至八成熟时,下龟肉、羊肉煸炒,烹入料酒,继续煸炒,炒干水分,然后放入沙锅,再放冰糖、党参、制附片、当归、葱节、姜片,加清水 750 g，再用旺火烧开，再移至小火上炖到九成烂时，再放入枸杞子，继续炖 10 分钟左右离火，去掉葱、当归，放入味精、胡椒粉即成。

用法：每日 2 次，佐餐食。

功效：滋阴补血、补肾壮阳。

来源：《民间验方》。

◆八卦汤

原料：净龟肉 250 g，麻油 15 g，调料适量。

制作：龟肉剁成 1.5 cm 宽、3 cm 长的块，葱白切段，姜拍破，先放入烧热的猪油锅内炒 1 分钟，再下龟肉、麻油爆炒 8 分钟，加精盐，清水 450 ml，入沙罐内，用大火煨 2 小时至汤汁稠浓、香味喷出，调味精，食肉饮汤。

用法：每日 1 次，连用效佳。

功效：润肺柔肝，滋阴补肾。

来源：《食药佳肴》。

◆山药玉竹白鸽汤

原料：白鸽 1 只，山药、玉竹、麦门冬各 15 g。

制作：将白鸽取肉切小块，与后三者同加水煎汤至肉熟。

用法：饮汤食鸽肉。

功效：养阴，滋液，止渴。

来源：《食疗本草学》。

◆枸杞地黄酒

原料：枸杞子 1200 g，生地黄汁 2000 ml。

制作：上二味药，每以 10 月壬癸日，先以好酒 1400 g，于瓷瓶内浸 21 日，开封再加入地黄汁不犯生水者同浸，勿搅，以纸 3 重封头，候至立春前 20 日开瓶。

用法：每日空腹温饮 1 杯。

功效：适用于精血虚损之症，有延年益寿之功效。

来源：《圣济总录》。

4. 壮阳药膳方

阳虚体质者和气虚体质一样，多表现为身体活动能力的衰减，然气虚者多无畏寒表现，阳虚者则有畏寒之症状。而且阳虚又以肾阳虚为多见，主要表现为头昏目眩，腰膝酸软，形寒肢冷，小便清长，余沥不尽，夜尿频多，性功能减退，阳痿早泄，不孕不育，舌苔白润，脉虚弱无力等。皆为阳虚不能温煦所致。当以温补肾阳为主。常用的食物有狗肉、羊肉、鹿肉、狗鞭、鹿鞭、牛鞭、猪肾等。常与之相配伍的中药有附子、肉桂、菟丝子、淫羊藿、肉苁蓉、韭菜子等。

◆双鞭壮阳汤

原料：枸杞子 10 g，菟丝子 10 g，肉苁蓉 6 g，牛鞭 100 g，狗鞭 10 g，羊肉 100 g，

母鸡肉 50 g，花椒、老生姜、料酒、味精、猪油、食盐各适量。

制作：

（1）将牛鞭加水发胀，去净表皮，顺尿道对切成两块，用清水洗净，再用冷水漂 30 分钟；将狗鞭用油炒酥，用温水浸泡约 30 分钟，刷洗干净；将羊肉洗净后，再放入沸水锅内氽去血水，捞出凉水内漂洗待用。

（2）将牛鞭、狗鞭和羊肉放入锅中，加清水烧开，打去浮沫，放入花椒、老生姜、料酒和鸡肉；再烧沸水后，改用文火煨炖，至六成熟时，用洁净白布滤去汤中的花椒和老生姜，再用菟丝子、肉苁蓉、枸杞子用纱布袋装好放入汤内，置火上继续煨炖，至牛鞭、狗鞭酥烂时，取出药包不用，并将牛鞭、狗鞭、羊肉和鸡肉捞出，将牛鞭切成 3.3 cm 长的条，狗鞭切成 1 cm 长的节，羊肉切片，狗肉切块，然后将它们一起装在碗内，加味精、食盐和猪油调味即成。

用法：吃肉喝汤，既可佐食，又可单食。

功效：暖肾壮阳，益精补髓。

来源：《中药大词典》。

◆复元汤

原料：淮山药 50 g，肉苁蓉 20 g，菟丝子 10 g，核桃仁 2 个，瘦羊肉 500 g，羊脊骨 1 具，粳米 100 g，葱白 3 根，生姜、花椒、料酒、胡椒粉、八角、食盐各适量。

制作：

（1）将羊脊骨剁成数节，用清水洗净；羊肉洗净后，氽去血水，再洗净，切成 5 cm 厚的条块；将淮山药、肉苁蓉、菟丝子、核桃仁用纱布袋装好扎紧；生姜拍破；葱切段。

（2）将中药及食物同时放入沙锅内，注清水适量武火烧沸，打去浮沫；再放入花椒、八角、料酒，移文火继续煮，炖至肉烂，出锅装碗，加胡椒粉、食盐调味，即可食用。

用法：佐餐食。

功效：温补肾阳。

来源：《儒门事亲》。

◆冬虫夏草炖黄雀

原料：冬虫夏草 12 g，黄雀 2 只，生姜 2 片。

制作：

（1）将黄雀去毛和内脏，洗净，切块。

（2）将冬虫夏草、生姜片和黄雀块放入瓦锅内，加水适量，慢火炖 2～3 小时，以黄雀肉烂为度。

用法：将药和肉一起服食。

功效：补脑兴阳，填精益髓。

来源:《临床实用中药学》。

◆姜附烧狗肉

原料:熟附片 30 g,生姜 150 g,狗肉 1 kg,大蒜、葱各适量。

制作:

(1) 将狗肉洗净,切成小块;将生姜煨熟。

(2) 将附片放入铝锅内,先熬煎 2 个小时,然后将狗肉、大蒜、生姜、葱放入,加水适量炖煮,直至狗肉烂即成。

用法:可分多餐服食,一次不宜过饱。

功效:温肾散寒,壮阳益精。

来源:《验方》。

◆枸杞羊肾粥

原料:枸杞叶 500 g,羊肾 2 对,羊肉 250 g,粳米 250 g,葱白 5 g。

制作:将羊肾洗净,去臊腺脂膜,切成细丁;葱白洗净,切成细节;羊肉洗净;枸杞叶洗净,用纱布装好,扎紧;粳米淘净;再将它们一起放入锅内,加水适量熬粥,待肉熟、米烂成粥时即成。

用法:吃羊肾、羊肉,喝粥。

功效:补肾填精。

来源:《验方》。

复习思考题

1. 传统养生理论中"药食同源"的含义是什么?
2. 传统药食调理的特点和优势有哪些?
3. 药食偏性的基本理论有哪些?
4. 为什么服用药食可以达到养生的目的?
5. 辨证调理的科学内涵是什么?
6. 试述食物、传统药物和药膳之间的异同点。

主要参考文献

1. 刘占文. 中医养生学. 北京:人民卫生出版社,1989.
2. 黄良. 饮食养生探源. 北京:人民军医出版社,1993.
3. 吴深涛. 亚健康与中医养生方药. 北京:人民军医出版社,2006.
4. 黄兆胜. 中华养生药膳大全. 广州:广东旅游出版社,2005.
5. 赵霖. 辨证用膳. 科学养生,2006,(10):36-37.

6. 白珊.中医养生“药”与“度”.养生月刊,2009,(03):204-206.
7. 王晓婷.饮食养生十八法.晚霞,2006,(04):34.
8. 清品.古人饮食养生十经.健身科学,2005,(07):43.
9. 赵霖,鲍善芬.“寓医于食”防患于未然.中国食品学报,2008,(04):181-183.

（孔喜良）

第七章　精神与养生

【本章提要】

精神调养是我国传统养生的主要方法之一，养生三宝“精、气、神”，“精”是构成人体的物质基础，“气”是人体的生物功能，“神”就是精神，即一切意识、知觉、思维等生命活动的集中表现。神指人的社会心理活动产生情绪、情感、记忆、意志在个体上的外在表现。精、气、神三者相互作用，互为因果。中医认为“精满、气足、神全”是健康长寿的基石，反之，“精亏、气少、神疲”则是引起疾病和早衰的重要原因。本章从情志、道德、娱情、益智四方面阐述精神调养的基本知识和方法。

【学习目标】

1. 了解情志分类和情志产生的机制。
2. 学习常用的情志调节的方法。
3. 理解道德修养对于情志调控的主导作用。
4. 阐述书法、绘画、音乐、棋牌等活动对情志的调节作用。

人既是生命的有机体，又是人类社会的一员，人必须很好地适应自然环境和社会环境。在人的一生中，要不断地接受来自自然或社会环境的刺激而产生相应的情志反应和情感过程。人的自然生活和社会活动必然引起人的情感活动，这种情感活动又会进一步影响人的行为和身体功能。这些情感活动就是人的“七情六欲”。正常适度的情感活动是对身体健康有益的，过度的情感活动则是对身体有害的。本节主要介绍情感分类、调神养生及情绪调节的方法。

第一节 情志与养生

一、情志概述

情志是机体在心神的主导和调节下对客观事物的特殊情感体验过程。情志活动是反映人的主观欲望是否得到满足,而引起人体脏腑气血活动的外在行为表现。

（一）情志分类

情志的表现十分复杂多样,古代的情志分类方法主要有“七情”和“五志”,七情是指喜、怒、忧、思、悲、恐、惊,五志是指喜、怒、思、悲、恐。中医的七情、五志概括了人的情绪活动的基本状态,也包括了现代心理学所提出的喜怒哀惧的人类四大基本情绪活动形式。就性质而言,情志可以分成相互对立两端,如爱与恶、喜与怒、积极与消极等。喜是一种积极肯定的情绪,喜的心境有益于人的身心健康。但是,如果狂喜过度,则又可使心气涣散、神不守舍。怒是一种消极否定的情绪,但怒作为人的基本情感是人的完整心理结构的重要因素,从生物学意义上,怒是个体自卫方式,则具有保护自己不受他人侵害的积极意义。根据人的生理和社会需求,情感可分四类:原始情感、感知觉情感、自我意识情感和社会意识情感。

（二）情志的产生方式

情志属于“神”的范畴,情志产生是以心神为主导的意识活动,外界刺激是情志发生的必要条件,“知与物接而好憎生焉”。情志是人正常的心理活动的一部分,既以脏腑气血功能为生理基础,又属意向活动而认知的指导受社会环境、自然条件因素所制约。五脏精气充足、功能正常,则为认识活动和情感活动提供了良好的生理基础。心是五脏六腑之大主,精神之所舍,“所以任物者谓之心”,心在情志活动中始终起主导作用。情志活动是通过认知事物的折射而产生。在认知过程中,人们对作用于其事物的判断与评估符合自己的欲望时,就易于产生肯定的情志;反之,则产生否定的情志。情志对认知过程也常常起主导或推动作用。良好的情志状态使人对周围的环境事物易于发生兴趣,易于融洽地处理日常事物,产生正确的认识。不良的情志则使人感到事事枯燥无味,容易被激怒,当情志过激时,理智分析能力受到抑制,控制自己的能力减弱,还使人的认识活动范围缩小,不易产生正确的理性认识。人的需求是否得到满足,就表现为人的情感心理活动。人的需求包含了生理需求和社会需求两个方面。生理需求引起人的原始情感活动,社会需求引起人的高级情感活动。

（三）情志致病

七情是由外界刺激引起的人体固有的精神情志活动，同时，这种情志活动也可能因不良刺激作用而激化，导致体内脏腑气血功能紊乱，引起各种疾病。中医学将情志列为主要内因的病因，所谓“外感六淫，内伤七情”。喜怒哀乐本是人之常情，然而，反应过强、持续时间过长，就是反常的情绪，这种反常的情绪活动就是人体内重要的致病因素。积极的情绪活动是体内脏腑气血协调通利的反映，对维护人体的健康起着良好的作用。

人体消极的情志活动是脏腑气血功能异常而产生的外观变化。而这些异常的情志变化又可致使人体产生疾病。七情内伤可直接影响体内相应的脏器，使脏腑气机逆乱、气血失调，从而产生种种疾患。情志久蓄或反应过大是七情内伤的致病条件。正常情况下，人体对外界环境变化产生适应性和保护性的情志反应过程，这种情志变化是暂时的、可逆的，等情志稳定后即可恢复常态。只有当情志波动太过强烈、频繁，以致在时间和程度上超过人体生理限度才会引起脏腑、经络、气血的紊乱，导致疾病的发生。另一方面，自然和社会因素常常可通过多种形式影响人体，引起情志剧烈变动。如社会动荡、境遇变迁、意外刺激等形成特定的刺激物，使人随之产生七情六欲等情志变化。特别是爆发性或积渐性情志变化，常常是引起各种病患的重要原因。“范进中举”描述了范进情志久郁到狂喜的变化引起疯病的过程。“杞人忧天”则是反映了长期缓慢抑郁的情志变化引起的思维紊乱。

现代社会科学技术高速发展，随着计算机互联网引领信息爆炸的时代来临，人们时刻感受到各种各样的新异刺激和外界社会的压力。如果未能适应当下社会高速发展变化带来的强烈而持续刺激形成的巨大压力，必然引起各种身心疾病。现代医学研究表明，情志不稳定、精神紧张可以引起高血压、冠心病、动脉硬化、胃溃疡、肥胖症、免疫功能下降、抑郁症、孤独症等。所以，情志变异百病丛生。中医认为情志致病的机制有三个连续过程：扰乱气机、耗伤气血、损伤脏腑。人体正常生理活动就表现为气的正常活动，正常气的活动是升降出入平衡协调和通行无阻的。由于情志变化影响气的正常运行，使升降出入平衡失调，或运行不畅、阻滞不通，从而，引起各种疾病。《素问·举痛论》说：“百病生于气也，怒则气上，喜则气缓，悲则气消，恐则气下……惊则气乱，思则气结……”耗伤血气，神为气之主，气机被情志扰乱后，神的主宰气的作用受到影响，气血生化功能障碍，气血运行不畅，血失其所，郁而生火，耗伤阴血。损及脏腑，情志发病，首先作用于心神，继而累及相应的脏腑。怒伤肝、思伤脾、悲忧伤肺、喜伤心、恐伤肾。

二、精神养生法

情志是心神活动对外界自然和社会刺激的反应。而心是引起情志活动的内因。外界自然环境和社会环境的变化是不以人的意志而转移的，因此，调节情志变化应当从心开始，主动调节引起情志活动的内因。一是主观上回避各种不良的外界刺激，如儒家提出“非礼勿视，非礼勿听”和释家的“八戒”。二是内省心神，控制自己的主客观需求和欲望，使之在一个正常合理范围内。三是主动学习，提高对生命价值观的本质认识，达到觉悟和自由的境地。心藏神，欲安其神先安其心。心安理得神自安。调神之法在于养心安神，清心寡欲，静坐沉思，调吸吐纳。

（一）养心安神

神是人体脏腑气血活动的外在表现，神反映人体精气是否充足，《素问·移精变气论》说：“得神者昌，失神者亡。”说明神的重要性。那么如何养护我们的精神？养神的方法很简单，就是减少神的过分活动，即劳神。心是神的主使，心有所想，神即所往，这就是走神。因此，养神要从心开始，心静气闲则神有所守，就是安神。养心安神是调神养生的主要原则，各种具体的养生锻炼方法都是遵循这一基本原则。如闭目养神、静坐、冥想沉思、意守、祝融、内视、中药等养生方法都有养心安神的作用。闭目养神是最简单有效的养神方法，只要闭上眼睛就可以养其精神。眼睛是心灵的窗户，神的表现就集中体现在眼睛的活动上。双眼炯炯有神就是形容人的精神面貌。闭目是主动切断了外界传入的视觉信息，减少视觉反射活动而产生的气血活动的消耗。闭目养神可以保护眼睛、提高大脑的功能、减少体能消耗、提高大脑内氧供应量。闭目养神可以在工作中间隙进行，也可以专门练习。可以简单闭眼养神，也可以与静坐、冥想、站桩等静态姿势练习活动结合进行。闭目养神是保持精神状态的保健方法，在精气神充足的状态下要经常进行练习。闭目养神是一种似睡非睡的状态，一般采取坐姿或站姿为佳。每次闭目 1～2 分钟，工作 1～2 小时可以考虑闭目养神休息 5 分钟。不要在神疲乏力、劳累困倦后再练习闭目养神，这样容易睡着而对身体有害无益。

（二）清心寡欲

要养神先养心，养心无他法唯有“静心”，静心就是不动心，所以，清心寡欲是养心的首务。古代养生家孙思邈在精神调养提出“十二少”，即少思、少念、少欲、少事、少语、少笑、少愁、少乐、少喜、少怒、少好、少恶行，在生活实践行为上表现为“清心寡欲”。其中，思、念、欲、喜、愁等都是属于“心动”的意识活动，而事、语、笑、乐、怒、好、恶行等都是在“心意”指挥下的费神劳形的躯体活动。思念是一种长时记忆意识活动，“久思伤脾”，脾伤则气血生化不足，神失所养。欲和喜是一种短时兴奋性的刺激，“喜旺伤心”，过喜纵欲则气散神疲。愁是一种低下消沉的焦虑体验，“悲愁伤肺”，肺伤则气虚，气虚则神去。我们可以看到“愁一愁，白了头”和“少年不知愁滋味”冰火两重天。任事、多语、笑乐怒、拥好、恶行等都是费神伤生的行为活动。事的本意是用手举着一个旌旗标志，具有指示的意思，任事就是担任领导职务或工作，少事的意思是少管闲事，不在其位，不谋其事，不做自己不能胜任的事。语言是表达思想的工具，古人对语言很敬重，主张“言必信，行必果”，“君子一言，驷马难追”，否则就是假语村言，言多必失。语就是说话的动作，说话时间长久会伤人的肺气和精力，所以，有“沉默是金”。“笑一笑，十年少”说明愉快的心情对于健康的重要。但是，大笑本身是一种强烈的反射性的激烈情绪体验，笑得不能控制，笑不休等就是一种对身体有害的多笑。大笑的时候，全身的呼吸肌及其辅助肌群都持续反射性剧烈收缩和舒张，产生能量和氧气消耗是平时的几倍，大笑过后有人会有筋疲力尽的感觉。对于心脏功能不全的人，大笑容易引发心脏病发作。清心寡欲就是要在思想和行为上减少主观欲望需求，从内心保持平静的状态，这种状态称气定神闲，有利于养神。

（三）静坐沉思

静坐沉思是一种常用的调养心神的方法，古今中外许多养生手段和方法都包含有静坐沉思。静包括周围环境安静、身体保持固定静止状态、心情保持平静三种含义；坐是身体采用的低重心体位姿势，坐姿既可以保持身体平衡稳定，又可以保持头脑清醒和心情平静；沉思是一种身体状态，沉思时，一般将感觉注意在某种图像、某种声音、某种思想、某一个简单的物体、身体某个部位等，主要体会这种感觉而不必深究其意义。全身放松、大脑保持空净状态，没有任何现实世界杂念，达到深度放松、心灵空净、精神清晰。静坐沉思可以有效地缓解各种压力引起的肌紧张和高血压。沉思者表现为精神高度专一和深度肌肉松弛伴随脑电图呈现规则的α波。沉思时的能量消耗小于人体的基础代谢水平。所以，静坐沉思是一种良好的养神方法。

静坐沉思练习时，首先，选择一个安静房间，地板上放置一块软垫，盘腿端坐，双手轻轻放置在腿上，手掌心朝上，闭目静心入定，全身尽量放松，呼吸轻慢而长，意想身体松软轻如棉花，渐渐如空中白云，悠悠绵绵，极为舒适，飘然自得。每次练习 10～20 min，时间由短渐长。练习时要保持意识清醒，不可打盹，身体疲劳时不要做静坐沉思练习。

（四）调吸吐纳

用于养生方法调节呼吸运动过程称为调吸吐纳。中国养生功法特别强调呼吸的重要性。用口慢慢呼出体内浊气称为吐，用鼻慢慢吸入清气称为纳，呼吸运动就是吐故纳新。调吸是指调节呼吸的节奏和深度，中国传统养生常常将呼吸运动作为养生练习的主要手段。调吸吐纳法要求用鼻吸气、用口吐气，吸气和吐气都要求匀、稳、细、长、柔。匀是呼吸的气流量均匀，稳是呼吸气流的速度平稳，细是呼吸气量、流量小，长是呼吸的节律慢、单次呼吸延长，柔是指呼吸动作轻柔自然。一般调吸吐纳与静坐沉思、闭目养神法等其他养生功法一起练习，对呼吸吐纳的规定使其成为许多静功和动功的重要组成部分。调吸吐纳是通过呼吸动作的控制和调节练习，而提高肺主气和肾纳气功能。调气的作用就是调神。精、气、神是养生三宝，《寿世青编》说："神者气之子，气者神之母，形者神之室，气清则神畅，气浊则神昏，气乱则神劳，气衰则神去。"

三、调摄情绪法

调节情志是预防七情内伤的根本，调情志的原则是"和喜怒"、"节嗜欲"、"顺天时"、"畅性情"。"和喜怒"是指要适当地控制情绪化的冲动，避免大喜或大怒等爆发性情志变化。"节嗜欲"是从源头上切断情志的主观臆想，嗜欲是情志大变的种子，嗜欲强烈则得失之心沉重。"顺天时"是人要与自然的天性相适应，天道同人道，天意通人情。"畅性情"是指培养良好的性情，克服不好的情绪。

（一）心胸豁达法

遇事想得开，遇人礼让三分，平时心胸开阔、性格开朗、情绪乐观，少私欲，少忧虑，凡事都不强求，并保持良好欢娱的心情。所谓"宰相肚中能撑船"。《素问·上古天真论》说："美其食，任其服，乐其俗，高下不相慕。"表明思想纯正朴实，生活简单，不计较名利得失，保持乐观向上积极的生活态度。豁达的人从自己内心认识人生意义在于生活本身，平平淡淡才是真正的生活。

（二）精神放松法

精神放松法是通过轻松、愉快的、平和的良好情绪来调节身体过度紧张的状态。现实生活中，由于工作、学习以及社会环境的压力使人们的神经系统处于十分兴奋的紧张状态之中，人们常常表现出心率加快、血压升高、情绪紧张、尿频、出汗、呼吸困难等症状，这种状态称为"应激"。长期处于应激状态的人容易引起心脏病、高血压、失眠和焦虑的疾病。放松练习可以使人们迅速摆脱不良的情绪状态，改善人体的生理和心理应激水平。放松的方法有很多，首先，离开紧张的工作环境，可以做腹式呼吸，配合肌肉放松，默想轻松愉快舒缓的音乐旋律。

（三）节怒去火法

大怒伤肝，怒火不仅会伤害别人的感情，也会损害自己的健康。因此，要避免怒火中烧的剧烈情感的勃发。节怒去火法是指运用较好的疏导方法以降低发怒的爆发程度，使情绪的发泄不引发激烈的冲突和新的矛盾。自我节怒的方法有忍、避、让、谅、化五种，忍就是容忍别人的非故意的错误；避就是避开冲突的对方或场所；让是礼让别人，"退一步海阔天空"；谅就是原谅和宽恕对自己不利的行为；化是用幽默化解矛盾，大事化小，小事化无，消除怒火的原因。节怒去火法的运用是一种个人修养行为，不是在有怒火时临时采用的。因此，要认识怒的危害，怒百害无益，怒是无力、无能、无助的表现，平日里养成心平气和的为人处世的行为方法，遇事冷静，设身处地为别人着想，就可以发现微妙怒火之源，提前化解怒火于无形之中。

(四) 平心静气法

平心是中正平和的心境，静气是安静祥和的气息。前者指心，后者指肺，合者指脏腑身体的内环境和外面的自然及社会环境的和谐关系。人们在愉快而平静的情绪，心神处于最佳状态，食欲旺盛、睡眠安稳、精力充沛，学习、工作和生活有条不紊。《素问·上古天真论》说："恬淡虚无，真气从之，精神内守，病安从来?"平心静气就是恬淡虚无的状态，脏腑功能就能保持良好的运转状态，正气严守在体内，外来致病的邪气就没有机会入侵。

(五) 怡然自乐法

娱乐是调节情志的良方。音、体、美常常是娱乐的载体。良性的音、体、美刺激可以唤起人们美好的回忆和愉快的情绪。对美的事物的追求、陶醉和欣赏可以提高人的修养水平，使心有所寄托而平静。娱乐使人们享受美好生活和珍惜生活、热爱生活，养成良好的生活情趣和优良的生活品质。

第二节　道德与养生

道德是人类社会判别善恶人伦价值观的行为准则。中国传统养生非常重视道德的摄生作用，提出了"仁者寿"的道德价值观。董仲舒说："故仁人志士之所以多寿者，外无贪而内心清静，心平和而不失中正。""仁"者之所以能"寿"，是因为仁者具有"仁"的品德，在处世上就会胸怀坦荡、不忧不惧，以及具备"泰而不骄"(《论语·子路》)谦虚和乐的品质。对任何客观环境，都能通过自身的心理调节保持情绪的平静。道德是后天通过修身养性培养的。

一、修身

修身是指要加强自己个人的道德修养，《大学》里说："自天子以至于庶人，一是皆以修身为本。"这里修身即我们现在的思想品德的范畴。做好人不做坏人，做好事不做坏事，修身的根本在于"正心"，建立正确的思想和判断是非价值观。"正心"是修身的过程，它包括诚心、仁心、虚心、忠心、恒心五个方面。下面分别介绍"五心"的修为方法和养生作用。

(一) 诚心

诚心是能够诚恳客观地看待自己、他人或事物。所谓"欲正其心者，先诚其意。"什么是诚心呢?《大学》说："所谓诚其意者，毋自欺也。"所谓诚心就是不自己欺骗自己，即所谓君子独善其身。诚字是内明反省的学问，包括专一、安定、无私、明净的意义，即人们常说的真诚、真心的意思。对自己真诚就是人贵有自知之明；对人真诚就可以与人为善，与人为伴，得到别人的理解和支持；对事真诚就是尊重客观规律，实事求是。反之，人就会沦为自欺、欺人和被人欺的境地。《礼记·大学》说“欲修其身者，先正其心……欲正其心者，先诚其意。欲诚其意者，先致其知，致知在格物。”这里的“正心”有排除杂念、专心致志的含义，正心的基本要求是“诚”。《荀子·不苟》“君子养心，莫善于诚”的主张的确符合养生的要求，也是古代养生家所强调的内容。“此谓诚于中，形于外。故君子必慎其独也”，“富润屋，德润身，心广体胖，故君子必诚其意”。对自己不诚就会表现为自夸和自卑。

（二）仁心

仁是儒家的最高道德标准，本书借用为“仁爱”之心。鲁哀公问孔子“智者”寿长还是“仁者”寿长？孔子回答说：“智者仁者皆可以致寿。观世人凡气质温和者寿，质之慈良者寿，量之宽宏者寿，貌之重厚者寿，言之简点者寿。盖温和也，慈良也，宽宏也，重厚也，简点也，皆仁之一端。其寿之长，决非猛厉、褊狭、轻薄、浅燥者之所能及。”善和仁是人保持快乐的内在条件，《论语·学而》中道出：“君子坦荡荡，小人长戚戚。”《灵枢·本脏》论述：“志意者，所以御精神，收魂魄，适寒温，和喜怒者也。”唐代医学家孙思邈在《千金药方·养性序》中直言：“德行不克，纵服玉液金丹，未能延寿；道德日全者，不祈善而有福，不求寿而自延，此养生之大旨也。”孔子提倡“仁者寿”，而且以崇高约束自己德行，履行的行为，孔子五十而“读《易》三绝”，实践仁者理想。

（三）虚心

虚心是将学习作为人生的目标，对于知识世界的探索永远不会满足。《论语·而述》说孔子：“其为人也，发愤忘食，乐以忘忧，不知老之将至云尔。”这里的“发愤”，包括孔子的学习生活。学习可以使人忘掉饮食，摆脱人生困扰，进入至乐境界。孔子把学习作为重要的人生目标，这就赋予生命更高的价值追求。人生的意义要在学习实践中逐步获得。所以，要想提高生命的价值，获得人生的享受，就必须不间断地学习，使对知识的摄取与生命价值的提高相辅相成。事实证明，那些学而不辍的勤奋人士所享受的人生之乐，远远较普通人持久，能使生命之树长青不衰。虚心就是不断地接受新生事物、学习新知识，这样的人就永远有一颗年轻的心。

（四）忠心

忠心是指对于自己信仰的人或价值观保持不变。从大处上讲是忠于自己的祖国、人民和信仰，从小处着眼就是对自己的父母、妻室、子女、朋友等要尽到应有的责任。一个忠心耿耿的人能够得到大家的拥护和爱戴，他（她）将拥有一个良好的社会环境和家庭环境，在这个环境中他（她）将生活得美满幸福。忠心是一种良好的美德，它也是一种持久的感情寄托方式，具体表现可以因对象而不同，对国家忠，对父母孝，对朋友信，对妻子（丈夫）爱，对子女慈。忠心也是一种无私奉献的高尚情操，忠心的人值得信赖，而信誉又是人生价值的最终目标。

（五）恒心

恒心是指恒久之心。恒心可以解释为平常心和意志力。平常心是一种处变不惊、心如平镜的心境。镜子具有成像的功能，镜子可以照见静止或运动的物体，在照镜子时，镜子本身必须是静止不动才能看清。心也是一面镜子，心动了就会失去判断能力。恒心也是指人的意志力。在修身的过程中，要“不以小善而不为，不以小恶而为之”。做一件好事并不难，难就难在天天做好事，不做坏事。俗话说：“有志者事竟成”，这个“志”就是远大恒久的志向，就是恒心。恒心是一种平静持续长久的情感力量，有恒心的人能够减少外界诱惑性刺激，克服各种不良的习惯，能够更有规律的生活。

二、养性

养性就是培养良好的性格品质。儒家用温、良、恭、俭、让五字来形容孔子的性格品质，同时教人做人的道理。温：是绝对温和的态度；良：是善良的、有道德；恭：是严肃恭敬；俭：是节俭不浪费；让：是谦让友好。培养良好的性格品质有助于身心健康。养性的具体方法可包括以下六个方面：清静、和顺、乐观、制怒、忘忧、节虑。

（一）清静

清静是指心要保持清澈和平静。老子的守“静”思想，其主旨是保持心灵自然纯真。运用于养生理论即为“虚静”、恬淡修养，“服蔷抱一”的体道养生。老子以守“静”为养生宗旨，老子强调守静的目的是保持身体和精神合一。明确提出“静为躁君”、“清静为天下正”。《道德经》第十六章提出“夫物芸芸，各复归其根。归根日静，是谓复命”。老子强调守静养生，其主张是“致虚极，守静笃”，“虚其心，实其腹”。还要隔绝外界对人的一切名利声色诱惑，即“塞其兑，闭其门”，《老子·第十章》：“五色令人目盲，五音令人耳聋，五味令人口爽，驰骋田猎令人心发狂，难得之货令人行妨。是以圣人为腹而不为自，故去彼取此。”少说、少视、少听、少妄作妄为，如此才能使心灵渐归虚空寂静状态。要保持天性的“守静”，身心圆融于道境，就可以长生久视。

（二）和顺

和顺是顺应天时、地理、人和的变化规律。老子指出：“人法地，地法天，天法道，道法自然。”本质就是“人法道，道法自然”，什么是“道”呢？道就是天地万物本来的、自然而然的原初状态和其自身固有的运行规律。人作为“道”之所生、“道”之所化的存在物，按照“道法自然”的原则，人的一切活动包括养生活动都必须遵循自然规律，若违背了自然规律，则“莫能终其天年”。《灵枢·海论》中也说

"得顺者生，得逆者败。知调者利，不知调者害。"即一个若能顺应人体的内在运动规律，便可以通过养生修炼获得生命的健康长寿；反之，若违反身体的运行规律，则会损害自身的健康。因此养生首先就得顺应自然规律，只有顺应自然，才能"负阴而抱阳，冲气以为和"，人才能健康长寿。

（三）乐观

乐观是有一个积极的人生处世态度。快乐是有益健康的。一般来说，快乐的人大多性格开朗、心胸豁达、善良温和，心理上具有安全感、满足感和幸福感。追求快乐是人的天性，但是，快乐的本质是人的需要和欲望是否得到满足，如果不能满足就是不满、不快乐。长期不快乐就是郁郁不乐，中医认为久郁伤肝。不快乐会影响人体的气机，郁则气结，郁久生火，火伤阴精，从而导致人体气血运行紊乱、脏腑功能失常。快乐又是人的内心感受，真正快乐的人称为达人，即社会贤达。"质直而好义，察言而观色，虑以下人，在邦必达，在家必达。"《论语·颜渊》我们发现淳朴的人很天真快乐，这种快乐不是来源于外在的物质刺激，而是来自于内心世界。"知足者长乐"也是知足者长寿的注脚。

（四）制怒

怒是一种愤恨爆发性情绪体验。发怒时，情感难以驾驭，人的气血激荡，血涌上头，使血压升高，心情久久难以平息。每每发怒都是对机体健康极大的伤害，大怒伤肝。因此，制怒是人生学养的重要环节。人的社会性决定了人必须与其他人一起共同学习、工作和生活，要与别人和平相处就必须加强自身修养，做到严于律己、宽以待人，能容人之短。"忍"是节制愤怒的好方法，孔子说："小不忍则乱大谋"，既是谋事策略，也是养生之道。忍的方式有很多，如"沉默是金"、"难得糊涂"、"吃亏是福"、"退一步海阔天空"等。在争吵的时候，不妨闭嘴冷静想一想，仔细查一查问题的根源，就是沉默是金。太聪明的人有时会聪明反被聪明误，不如难得糊涂，在非原则问题上处世方式可以糊涂一点，比较省心。在利益面前能够让而不争，吃亏是福。

（五）忘忧

忧是一种焦虑紧张情绪体验。"人无远虑，必有近忧"，当人们遇到暂时解决不了的问题时，就会产生忧虑的情感。忧虑是一种人之常情。但是，过度的忧虑却是对健康有害的。当人忧虑的时候，就会茶饭不思、夜不成寐，所谓"忧思伤脾"。消除和忘却忧虑是养生过程中重要的方面。如何做到少忧虑呢？首先要做到问心无愧，常言道"不做亏心事，不怕鬼敲门"。诚心待人、认真做事是为人处世的基本法则。"谋事在人，成事在天"，减少不必要的忧虑。更不要杞人忧天。过去的事就让它过去，未来的事就等待未来，现在的事就现在做，做事但求过程不求结果和个人得失，就能做到少忧和忘忧。超脱是思想上把事情看淡一些，超出现有的不良心情环境。

（六）节虑

虑的意思是思虑，思虑是人类认识世界和探索未知的思维方式。“学而不思则罔，思而不学则殆”。人们解决问题时，心思缜密活动，反复推敲，以找到事物之间的因果联系和内在机制。没有思虑就没有人类的科学技术进步。大脑在思虑时，50%的血液都会集中流向大脑。因而，过度的思虑则对身体健康是有害的，中医认为，思虑可耗伤心神，使心血不足，心神失养，失眠多梦。甚至大量的高强度的思虑可能导致过劳死。所以中医认为，精、气、神是养生三宝，节虑的作用就是减少神的消耗，即不劳神。节虑的方法有很多，首先，事情有轻、重、缓、急、难、易之分，个人的能力和才气有大小不同，思虑问题要有所选择，量体裁衣，要与自己的能力相适应。其次，虚心学习和请教能人可以减少不必要的思虑。最后，解决实际问题和具体问题，生活本身和时间流逝可以消除心中的思虑。

三、“仁者寿”

“仁者寿”源于《论语·雍也》：“子曰：知者乐水，仁者乐山，知者动，仁者静，知者乐，仁者寿。”说明智慧和善良的人像水一样活泼快乐，像山一样稳重长寿。仁者寿是不可争辩的事实，但是，仁者寿的原因有很多，除生活必需的物质条件外，仁者寿的主要原因有以下几个方面：德高望重、操持稳重、老有所养、老有所为、老有所乐。

（一）德高望重

有德者可以长寿，是自古以来人们的共识。重视道德修养、乐于助人，能够永远保持最佳精神状态。《孟子》说：“爱人者，人恒爱之；敬人者，人恒敬之。”《礼记》说：“大德心得其寿。”在古代，有德的人就有许多人追随，人民拥护，生活和谐，国家兴旺发展。孙思邈的《千金要方》中说：“养性者，欲所习以成性，性自为善。不习无不利也。性既自善，内外百病皆悉不生，祸乱实害亦无由作，此养生之大经也。”养德是养生的首务，养德既能防病又能避祸。

（二）操持稳重

有德的人在社会生活和经济行为上表现为操持稳重，不骄不躁，循序渐进。有德的人在考虑问题上能够从大处着眼，在解决问题上则会从小处着手。有德的人不一味追求物质生活，以节俭生活为修德的内容，不会陷入个人的财务危机，以保证自己生活有自立经济能力。有德的人能够集思广益，作出正确的决策，避免重大的失误危险。有德的人能够由自己的道德、学识、生活经验形成正确的价值观，看问题更能够透过现象直达本质，从而有效解决各种问题，保证生活平静和平安。

（三）老有所养

老有所养也是每一位老人的需求和心愿。有德的人在老年时期比较易受到子女供养和晚辈的尊敬。养老敬老是中华民族的重要美德，有德的人能够施惠于人，也必然得到良好的回报。老有所养包括有德的老人在物质生活和精神生活方面都有所保证。物质生活包括衣、食、住、行等各个方面的经济保障，精神生活则是爱情、亲情、友情等方面的精神寄托。

（四）老有所为

有德即有为，在退休以后，有德的人依然能够运用自己的才能和知识服务于社会，与社会保持密切的联系。年轻人十分需要有德的人的正确思想和工作经验指导。当有德的老人与晚辈们保持密切联系，受到晚辈的敬重，会使他们也有一个快乐、健康、年轻的心态。老有所为可帮助老年人实现自我价值，有益于老年人的身心健康。

（五）老有所乐

老有所乐是老年人能够拥有快乐的晚年生活。快乐可以来源于对精神文化生活的追求。老年人有充足的时间参加各式各样丰富多彩的活动，如书法、绘画、音乐、舞蹈、养宠物、种花、下棋、打牌等，所有参加这些活动的老年人因为共同的兴趣和爱好走到一起，形成一个新的社交圈，大家平等友好相处，相互学习、相互帮助，其乐融融，“乐而忘忧，不知老之将至”。

第三节　娱情与养生

文化生活是人类精神生活的重要组成部分，中国传统精神文化修养体现在“道”、“德”、“仁”、“艺”，《论语》说：“子曰：志于道，据于德，依于仁，游于艺。”这个艺包括礼、乐、射、御、书、数六艺的内容。不学艺，就没有情趣，生活就会变得单调枯燥无味。文娱养生就是通过参与各种文娱活动，愉悦身心，调畅情志，运动关节，疏通血脉，修炼性情的养生方法。

一、书法

书法是汉字书写艺术。汉字是方块字，一个汉字由许多笔画组成，古人都是用毛笔写字，要写一手好字是不容易的事情。书法能反映写字者的文化修养，所谓“字如其人”。因此，许多读书人把写字本身作为修养性情的必要功课来做。书法艺术能给人愉悦，陶冶情操，培养意志力，聚集朋友。在学习书法的过程中，写字者要全神贯注、平心静气地进行书法练习，这种专注有助于养神，写字手的肢体运动是静中有动，有助于养精、气。书法艺术可以赏心悦目，经常观摩、临写书法作品可以满足求知欲，提高审美水平。因此，学习书法是有助于人的身心健康的。书法艺术的特点是易学难精，艺无止境。易学是谁都可以从摹写、临帖开始学习书法，或欣赏书法作品，难精指学到能够独立完成书法作品是一件不容易的事情。

（一）永字八法

执毛笔的方法是用拇指、食指、中指捏住笔杆，用无名指指甲和小指从内下向外上顶住笔杆，指头捏紧，手掌空虚。即执笔要领是指实掌虚。掌握好执笔后就能有效地控制手中的笔，随意地提、按、运、走、转动笔锋，完成书写练习动作。毛笔字书写的完整全过程包括起笔、行笔、收笔的笔画。起笔藏锋，是逆势起笔的方法，能够使笔墨饱满、笔力雄健；行笔中锋，是指笔在纸上行走的时候，笔锋要在笔墨中间运行，使笔画的两边着墨均匀圆润；收笔要回锋，收笔是笔画结束时的提、按、回的处理方法，回锋收笔与起笔藏峰构成有始有终的呼应。汉字是由基本笔画组成，前人总结了八种基本笔画分别是：点、横、竖、撇、捺、钩、挑、折。而“永”字一个字就包含有这八种基本笔画。因此，学写字要从基本笔画入手。在八种笔画中，“横”是汉字中出现最多的笔画，“横”画也是汉字的横梁，左低右高，向上取势，一个字有多个横时，要写的大小、长短、形式不同，体现生动。“竖”是汉字顶梁柱，竖要写正直。“点”是字的眼睛，点要侧向，有顾盼之神。“撇”是字的手肢，应当舒展自如。“捺”是字的手势，有如甩动的长袖。“钩”是字的足跟，要健壮和尖锐。“提”是字的指尖，要轻快短触。“折”是字的肱股肘膝，转折亦方亦圆。

掌握基本笔画的写法后，就要学习字的结构，汉字的种类很多，有独立字和部首结合之分。独立字的书写要求，重心稳定、疏密均匀、主笔突出。部首结合字有左右结构、上下结构、包围结构、背向结构等。具体字体则表现为大、小、长、短，偏、斜、疏、密，堆、积、重、并，向、背。了解每个字的结构特点，在书写该字时，各种笔法运用就能够自如恰当。

（二）真、隶、行、草、篆

学书法有一定法度和循序，一般来说，先学习楷书、隶书，再学习行书，最后学习草书和篆书。楷书是写字的基本功，也是实用的书写字体。楷书的基本功练好了，再学习其他书体就容易了。行书是介于楷书和草书之间的书体，具有实用和审美价值。隶书、草书和篆书则都属于非日常使用的艺术字体范畴。

楷书又称“真书”、“正书”，它是从隶书、章草演变而来。现代使用的正楷字就是以楷书为蓝本规定的。楷书其形体方正，笔画平直，点画清晰，用笔平稳，搭配均匀，通篇整齐。楷书是学习书法的根基。学楷书又可根据个人性格喜好选学不同的书家，“颜筋、柳骨”是颜真卿和柳公权的书写风格。颜体字在用笔易方为圆，寓巧于拙，不折不顿，圆劲雄重，朴拙老辣，锋芒外露。柳公权的字结构紧凑，清瘦古淡，干净利落，凝聚有力。临摹和书写楷书可以培养专心、恒心、耐心、静心的性格品质，做到心正身正字自正。

隶书是秦汉时期的公文体，它是由篆书简化演变而来的。隶书的特点是扁方横势、左右分展，起笔蚕头、收笔燕尾，变弧为直、笔含提顿，布列均匀、平中寓奇。学习隶书要从临摹汉隶入手。各种隶书碑帖的字表现出古朴厚重、飘逸秀美、峻峭严谨、方劲沉雄的风格，使人的灵魂得到洗礼，有心旷神怡、穿越时空的审美升华感觉。隶书的结构比楷书简单，一般可以很快地掌握隶书的书写方法，并且开始创作一件自己的书法作品。

行书是介于真书与草书之间的一种书体，它是非真非草，真草兼得，是使用方便的一种书体。行书具有真书的易认和草书的美感，具有独特的艺术魅力。行书的特点是笔走行速，真草相间，参差错落，弧多于直，笔意流畅。书写行书要胸有成竹，意在笔先。行书是能够自由表达和交流思想感情的书体形式。

草书是书写快捷的笔画连写的书体。草书自由放纵、活泼飞舞、变化丰富、一气呵成。草书是书法艺术的精华所在，草书有章草、今草、狂草之分。章草是由隶书简化而来，字体独立而不连接，汉大臣杜度用它来写奏章，所以，后人称为章草。今草是在章草的基础上加快行笔，增多环钩假借变化形成的书体。狂草又称“大草”，比今草更加简便快速，奔腾放纵，笔势连绵回绕，字形变化繁多，大有奔驰不羁，一气呵成的气势。古称为“一笔书”。学习草书，先从章草入门，习默草字诀，辨认草字，方能登堂入室。草书运笔如行云流水，如流如注，它能呼应思绪泉涌，心潮澎湃，跌宕起伏。所以，文人墨客都以草书为书法之圭臬。学书能学到草书阶段，是养生的一种境界。

篆书是最古老的字体，包括甲骨文、大篆、小篆、钟鼎文等数种。篆书书体因年代久远，一般人难以辨认，实用性很小，但装饰性加强。学习篆书则从心灵上有一种返祖归真的认同感油然而生。

（三）章法结构

章法结构是书法作品文字整体布局所遵循的规范。就一个字而言，要注意笔画的间架结构联系；对一幅字来说，就要注意字与字、行与行的联系。上下前后，布局疏密，因篇幅大小而作合理安排。字幅的章法和气势在于字的点画、字的结构、字的行列、字的篇幅之中。孙过庭讲：“一点成一字之规，一字乃通篇之准。”字与字间要有阴阳背向，才能显示仪态。古人讲章法，称为布白，前后精神贯注，无论真、行、草书，都要字与字、行与行之间的布白。布白是一幅字的气势所在，蒋和说：“一字八面流通为内气，一篇章法照应为外气。内气言笔画疏密、轻重、肥瘦，若平板散涣，何气之有？外气言一篇有虚实、疏密、管束、接上递下，错综映带。”学习章法和结构是一种整体感觉的字外工夫。养生在于养气、养神，在于活生生有血有肉的生命本身。一个书法作品也应是有生命的艺术品，它的每一个字或每一行字的本身都是整幅作品中不可分割的有机组成部分。学习书法就是要学会认识、理解、运用这种艺术气势。写字守章法，养生循“大道”，两者殊途同归。

二、绘画

中国画是中华民族的传统技艺，中国画产生于中华大地，与中国传统养生文化相关。中国画有很多种类，从是否用色彩可以分为水墨画和彩绘画；按技法分为工笔画和写意画；从描画对象来划分，中国画又分为人物画、山水画和花鸟画。绘画与书法一样具有娱情养生的功能。与书法相比较，工笔中国画相当于楷书，写意中国画相当于草书，只是中国画比书法更加直观和丰富。

（一）临摹与写生

临摹是比照前人的作品进行绘画练习。写生是自己到外面描绘实际自然生活。临摹绘画主要是体会绘画的技法和绘画的过程。临摹的目标很明确，就是临摹画与原画的相似程度。初学画时，应当临摹画本、画谱，了解中国画的基本常识和水墨技法。当有一定基础后，可以选定你喜欢的某一位前人画家的作品进行模仿，画临摹画好像现在的模仿秀，通过临摹掌握用墨技法。当你临摹某位前人的作品时，还要了解作者生平、志向、创作背景，这些画外工夫可以帮助你理解画的深刻精神内涵，这使你临摹的作品就会由简单的形似向神形兼备转化，渐渐达到形象逼真的地步。写生是用画笔描绘实际生活中的山水人物，写生的目的是为创作提供真实素材。到户外去观察大自然的高山流水、森林原野、乡村小道、田园风光，这使写生本质上又是享受阳光、空气、绿色的养生过程。在速写能力不强的时候，不妨带上照相机，多拍照来收集素材。

（二）花鸟鱼虫、山水人物

中国画的描绘对象主要是花鸟鱼虫、山水人物，中国画的特点是以画抒情、诗情画意。工笔彩绘画在描绘花鸟鱼虫、山水和人物方面有独特的长处。中国画中的花是指花草植物，画花主要有兰花、梅花、菊花、荷花、玉兰、牡丹花。画花都是有情有义的，反映了作者的志向和情怀。兰花是花中君子，梅花是冰雪玉女，菊花是英雄之花，荷花是出污泥而不染，牡丹花是富贵不能淫。松、竹、梅被称为“岁寒三友”，松柏挺拔耐寒宁折不弯；竹子虚心有节，根连根，不怕压，不怕弯；梅花欢喜漫天雪，冰清玉洁暗香来。中国画中的鸟多是吉祥如意的，如鹤、喜鹊、鸳鸯、大雁、画眉、雉鸡、杜鹃、鹦鹉、黄鹂、白鹭、燕子、雄鹰等。仙鹤表示长寿，喜鹊表示幸福，鸳鸯表示夫妻恩爱，大雁表示思念，画眉、雉鸡表示爱情，燕子表示春天，雄鹰表示志向高远。中国画的鱼主要是金鱼和鲤鱼，金鱼象征富贵，鲤鱼代表升迁和吉庆有余。中国画的画虫主要有鸣虫，如蝈蝈、蝉、蟋蟀等，益虫，如螳螂、蜻蜓、蜘蛛、蜜蜂、蝴蝶等。与喧闹的人声相比，鸣虫的鸣声是代表自然界的宁静。“螳螂捕蝉，黄雀在后”的成语可以构思一幅有哲理性的寓意画。中国画的山水画一般是有山有水，高山流水，远山阔水，依山傍水，高山有径，阔水泛舟，或水天一色，或山映水底，亦亭亦榭，亦舍亦舟。山水画中常有一个小小布衣人，那便是作者本人。山水画好像一个世外桃源，那里存在有画中人的梦想。中国画的人物画对象多源于历史人物或神话宗教人物、戏剧故事等。此外，十二生肖的动物也常常被作为绘画对象。

学习绘画应该先学工笔画，学工笔画要先从白描起步，而白描要从摹写开始。所谓摹写，就是用一张薄纸蒙在原画的表面，透过白纸看见画的线条，用铅笔轻轻摹写出画的轮廓线，然后用墨将轮廓线勾勒出来，这就完成了第一步白描。工笔着色是一个复杂的工艺过程，原则上是整体着色，重点突出，先浅后深，分步进行。挥毫绘画，寄情山水人物花鸟鱼虫，得养生益寿的乐趣，不知老为何事。

三、音乐

通过旋律、节奏、音色、速度、力度、和声等音乐语言，音乐可以表现思想情感和社会现实。演奏或聆听音乐可以达到减轻痛苦、消除紧张、促进恢复、陶冶性情的目的。《内经》将音分为五种：角、徵、宫、商、羽，人的声也分五种：呼、笑、歌、哭、呻，五种声音分别与肝、心、脾、肺、肾五脏相配属，说明声音可以激动脏腑气血，引起人体脏腑气机变化，调节人体的功能。

（一）音乐对精神的影响

音乐可以提高人的精神修养品位，《论语》说：孔子“在齐闻韶，三月不知肉味。曰：‘不图为乐之至于斯也。’”韶是一种古乐，为姜子牙所创，齐是姜子牙的封国，孔子整理《乐》的时候在齐国聆听到韶乐非常痴迷。说明韶乐美妙和孔子的高雅。孔子对韶乐如此推崇，以至沉溺其中，竟达到了吃肉不知其味的入迷程度。《论语》说“子与人歌而善，必使反之，而后和之。”孔子认为好的音乐能陶冶人的情操，激励人的高尚情趣，并使人心悦神和，有益于身体健康。

音乐可以调整人的情绪和情感。《礼记》说：“乐者音之所由生也，其本在人心之感于物也。”音乐可以产生一般的情调，如镇定、欣喜、凄凉、眷恋等。音乐可以使人消除紧张情绪，缓解痛楚，意志坚定。

（二）音乐疗法

音乐的频率、节奏、强度与人体的听觉共鸣，听神经的活动进而影响全身的肌肉、血脉及其他器官的活动，达到镇静、兴奋、镇痛、降压和调节情绪的作用。不同乐曲，因节奏、旋律、音响、声调的不同，产生的生理反应也不同。节奏明快轻松活泼的乐曲具有醒神开窍、舒畅心情、消除烦恼的作用，如《西班牙斗牛士进行曲》、《丰收锣鼓》、《狂欢曲》、《步步高》。节奏缓慢优美婉转的乐曲具有宁心安神、平心静气、舒缓紧张情绪的作用，如《春江花月夜》、《塞上曲》、《平沙落雁》。曲调低沉悲切环转的乐曲，具有消弭愤怒、镇定狂躁、清除头痛的作用，如《哀乐》、《二泉映月》。沉稳有力庄严恢弘的乐曲，具有鼓舞斗志、振奋精神、散发激情的作用，如《英雄交响曲》、《黄河大合唱》。

第四节　益智与养生

围棋、象棋、桥牌属于智力性文娱活动。棋牌活动的思维方式是人类最典型的思维方式。棋牌是一个连续不断的矛盾发展过程。棋牌选手依据共同约定的规则。采用不同的战略战术，使矛盾向对自己有利的方向发展。棋牌有深刻的文化内涵，中国象棋的九宫格和各种棋子的着法就有着明显的传统文化含义。一局棋、一副牌比赛过程，可以通过文字记录下来。就像一幅画、一首诗、一曲美妙的乐章，给人以美的享受。许多象棋大师把下棋局当成是一种创作，追求棋局中美的形式，力争把棋下得漂亮、洒脱。前人给我们留下许多精彩对局，欣赏古代著名杰作，宛如身临其境，妙趣横生，是一种“乐而忘忧”美的享受。

一、围棋

围棋是我国传统棋种，古代称为弈。明代才子解缙用围棋的别名联成《观弈棋》七律一首：“鸡鸭乌鹭玉楸枰，群臣黑白竞输赢。烂柯岁月刀兵见，方圆世界泪皆凝。河洛千条待整治，吴图万里需修容。何必手谈国家事，忘忧坐隐到天明”。围棋博大精深，历史悠久，琴棋书画是文人墨客的基本素质，而当中的棋就是指的围棋。围棋是尧帝发明的，具有开发智力和陶冶性情双重功效。

（一）围棋的走法

对局时，黑子先行，白棋后走，双方轮流交替，每次下一子到棋盘的空交叉点上。在双方行棋的过程中，围棋行棋有气、眼、禁入点、劫争等基本规则。气是与棋子直接相连的交叉点，没有气的棋子须从棋盘上取走；眼是己方棋子完整围住的交叉点。禁入点是不允许下子的交叉点。劫争是双方同时争夺一个棋子时必须间隔一步行棋的规定。运用吃子、打劫、做活、围地等技术直至终局，谁围的地盘大谁就是胜者。围棋盘上 361 个交叉点。每方以 180.5 个子为归半数，超过此数者为胜，不足此数者为负。分先对局时，持黑棋方须贴 2.75 个棋子，所以，黑棋需要占据超过 184 个交叉点才能获胜。围棋对局分为开局、中盘和官子三个阶段。开局阶段双方主要是抢占角部、边地的重要据点和形成大的气候阵势，从角部局部战斗而言，要选择使用符合全局发展的定式。中盘阶段双方棋子相互攻杀，要保持自己棋的联络，发现棋型攻防要点和影响全局的焦点，主动攻击对方的薄弱环节，同时，稳步扩大自己的地域范围。官子阶段要精确计算全盘官子的个数、大小、性质，按正确的官子顺序收官，保持胜利的优势直至终局。

（二）围棋中的“道”理

围棋是占地盘的战争游戏，棋子走法最简单，就是一个接一个地向棋盘交叉点上摆放棋子，棋盘中心点又称为天元。就是这看似简单的棋盘，在下棋过程中却蕴涵有无穷的变化。在围棋对局中充满了辩证法，如先后、大小、攻防、死活、虚实、取舍、轻重、缓急、正变、优劣等对立统一矛盾体。在掌握围棋基本规则和技术后，如何在实战中正确处理上述各种错综复杂矛盾是进一步提高棋艺的关键。一局棋中的开局、中盘、官子三个，不同阶段的主要矛盾是有所不同的。下围棋要正确区分和处理“先手和后手”的矛盾，这一矛盾是贯穿全局的主要矛盾。所谓“先后”，本质上是主动与被动的问题。争先手就是争取战斗中的主动权、自由权，“弃子争先”是围棋十诀之一，进一步强调了争取主动权的重要性。大小是指一着棋的价值大小，“舍小就大”是围棋行棋棋理，但大小是相对的，随着棋局变化而变化。攻防是进攻与防守，“攻彼顾我”，每一步棋都要考虑进攻和防守，即寓攻于守或寓守于攻。虚实是虚势和实地，实地是现实的实际利益，虚势是将来的发展前景。围棋实战中表现出强、弱、厚、薄的势，强和厚都是较好的势，弱或薄则是不好的势。取舍是放弃小利、以免陷入危险境地，围棋十诀中有三诀与舍弃有关，“舍小就大”、“弃子争先”、“逢危须弃”都是言舍弃，舍弃了心里就没有负担，就能更好地通盘考虑。轻重是指棋形的好坏而言，轻灵的、生动的形状是好形，凝重的、呆滞的形状是恶形。缓急是指缓手和急所，缓手指围棋中没有下在要害位置，急所就是双方必争的要害部位的关键点。正变是正着和变着的走法，正着是围棋定式中的走法，变着是不按照定式的创新走法，正着是继承，变着是发展。整体判断全盘棋势，能审局者一般多胜。

二、象棋

象棋是由棋盘、棋子、棋规组成。对于初学象棋者，了解一定的棋规是非常必要的。棋规简单地说，就是每个棋子的走动方法、吃子方法以及双方对弈时出现争执时的解决办法，如何分出胜、负、和等，通过对棋规不断的深入学习和了解，象棋的棋艺水平也会不断地提高，它们是相辅相成的。

（一）象棋的走法

象棋棋子分红黑两种颜色，红、黑各为一方。每方有十六个棋子，双方共有三十二个棋子。双方兵种是一样的，分为七种：红方——“帅”一个、“仕”两个、“相”两个、“车”两个、“马”两个、“炮”两个、“兵”五个；黑方——“将”一个、“士”两个、“象”两个、“车”两个、“马”两个、“炮”两个、“卒”五个。其中“帅”与“将”，“仕”与“士”、“相”与“象”、“兵”与“卒”的作用完全相同，仅仅是区分红棋和黑棋而已。棋子的运用即棋子的走法，具体如下。“帅”、“将”：是对弈双方争夺的目标。它只能在“九宫”内活动，可上可下，可左可右，每次只能在横线或竖线内走动一格。

“仕”、“士”：只能在“九宫”之内沿着斜线前进或后退一步。“相”、“象”：走法是每次循对角线走两个格，每次走后的位置与原来的位置正好是一个“田”字的对角线两端。“相”、“象”的活动范围只限于己方棋盘的七个点上，不可以过河，若“田”字中间的交叉点上有一个棋子，就不可以飞向那个方向，即“塞象眼”。“车”：可横走，又可以竖走，行走格数不限。“马”：斜行两格，每一步先横着或竖着走一格，然后再斜着走一条对角线，走后的位置与原来的位置正好是一个“日”的对角线。“马”在棋盘中可“马走八方”。如果在“马”前进的正前方有棋子挡住，“马”就不可以前进了。“炮”：在不吃子的时候走法和“车”相同。凡吃子的时候必须隔着一个棋子，俗称“炮隔山”。“兵”、“卒”：未过“河”时只能向前走动一格。过“河”后可向前走一格，也可向左或向右横走一格，不可以后退。象棋以捉死对方的“将”、“帅”为最终目的。捉死“将”、“帅”的过程，就是棋手调动各种兵力、联合作战的过程。

（二）以棋会友

作为普及性很高的棋种，象棋是一种很好的交流工具，以棋会友是棋手最快乐的事情。“观棋不语真君子，见死不救是小人”是棋道箴言。在双方棋力相当的时候，不要给人指手画脚，干扰对局者独立思考，不然，棋趣全无。在破解棋局残局时要群策群力，不能见死不救。定期的象棋比赛活动使象棋爱好者能够聚集在一起交流棋艺、相互学习、增进友谊，下象棋可以使人心情愉快、消除烦恼，将象棋的棋谱定名为《适情雅趣》反映了象棋具有娱乐忘忧的功能。

象棋活动可以提高大脑的记忆力和逻辑思维能力，而大脑在有序思维定式作用下会提高工作效率和脑神经细胞的活性。

三、桥牌

（一）桥牌的玩法

桥牌是一种四人玩、同伴间相互配合以赢得牌墩的游戏。玩桥牌包括发牌、叫牌、出牌和记分 4 个步骤。发牌、叫牌、出牌都是依顺时针方向进行。发牌之后、出牌之前要进行叫牌。叫牌使用同一叫牌语言编制的叫牌系统定约卡进行叫牌，约定卡的内容必须是公开的。按规定由发牌者首先叫牌，根据牌点（A=4，K=3，Q=2，J=1）的高低，发牌者可叫也可不叫（pass），此后，再由其下家（左手方）叫牌，依顺时针轮流进行。当一家开叫后，任何一家可以根据花色类别的次序在更高水平上争叫。序类别的等级排列如下，无将（最高）、黑桃、红心、方块、梅花（最低）。直到三家不叫表示承认为止。叫得最高的那个花色就是将牌花色（或无将），而该级别的数字就是定约的水平，两者合称定约。所谓定约，是指经过叫牌的级数协定。叫得定约的一方称定约方，其宗旨是要完成定约墩数，例如，1 红心的定约要完成 7 墩，3 无将的定约要完成 9 墩；另一方称防守方，其目标是击垮敌方的定约。定约分有将定约和无将定约两种。有将定约是确定某一花色为将牌。在叫牌时定约(无将或有将)被确定之后，防守方位于庄家左手的一家打出第一张牌，称为首攻人。首攻后，庄家的对家将牌全部摊开，按同花色摆成四列，称为明手。庄家负责打明、暗两手的牌。明手出牌后，就轮到首攻人的同伴出牌，最后轮到定约人出牌。至此，桌上共有四张出过的牌，每家一张，称为一墩牌。每家必须随出牌者出同花色的牌，如手中已无这种花色，则可用将牌(任何一张将牌都大于其他种花色的牌)将吃或垫掉一张闲牌。在一墩牌里，如果有几张将牌，则最大的将牌是赢牌。第二轮的出牌由赢得第一墩的那家先出，其他仍依顺时钟方向出牌，直至13张牌全部出完。13墩牌打完后，计算这副牌的得分。定约人数清实际所得的墩数，对比定约应完成的墩数，完成任务得到正分，未完成任务得负分。桥牌记分分为得分和罚分。得分等于墩分加奖分。草花和方块的定约时，墩分是20分；红心和黑桃的定约时，墩分是30分；无将定约时，第1墩的墩分是40分，其余为30分。奖分分为未到局奖、成局奖、小满贯奖和大满贯奖。未到局奖的奖分是50分；定约水平叫到并完成墩分100分时称为成局，成局奖为300分；定约叫到6阶并完成12墩称为小满贯，小满贯奖为500分；定约叫到7阶并完成13墩称为小满贯，大满贯奖为1000分。未完成定约时，按不足的差额墩进行罚分，每墩－50分，有局方，每墩－100分。

(二) 桥牌与人生

打桥牌跟下棋不同。桥牌手只知道自己手里有什么牌，不知道对方手里确切有哪几张牌。打牌的过程实际上是人人逐渐展示自己手中牌的过程。牌的分配和分布有很大的随机性。只能通过叫牌和打牌过程才能将信息传给同伴。正确的叫牌方法可以准确地表述自己的牌情，在了解了同伴和自己的牌情之后才能选择适当的定约。桥牌运动是牌型变化和叫牌体系的有机结合，牌分布的无限性与叫牌法则的有限性，使得桥牌运动特别迷人。52张牌分为4组，每人13张，其排列组合数值可谓之大，即使一个人每天阅读5000副牌，也要花30年才能浏览一遍。可是，表达牌情的叫牌方法及阶级是有限的。用有限的叫牌空间去反映无限的牌情变化，在不同的叫牌体系中，各有不同的方法处理这个问题，自然叫与约定叫、陈述式和转移式、逼叫与非逼叫、花色叫与无将叫、虚叫与实叫、扣叫与转移叫、加倍与再加倍等叫牌理念和技术手段的运用，使叫牌体系不断创新，桥牌技术水平不断提高。好的叫牌法应该具有准确性、交互性、易叫性、易学性、抗干扰性、完整性等基本特性。

桥牌是公正的、诚实的游戏，桥牌比赛采用复式形式进行，同一副牌被不同的选手重复打许多次，持相同牌的选手之间比较得分的差异，胜负结果与牌的好坏无关。同伴之间叫牌交流要严格遵循叫牌约定卡公开的信息进行，不能有任何欺诈行为。桥牌鼓励人们向高阶的目标努力，完成既定高阶目标任务可以得到更多的奖分，而对没有计划的不给予额外的奖分。桥牌与逻辑学、概率论、运筹学、心理学等学科关系密切，桥牌运动可以培养人的公平、公正、诚实的道德观，锻炼与人合作的能力、提高处事的计划能力和执行力。

复习思考题

1. 试述情志与养生的关系。
2. 试述道德与养生的关系。
3. 试述调神养生的基本方法。
4. 为什么说“仁者寿”?
5. 谈谈娱情养生的基本原理。
6. 试述“琴、棋、书、画”对养生的良好作用。

主要参考文献

1. 邱幸凡，周安方. 养生必读. 武汉：湖北科学技术出版社，1986.
2. 胡滨. 中国古代养生长寿秘法. 杭州：浙江科学技术出版社，1990.
3. 叶锦先，何裕民. 情志疾病学. 南昌：江西科学技术出版社，1988.
4. 北京中医学院. 内经释义. 上海：上海科学技术出版社，1964.
5. 秦伯未. 内经知要浅解. 北京：人民卫生出版社，1981.
6. (唐)王冰. 黄帝内经素问. 北京：人民卫生出版社，1963.
7. 王琦. 中医治未病解读. 北京：中国中医药出版社，2007.
8. 金宁. 文体疗法学. 北京：华夏出版社，2005.
9. 杨东野. 养生的智慧. 北京：经济管理出版社，2009.
10. 王琦. 中医体质学. 北京：人民卫生出版社，2005.
11. 南怀瑾. 论语别裁. 上海：复旦大学出版社，2003.
12. 南怀瑾. 老子他说. 上海：复旦大学出版社，2003.
13. 孟景春. 中医养生康复学概论. 上海：上海科学技术出版社，1992.
14. 茹桂. 书法十讲. 西安：陕西人民美术出版社，1980.
15. 冯亦吾. 书法丛谈. 天津：天津人民出版社，1980.

（洪 峰）

第八章　性与养生

【本章提要】

性是人生命中最基本的生物学特征之一，是人的一种本能。在人类社会，人的种系繁衍是靠两性结合来维系的，是人自然性的物质基础。因此，性是人类生活与健康不可缺少的重要内容。本章在概述性科学知识的基础上，介绍男、女性的解剖、生理知识，性心理发展以及不同阶段的特征，指出性健康、性健康教育以及性养生保健的现实意义。

【学习目标】

1. 了解性的科学含义及人类性的自然性和社会性，人的性活动受社会性制约。
2. 深入学习、理解有关性的科学概念和规范人们的性行为。
3. 了解掌握男女性器官的解剖、生理学基础。
4. 了解掌握性心理的发展及不同阶段的特点。
5. 自觉实践性的养生保健与性生活实践的健康意义。

在自然界，生命的自然规律是一个具有“生、长、壮、老、死”发展变化阶段的生死过程。对人而言，生命过程各阶段的明显标志是什么呢？有人说就是“性或性功能”。人进入青春期，是以“性器官”生长发育为显著特征；进入成年期，是以“性功能”成熟为主要标志；进入衰老期，是以“性功能”衰退为主要表现，“更年期”就是最显著的特征。因此，“性”是人生命中最基本的生物学特征之一，是人的一种自然的本能属性；它是人生中不可缺少的东西，是构成人的生理、心理健康的重要内容。有人把性生活与物质生活、精神生活一起列为三大基本生活。人的性活动受社会属性制约和规范，是养生保健不可缺少的内容。

第一节　性的科学概述

人们没有任何理由拒绝研究、认识“性”。了解性知识，懂得性科学，重视性健康教育以及性功能的卫生保健，对于人的身心健康发展具有重要意义。

一、性的含义

“性”，从字面上有多种含义。一般是指物质所具有的性能，物质因含有某种成分而产生的性质。本章讨论的“性”，是指生殖之性，包括雄、雌，即男、女两性。

性是生物界各类生物种群个体代代延续的生理学基础，是最基本的生物学特征之一。在自然界，绝大部分生物特别是高等生命是靠两性结合繁殖生育后代的，个体的生命现象是一个由生到死的过程。一般说来，生物个体的生长、发育到成熟阶段是以能够繁衍后代性成熟为标志，当它完成生殖繁衍功能后会逐渐退化、衰老而死亡。因此，性与性活动是生物种群的生命存在和延续的自然现象。

对人类而言，性功能的展现已逐渐从单纯的生殖功能中分离出来，更多的是追求一种情感的交流及身心快慰的和谐与满足，是身心健康的基本内容之一。人的性活动受着社会属性的制约和规范，是人类社会文明的重要内容。目前众多学者认为，把握“性”的概念需要从生物学、心理学和社会学三个层面及关系上来认识、理解。为此，人类性概念的含义应概括为：人类的性是指以生物繁衍的机能为基础，受特定的社会关系影响和人的心理因素支配的两性行为。

二、性的相关概念

（一）性或性别

性是指男、女两性在生物学上的差别，主要表现在遗传学、解剖学和生理学等方面。其差别的主要特征包括以下方面。

1. 性染色体不同

正常男性的性染色体是 XY 型，女性是 XX 型。这个差别是来源于新个体形成之初，即卵子与精子结合之时，受精卵的染色体若为 XX，就发育成女孩；若为 XY，则发育成男孩。

2. 性腺不同

男性的性腺是睾丸，女性的性腺是卵巢。它们分别产生精子和卵子，并分泌不同的性激素，以此决定着两性性器官和第二性征的差异。

3. 性激素不同

男性体内雄激素居多，女性体内雌激素为主。

（二）性角色

性角色是指男女在社会学上的差别，即一个人在社会生活中，由于性别不同而形成的角色差异。角色的含义是人在社会生活结构中特定的地位，如“儿子”、“女儿”、“男人”、“女人”、“丈夫”、“妻子”、“父亲”、“母亲”等。性角色差异不仅与男女身心特征有关，而且受社会风俗、习惯制约。由于性角色不同，造成性角色的期待也不同。如“男人应当刚强”，“女人应当温柔”等。

（三）性欲

性欲是指在异性刺激作用下对性行为的欲望，是人的一种本能冲动，性欲是性心理发展的一个重要内容。人类性欲在最初具有明显的生殖意义；随着人类的进化，人的性行为的生殖目的已渐渐被和谐的性关系及获得性快慰所取代，并随之产生性爱心理。

（四）性爱

性爱的解释，是指高等智能生物（如人类）带有情感、思想的两性性交行为。性爱是男女欢娱之事，除了人的本能外，其目的就是为了身心愉悦。性学专家经不断地研究发现，和谐的性爱是天然的镇静剂、镇痛剂，能够提高免疫系统的功能，带来身心的健康。

（五）性生活

性生活是指为了满足自己性需要的固定或不固定的性接触和性交，但是不限于性交。性生活是夫妻生活的重要组成部分，新婚是性生活的开端，婚后的男女双方很需要了解关于和谐性生活的常识。

（六）性压抑

性压抑也称性饥饿，是指人对自身性欲望的制约与控制。表现为在一段时期内控制发生性行为的频率，将注意力从性欲中转移到其他事物上，对异性与性行为的极度渴望却因为种种原因而不能接近异性或不能发生性行为的一种心理与生理状态。

（七）性科学

性科学是以人的性生理、性心理、性行为、性文化等为研究对象的综合性学科。其中性生物学、性医学、性心理学、性社会学构成了性科学的四大支柱学科。它用科学的道理向人们揭示人类两性的性行为及其发展规律，指导人们科学地认识性，帮助人们更好地把握自身的性行为。

（八）性道德

性道德是指人的性行为的道德规范，不同的国家和地区、不同历史阶段、不同的民族和文化背景，性道德的标准有明显的不同。异性相吸，性爱、性冲动和性行为是人的一种本能，但因为涉及第二者，并产生生物学和社会学后果，为了协调双方及与周围人的关系，必须有性道德的准则。人的性行为必须遵守性道德，否则要受到法律制裁和道德谴责。道德是约束人们行为的内在力量，法律是约束人们行为的外在力量。

（九）性教育

性教育是指关于性知识、性心理、性道德等方面的教育。科学的性教育不仅会消除性无知、性愚昧，还是预防性功能障碍与性传播疾病，提高生活质量的重要措施；也是人们追求身心健康、家庭幸福、社会和谐发展的需要。性教育是一项严肃、科学的教育，应针对教育对象的年龄特点及实际需要，在教育内容上有所侧重和区别。对于大学生的性教育，应侧重于提高学生对性生理的正确理解，提高性保健、性心理和性道德水准，解除各种性困惑，增强正确对待性爱、婚姻、计划生育、优生优育的自觉性；还应防止因性问题而发生的不幸，或者造成对自身、他人和社会带来的危害。

（十）性权力

性权利是人最基本的权利之一。它和所有人权一样，都受法律的保护。性权利包括性别发展权（指个人根据其生理特点发展相适应的性别特征和性别角色）、合法性行为权（在法规允许的范围内按自己的意愿进行的性行为）、生殖权（指在法规允许的范围内选择是否繁衍后代和采用何种方式进行的权利）、性隐私权、性健康权等。同时，性权利有一定的限制性（如要达到性成熟的婚姻年龄），性权利是平等的（不论性别）。必须强调，享有性权利的同时必须履行性的义务。表现在：任何人所具有的性权利都不得侵犯或损害他人的性权利；性权利是平等的，必须尊重对方，任何人没有特权，不得强逼别人与自己发生性行为；不得出于营利动机与他人进行性行为；不得在公共场所进行性行为等。在维护人应有的性权利的同时，还应发挥社会道德习俗中的积极因素，改变社会习俗中一些不健康，甚至反动、迷信、阻碍社会发展的习俗，打破限制正常性权利的陋规。

三、性的人类社会学意义

在自然界，人是万物之灵。人类的种系繁衍、个体的传宗接代，是靠两性结合来维系。人类是生物界动物种群亿万年来漫长进化的结果，遗传着生物界最基本的自然属性，是构成人类社会人口延续的基础。人之所以为人，而不称之为动物，是因为人与动物有着本质的区别。人具有自然性和社会性的两重属性，社会性是人的根本属性。

（一）人的自然性

人的自然性是指人与周围的事物发生关系时，所表现出来的本能的特性。例如，人饿了要吃食物，冷了要穿衣服，遇到危险时要躲避或者反抗，发育成熟了要寻觅配偶。这是人顺其自然的天生的本能特性，就是人的自然性。人的自然性是人类生存和延续的前提，没有自然性，人类则不能生存和发展。所以，只要人类存在，人的自然性就不可能消失。

人的自然性在生理上与动物的自然性有着共同之处，同时又有着明显的不同。人和动物的自然性都是由肉体的器官引起的生理本能，都是与生俱来的。任何生物个体都要与周围的事物进行物质和能量的交换，以新陈代谢方式使其自身生长发育，并且按照一定的遗传规律进行繁衍，使其种系得以延续和进化。然而，动物的自然性是纯粹的自然属性，而人的自然性是社会化了的自然属性。例如，动物饿了要吃，人饿了也要吃。但是，动物是饿了就吃，饱了就停，受本能的驱使，不顾及其他。人则不同，人饿了不一定就吃，而要顾及其他。例如当宴请朋友时，饭都做好了，朋友未到，主人也不会吃，要等朋友来了一块儿吃。在朋友还没有吃饱饭的时候，主人即便吃饱了也不会停下来，要陪客人把饭吃完。这些例子说明，人的自然性和动物的自然性并不完全相同。在“性欲”的本能方面，动物的冲动是纯自然的；而人则受社会法律、道德伦理的社会属性约束。

（二）人的社会性

人不仅是自然的人，更重要的是社会的人，社会性是人类所特有的属性。如人的语言文字、思维理性、制造使用工具、生产劳动、分配、交换、消费、政治、经济、法律、道德关系等，这些都是人类所特有的属性。人与动物有着本质上的区别，这一区别主要表现在两个方面，一是劳动创造性，二是目的意识性。

1. 劳动创造性

人类在与自然界打交道的过程中，用自己制造的工具改造客观事物，创造了自然界中所没有的巨大物质财富，这种对自然界的改造就是人的劳动创造性。人的劳动创造性是人与动物不同的社会属性。动物要得到生存资料，只能消极地利用自然界中现成的东西，而不能创造出自然界中没有的东西。动物能够一定程度地改变自然，但不能创造。正如恩格斯指出的那样：“动物仅仅利用外部自然界，单纯地以自己的存在来使自然界改变；而人则通过所作出的改变来使自然界为自己的目的服务，来支配自然界，这便是人同动物最后的本质的区别，而造成这一区别的还是劳动。”

2. 目的意识性

人与周围事物接触的过程中，不仅能认识事物的表面现象，而且能认识内在本质，把握事物的变化规律。由于人类具有主观意识，所以能够在活动的开始和活动之中，就对活动的结果有一个明确的了解，具有明确的目的。人类的这种目的意识性，就是人与动物根本不同的社会属性。动物在和外界事物接触的过程中，能够以感觉的形式反映外界事物的各种属性，并通过大脑把各种感觉联系起来，形成动物的心理。但是，动物对事物的反映只能停留在事物的表面现象上，不能认识事物的本质。由于动物没有意识，所以它们只是凭着感觉和本能进行活动，没有明确的目的性。马克思曾经说过：“蜘蛛的活动与织工的活动相似，蜜蜂建筑蜂房的本领使人间的许多建筑师感到惭愧。但是,最蹩脚的建筑师从一开始就比最灵巧的蜜蜂高明的地方,是他在用蜂蜡建筑蜂房之前,已经在自己的头脑中把它建成了。”

(三) 性的人类社会学

1. 人的自然性与社会性关系

(1) 人的自然性是自然界的产物,是人的生理遗传因素带来的;人的社会性是人类社会的产物,是人在社会活动中形成的。自然性是人的低层次的属性,社会性是人的高层次的属性。因此,不能把人的自然性等同于人的社会性。

(2) 人的自然性和社会性统一于人之中,都是客观存在。人的自然性是人的社会性赖以生存的基础,没有人的自然性,就没有人的社会性;人的社会性制约着人的自然性,人的自然性受人的意识支配,具有强烈的社会色彩。

(3) 社会性是人的本质属性,它揭示了人区别于其他动物的特殊本质。人的自然性中渗透着社会性,反过来又受社会性的制约。

2. 性的人类社会学意义

“食、色性也,性本能也”。对人类而言,作为自然本能的性活动与动物的性活动有很大的差异,其差异在于受社会性规范和制约。社会是人的社会,人是社会的人,人不同于动物的根本在于其社会性。人类性活动的展现已逐渐从单纯的生殖功能中分离出来,而更多的是追求一种情感的交流和身心快慰的和谐与满足,这是人类性和性行为的主要表现特征。因此,性是人的身心健康与教育的基本内容之一,性的人类社会学意义在于社会性对它的制约和规范。为此,性与性活动等是人类社会在教育、文明、健康中的重要内容之一。

第二节　性的解剖生理学基础

人类的生殖涉及两性生殖细胞的结合和产生新个体的全部生理过程。学习有关性的解剖、生理知识,为了解性功能的发展以及性功能的卫生保健、预防疾病的传染等有重要意义。

一、性器官

性器官是产生生殖细胞、繁殖后代、分泌性激素维持副性征等器官的总称。根据男女性生殖系统所在的部位不同,可以分为内生殖器和外生殖器两部分。

(一) 男性生殖器

1. 内生殖器

男性内生殖器由睾丸、附睾、输精管、射精管及附属腺体组成(图 8-1,图 8-2)。

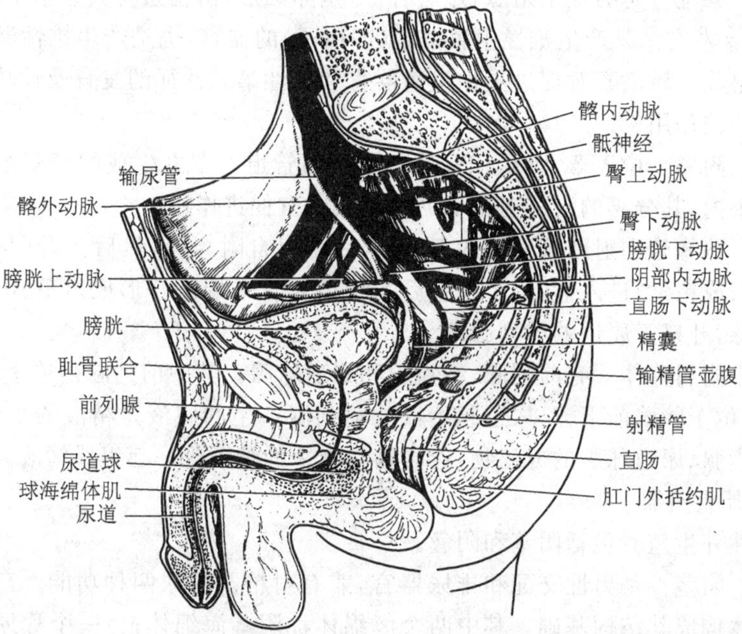

图 8-1　男性生殖器结构简图

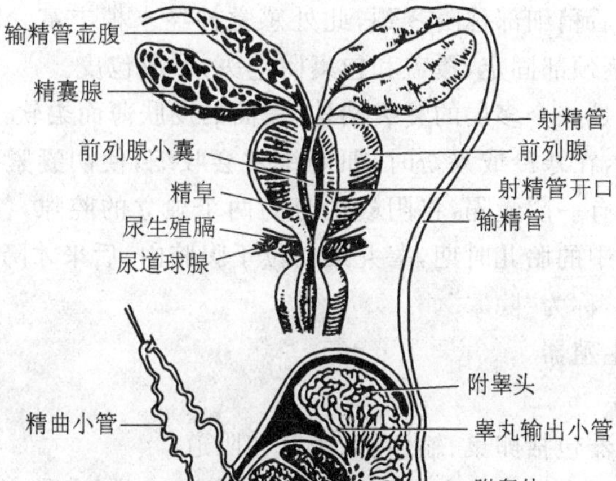

图 8-2　男性内生殖器示意图

(1) 睾丸　是男性生殖腺，左右各一，呈卵圆形，由精索将其悬吊于阴囊内，各重 15 g 左右。是产生雄性生殖细胞(即精子)的器官，也是产生雄性激素的主要内分泌腺。雄激素对促进男性生殖器官和男性第二性征的发育及性功能起着重要的调控作用。

(2) 附睾　位于睾丸后上部，是条单一的管道。睾丸生成的精子汇集并贮存于附睾内，其分泌的液体对精子的继续成熟有促进作用。

(3) 输精管和射精管　长约 50 cm，一端起自附睾管，然后上升(与同行的血管等组成精索)进入盆腔，于膀胱后方与精囊管末端汇合形成射精管，直行穿入前列腺，开口于尿道的前列腺部。

(4) 附属腺体　有前列腺、精囊腺和尿道球腺。其中前列腺是单个、不成对的腺体，位于膀胱前下方，尿道起始段。前列腺产生的腺液是精液的主要成分，它和精囊腺、尿道球腺的分泌物，连同输精管来的精子等一起组成精液。

2. 外生殖器

男性外生殖器包括阴茎和阴囊。

(1) 阴茎　是男性交配和排尿器官，兼有射精及排尿两种功能。三个平行的海绵体构成其结构基础。其中两个海绵体称阴茎海绵体；另一个称尿道海绵体，尿道贯穿其中。每个海绵体均有纤维膜包裹，使它们形同单一结构。海绵体内有许多空隙，与血管相通。阴茎头由尿道海绵体游离的末端构成，其顶端有尿道外口。阴茎头后稍细部称阴茎颈，此处感觉神经末梢丰富。阴茎外面的皮肤较松弛，它在阴茎颈部固定，覆盖和包裹阴茎头，形成包皮。

(2) 阴囊　是一个多层的囊袋结构，表面的皮肤薄而柔软，颜色深暗。阴囊皮肤内有肌纤维，在寒冷或兴奋时，肌纤维常会收缩，使阴囊紧张。平时则为松弛状。阴囊中间有一阴囊隔，将阴囊内分为两个独立的腔隙，各容纳一个睾丸。在个体发育过程中的胎儿时期，睾丸最初位于腹腔内，后来才降入阴囊。若出生后仍未进入阴囊，称为“隐睾”。

(二) 女性生殖器

1. 内生殖器

女性内生殖器包括卵巢、输卵管、子宫和阴道。

(1) 卵巢　是女性产生卵子和性激素的器官。一对卵巢，分列于子宫两侧，借韧带固定于盆腔侧壁。每个卵巢中约有 20 万个不成熟的卵细胞。从青春期开始，每隔 28 天左右会排出一个成熟的卵子，一直持续到绝经期，停止排卵后，卵巢将逐渐萎缩。此外，卵巢还会生成雌激素、黄体素、孕激素等多种激素。

(2) 输卵管　是一对连于子宫和卵巢之间的肌性管道。长约 10 cm。当卵巢排出成熟卵子时，会被输卵管末端的伞状结构抓获，使之进入输卵管，管内面的纤毛运动和管壁肌肉收缩，将卵子推向子宫。

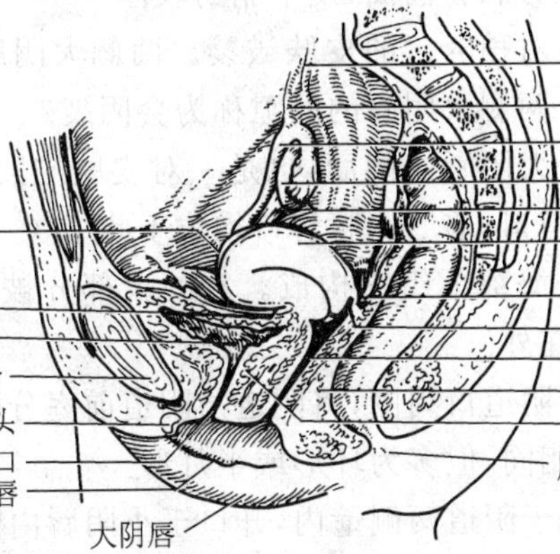

图 8-3　女性生殖器结构简图

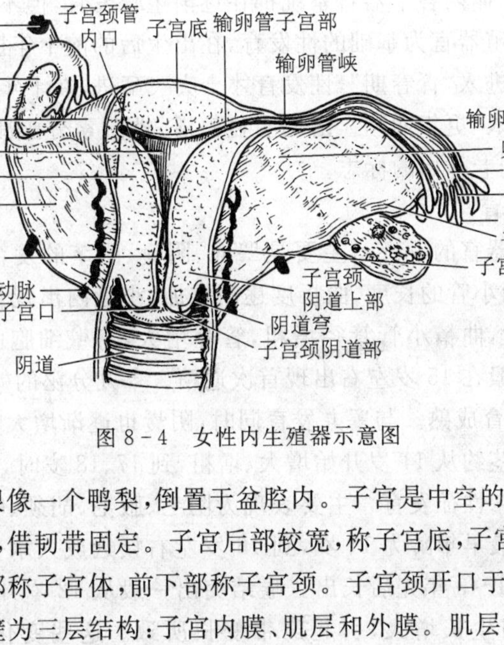

图 8-4　女性内生殖器示意图

(3) 子宫　很像一个鸭梨,倒置于盆腔内。子宫是中空的肌性器官,一般长宽各为 7 cm 左右,借韧带固定。子宫后部较宽,称子宫底,子宫底两侧有输卵管的开口。子宫中部称子宫体,前下部称子宫颈。子宫颈开口于阴道,宫颈口一般是闭合状。子宫壁为三层结构:子宫内膜、肌层和外膜。肌层很发达,由大量肌纤维组成。子宫内膜含丰富的腺体和微细血管。其厚度和状况随月经周期或妊娠期而变化。

(4) 阴道　是经血和胎儿娩出必经之路。平时,阴道为塌陷状,前后壁紧贴。阴道壁表面有很多皱折,分娩时可展开。

2. 外生殖器

女性外生殖器包括阴阜、大阴唇、小阴唇、阴蒂、尿道口、阴道口、处女膜和前庭大腺。

（1）阴阜　位于耻骨联合前面，皮下脂肪较厚。

（2）大阴唇　是一对稍隆起的皮肤皱襞。两侧大阴唇通常互相靠近，使女性外阴呈“关闭”状态。两侧大阴唇的间隙称为会阴裂。

（3）小阴唇　位于大阴唇内侧面，也是一对皮肤皱襞。两侧小阴唇之间为阴道前庭。尿道口、阴道口、前庭大腺管口均位于此。

（4）阴蒂　由两块海绵体组织构成。它的大部分被小阴唇上半部皮肤覆盖，其末端阴蒂头暴露在外。

（5）处女膜　位于阴道口周围，将阴道与阴道前庭分开。是有孔隙的薄膜。其形状、厚薄并不完全相同，但多为环形或半月形。

（6）前庭大腺　位于阴道两侧壁内，开口于小阴唇内侧。

二、性器官发育

人出生以后，体内各个器官系统都在逐渐生长发育，但不同器官系统有明显的阶段性。以生殖器官为基础的性发育，在出生后的前十年极为缓慢，几乎处于停滞状态。一旦进入“青春期”，性发育才会突飞猛进，在十年左右的时间内达到成熟水平。当进入“更年期”后，出现明显停滞、性激素分泌减少、性器官功能退化，是整体水平衰老开始的标志。

1. 男性性发育

（1）男性性器官的发育　主要是睾丸、阴囊、阴茎的发育。睾丸发育从10岁左右开始，曲精小管的长度、曲折度逐渐增加，小管内出现管腔。12～16岁期间，睾丸迅速增大，曲精小管管径增粗，管腔增大，管壁细胞已能增殖、分化、成熟、生成精子，一般在15岁左右出现首次遗精。睾丸分泌的雄激素愈来愈多，到17岁左右睾丸发育成熟。与睾丸发育同时，阴囊也逐渐增大、增厚，并出现皱折和色素沉着。阴茎约从11岁开始增大、增粗，到17、18岁时，大小如成人。

（2）男性第二性征发育　主要表现为阴毛、腋毛、胡须、喉结的出现及变声等。阴毛出现的最早年龄为11岁，到16岁左右接近成人水平。腋毛和胡须分别于阴毛出现后1～3年先后长出。喉结突出一般从12岁开始，稍后即发生变声，这是因为喉结生长增大，引起声带变长所致。这些变化到17、18岁基本结束。

2. 女性性发育

（1）女性性器官的发育　主要是卵巢、子宫的发育。卵巢在青春期前基本上处于静止状态。从8～10岁开始，卵巢发育加快；10～18岁期间，发育呈直线上升趋势。这时，卵巢不仅体积渐大，卵巢表面变得凸凹不平。由于卵巢的发育及性激素分泌的增加，女性内外生殖器均有明显变化。子宫从10～18岁，体积增大近1倍。

在雌激素的作用下，子宫内膜发生周期性的增长、坏死、脱落而形成月经。第一次月经称为初潮，在12～13岁发生。月经初潮是女性性发育的重要标志，但并不意味着性的成熟。因为初潮时卵巢功能并不稳定，月经周期也不规则。初潮与第一次排卵有一定时间间隔，一般1～2年，称为生理不孕期。初潮年龄波动范围较大，若无内分泌障碍，均应属正常生理范围。近些年来，女孩初潮年龄有逐渐提前的趋势，不仅我国，几乎各国都如此。这可能与营养、健康、社会经济状况改善有关。

(2) 女性第二性征的发育　主要表现为乳房、阴毛、腋毛的发育。乳房发育开始较早，一般在10岁左右，比初潮约早3年。到14岁左右，乳房隆起明显，17～18岁达丰满、成熟状态。阴毛的出现一般比乳房开始发育晚半年左右。腋毛出现更晚，通常与初潮年龄相近。

3. 性发育启动机制

人体性发育、性成熟的进程是由神经系统和内分泌系统的共同作用来调节控制。具体说，是“下丘脑-垂体-性腺”轴系统的作用，而这种轴系统又要接受松果体的影响。

在儿童时期，体内的性激素分泌量极少，这时下丘脑对血液中极少量性激素却有极高的敏感性，并且以负反馈的方式使垂体难以分泌促性腺激素，受垂体控制和影响的性腺的活动也就极其微弱。待到青春期临近时，松果体产生并控制下丘脑活动的褪黑激素骤减，下丘脑敏感细胞顿时失去活动能力，而分泌的促激素释放因子急剧增多。在下丘脑促激素释放因子作用下，垂体产生的促性激素、生长激素等大增，致使性腺分泌性激素的水平迅速提高，从而启动了青春期性发育的进程。

另据研究，青春期性发育的启动，还与个人体质、营养状况等有关。体脂过少、体重过轻、营养太差等，会使启动时间推迟；相反则可能使之提前。进入青春后期，人体内性激素分泌达很高水平，这将对下丘脑和垂体起负反馈作用，降低“下丘脑-垂体-性腺”轴系统的活动，使之在较高水平上保持相对稳定状态。这种状态意味着性发育的成熟。

三、性器官卫生保健

（一）男性生殖器卫生

对于男性，生殖器卫生主要应注意阴茎卫生和对睾丸的保护。

1. 阴茎卫生

应注意经常清洗阴茎，保持其清洁。正常成人阴茎松弛时，包皮不应遮盖尿道口，包皮上翻时应能露出阴茎头后的冠状沟。若包皮过长或包皮嵌顿，容易造成包皮内垢沉积，引起炎症，甚至会诱发癌变。遇到上述情况，应找医生诊治。

包皮过长(即包茎)的危害如下。

(1) 影响阴茎长度和直径的发育　在青春期,由于阴茎头被包皮紧紧包住,得不到外界的应有刺激,阴茎的发育受到束缚,致使发育成熟后阴茎头冠部直径较小。成年后如发生包皮嵌顿包茎,严重者可导致龟头坏死。所以有些国家在小孩3岁左右即进行包皮切除。

(2) 藏污纳垢,易发泌尿生殖器炎症　包皮内丰富的皮脂腺产生大量的分泌物,包皮使分泌物不能排出,堆积成垢会寄生很多致病菌。病菌侵犯尿道可造成尿路感染,可引发包皮炎、龟头炎、尿道炎,还可增加生殖器性疾病的感染等。

(3) 导致阳痿、早泄、男性不育等疾病　由于龟头黏膜平常受到的刺激少,使得龟头黏膜的神经感觉过于敏感,性生活时龟头与阴道摩擦一触即泄,还会产生性交痛等。还因早泄、炎症、阳痿、不射精等降低精子活动力和精液黏度,造成不育。

(4) 损害肾功能,诱发癌症　由于炎症等引起尿道口或前尿道狭窄,而影响尿液代谢,包皮内病菌上行感染肾,长期将会损害肾功能。研究表明,包皮垢是一种致癌物质,是导致男性阴茎癌的因素之一。据调查,85%～95%的阴茎癌患者,都是包茎或包皮过长。

(5) 危害女性生殖健康和疾病康复　男性的包皮垢(残余尿液结晶)是女性子宫颈癌的重要原因之一。包皮垢中饱含各类细菌,性生活中带入阴道后致使女方妇科病反复感染久治不愈,刺激子宫,诱发子宫颈癌,是女方宫颈恶变的重要病因。

2. 保护睾丸

睾丸是男性最重要的生殖及性腺器官。对睾丸的保护应当注意以下两点。

一是要检查是否有隐睾现象。若阴囊内只有一个睾丸,称单侧隐睾;若一个都没有,称双侧隐睾。无论是哪一种隐睾,对睾丸的发育和功能都有很大影响。因为,隐睾不仅会妨碍正常生精和雄激素分泌,还会增加患肿瘤的机会。患隐睾症者,应及早采用手术治疗,使睾丸由腹腔移入阴囊。二是要防止睾丸受到猛烈的打击和挤压,因为阴囊本身很柔软,难以抵挡极大的冲击力。外力的猛烈冲击将会使睾丸受到严重损伤,一旦受到挫伤,不但疼痛异常,还可引起肿胀、炎症。

(二) 女性生殖器卫生

女性生殖器的结构和功能要比男性的复杂,所以,女性生殖器的卫生保健有其特殊性。

1. 女性生殖器的自然防御机制

女性生殖器有天然的三重保护屏障:解剖屏障、化学屏障和免疫屏障。

(1) 解剖屏障　在平常情况下,大、小阴唇靠近,阴道口闭合,阴道前后壁紧贴;宫颈口紧闭,宫颈腺分泌黏液形成黏液栓。这些都可阻止病原体对阴道和子宫的侵入。子宫内膜周期性剥脱形成经血流出，也有清除腔内污物和病原体的作用。

（2）化学屏障　阴道在正常时呈酸性，酸性环境可以抑制在碱性环境下繁殖的病菌的活动；而子宫颈的黏液则呈碱性，又可抑制在酸性环境下繁殖的病菌的活动。这样，无论是适应于酸性还是碱性环境的病原体，在女性内生殖器的不同部位都会受到抑制，从而可保持相对清洁卫生。所以，平常不宜过多、过深地清洗阴道，以保持阴道内适宜的酸碱平衡，维护自身的化学屏障。

（3）免疫屏障　当病原体一旦越过解剖屏障、化学屏障两道防线进入人体后，将遇到第三道防线——免疫屏障。机体的免疫系统对病原体产生的免疫反应，包括淋巴细胞对病原体的直接攻击和抗体对抗原的抑制作用。人体免疫功能的强弱不是局部的，而是整体的。因此，身体整体健康水平愈好，性器官的卫生就愈有保证。相反，整体免疫力低，性器官患病的可能性也会增大。

2. 女性经期卫生

一般成年女性，大约每 28 天来一次月经，每次行经 3～5 天，这是正常的生理现象。对于女大学生，做好经期卫生和保健，应当着重注意以下方面。

（1）保持外阴清洁　经血是病菌繁殖的良好环境。行经期要及时清洗外阴，经期卫生用品要保持清洁。清洗的水、利用的器具也必须清洁，最好是个人专用。

（2）注意保暖、防止过冷刺激　冷刺激可使人体表面和生殖器的血管收缩，以致造成月经突然减少或停止，引起月经周期紊乱。

（3）避免过度紧张、保持良好情绪　情绪良好，心情愉快，不仅使大脑皮质的兴奋处于适宜状态，还能促使神经体液调节系统处于良好状态，引导行经过程的顺利进行。为此，个人要注意心理调节，保持良好心态。

（4）避免剧烈体力活动　剧烈体力活动会增加神经和整个机体的紧张，改变血液在体内正常的分配和循环，于行经不利。适当的、轻微的体力活动，包括散步等运动，能调节心情，减少不适感觉，促进新陈代谢，还能增强身体的适应力。

3. 女性乳房的保健

女性乳房的生理活动受垂体、肾上腺和卵巢分泌的多种激素控制。在月经周期的不同阶段，乳腺也有周期性的改变。在妊娠期和哺乳期，乳腺明显增大，以至分泌乳汁。哺乳期后，乳腺又处于静止状态。乳房的大小、形状等，主要取决于遗传因素，但是后天的保健也很重要。在乳房发育期间，束胸是不利于乳房生长发育的。束胸会阻碍乳腺生长，还会造成乳头下陷。当乳房发育到一定程度时，应当选戴合适的乳罩，以防乳房过早地松弛、下垂。

四、预防性传播疾病

性传播疾病是具有传染性的、主要通过性接触传染的各种疾病。

常见的性传播疾病包括：梅毒：由梅毒螺旋体引起的全身性的慢性传染病，对健康和生命有极大危害。淋病：由淋球菌引起的泌尿生殖系传染病，有急性和慢性两型，传染性极强。软下疳：由软下疳链杆菌引起的急性传染病。性病淋巴肉芽肿：由沙眼衣原体引起的传染病。尖锐湿疣（生殖器疣）：是由一种病毒引起的性传染病。获得性免疫缺陷综合征（简称艾滋病，acquired immunodeficiency syndrome，AIDS）：正以极快的速度在全球泛滥，被称为“当代瘟疫”。

性传播疾病共同的特点是：①很强的传染性，②高度的隐蔽性，③无免疫性，④病程的持续性。性传播疾病最主要的途径是直接性接触。性关系混乱、卖淫嫖娼，是感染和传播上述疾病最容易的机会。当然，其他一些途径，如注射药物、使用血液制品、接触某些带菌器物等，也会传播和感染性传播疾病。因此，洁身自爱，是对性传播疾病最好的预防措施。万一发现身体有异常症状，应及时到医院检查、诊断和处置，切不可讳疾忌医。

当前，上述各种性传播疾病的传播范围、速度呈扩大、上升趋势，必须引起高度重视，增强防范意识。因此，预防性传播疾病发生及宣传、教育等具有极为重要的意义。

第三节　性的心理学基础

了解性心理和性心理健康的概念与内容，掌握不同年龄阶段性心理发展特点以及大学生时期性心理特征，对性心理健康教育和发展具有重要意义。

一、性心理概念与性心理健康

（一）性心理概念

性心理是指在性生理的基础上，与性征、性欲、性行为有关的心理状态与心理过程，也包括了与异性交往和婚恋等心理状态。

（二）性心理健康

世界卫生组织对性心理健康所下的定义是：通过丰富和完善人格、人际交往和爱情方式，达到性行为在肉体、感情、理智和社会诸方面的圆满和协调。性心理健康是人类健康不容忽视的重要组成部分。

二、不同年龄阶段性心理发展特点

个体在身体生长发育成熟的过程中，也伴随着心理（包括性心理）的发育过程。性心理的发展，可划分为儿童时代、少年时代、青年时代、中年时代及老年时代。在青年时代之前的任何一个环节出现问题，都可能引起性心理发展障碍。

（一）儿童时代（性心理的潜伏期）

1. 口欲期

从出生到1.5岁，婴幼儿的吸吮活动，最感兴趣的是母亲的乳房，性觉敏感区是嘴唇。

2. 肛欲期

1.5～3岁。在此阶段，大便的排泄和滞留均可使幼儿获得快感。

3. 阳具崇拜期

3～6岁，孩子对自己的生殖器发生了兴趣，出现类似手淫现象，对性器官有窥视欲和好奇心。男孩对阳具有骄傲感和害怕丢失情绪，女孩则对男孩的阳具有一种羡慕、崇拜情绪。这时男孩偏爱母亲，女孩偏爱父亲，并对同性的尊亲产生忌妒。

4. 潜伏期

6～8岁时，儿童更喜欢与同性交往，并且在这之前的性经历多被淡忘，这是压抑作用的结果。心理学家认为，这一转变在性心理发展中具有极大的意义。

（二）少年时代（性心理的雏形期）

1. 性抵触期

7～12岁，这一时期的儿童迷恋同性的小伙伴，不喜欢与异性交往，称之为“疏远异性的性厌恶期”。因自身所发生的一些生理变化感到惘然与害羞，以少女表现得尤为明显。在校园形成一个“同性集团”，在少男少女的无形分隔中使性别角色的差异进一步明朗化，男女孩之间形成暂时的疏远和陌生感，聚集着日后两性相吸的内驱力。

2. 仰慕长者期

10～15岁，这一时期从生理上逐渐进入“青春期”，表现为少男、少女对年长异性的自然而纯真的倾慕，特别对某些在体育、文艺、学识以及外貌上特别出众的异性或同性的年长者，在精神上引起共鸣，仰慕爱戴、心向往之，以致入迷。这一时期，女孩出现初潮，男孩出现遗精。

（三）青年时代（性心理的适应期）

1. 向往异性期（青年前期）

相当于中学、大学阶段。此期大多数人把性兴趣转向同龄的异性，渴望了解异性、接触异性；并希望吸引异性注意自己，容易引起冲突。相当多的人发生初恋，不管成功或失败，都会在两性性心理发展上留下深刻的烙印。

2. 恋爱期（青年时期）

主要指结婚前至新婚的性适应阶段。在性关系上开始具有伦理、情感和法律上的强烈的排他性，把友情集中在自己钟情的一个异性身上，彼此常在一起，情投意合，在工作、学习中互相帮助，生活中互相照顾体贴，憧憬婚后的美满生活，并开始为组织未来的家庭做准备工作。女青年常充满浪漫的幻想，向往被爱，易于多愁善感；男青年则有强烈爱别人的欲望，从而得到独立感的满足，他们的心情往往较兴奋。此时，个体的性心理发育趋向成熟。

（四）中年时代（性心理的成熟期）

1. 性爱高潮期

从新婚至生育前，夫妻间感情浓烈，爱情专一，性欲旺盛，性行为频繁。

2. 移情和潜伏的情感危机期

大量的调查结果显示，40 岁前后由于婚姻、家庭、事业都有了若干年的经历，如果不注意修养、调整，是最易出现移情和潜伏的情感危机时期。

3. 深沉期

绝大多数人的婚姻总是不断克服种种困难和情感危机而走向性爱的深沉和家庭的稳定。

（五）老年时代（性心理并不衰老）

老年人时期，身体生精能力下降，妇女绝经（只表明生殖功能的丧失），但并不意味着性欲和性爱需求的消失。

三、青春期阶段性心理发展的重要性

青春期是儿童向成人过渡的中间阶段，有人称为“人生历程的十字路口”，它既与儿童有别，又与成人不同，贯穿青春期的最大特征是性发育的开始和完成。与此同时，男女青年在心理方面的最大变化，也反映在性心理领域，他们对性的意识，由不自觉到自觉；对待性对象，由同性转为异性；对性的兴趣，由反感到爱慕到初恋……这几乎是每个人必经的历程。但由于在整个青春期中，青年人的情绪动摇不定、容易变化，如果不注意及时引导，常因为过度好奇、幻想、冲动、性欲等驱使而不能自控。若再受社会上不良现象的影响，常可使某些青年滋长不健康的性心理，以致早恋早婚、荒废学业，有的甚至触犯刑法，走上犯罪的道路。因此，不论青年本人、家长或老师，都应对青春期的性心理变化有一定了解，要培养出不仅体质健康、健美，而且有健康性心理的青年一代。

大量的临床病例表明，几乎所有成年性心理障碍者，都在儿童或青少年时期便显露出某些偏离正常的趋向。性心理发育障碍可以有其生物学基础，如某种程度的性激素紊乱或水平异常。但大多数情况下，性心理发育障碍被视为一种独立的心理行为异常。因此，从早年开始的性健康教育是预防性心理发育障碍的主要方法。大量资料表明，家庭影响起着重要的作用。如孩子窥视双亲的性生活，家长与年龄较大的异性孩子过分亲昵，不适当的性讨论，过分严格的禁欲教育等，均会对孩子的性心理发展产生不良影响。

有人类就有婚姻，有婚姻生活就有爱情。青年男女对性爱均有所求，这是生活中自然现象，也是人生的必经之途。我们既反对封建道学家们所谓“男女大防”的危言耸听，也要抵制西方社会“性开放”、“性商品化”的错误倾向。掌握性心理变化规律，普及科学的性知识，不仅能使广大青年人正确对待性的问题，也有助于青年人树立正确人生观。由于青春男女性心理尚未成熟，因此过早恋爱，不仅影响学业、工作，而且由于缺乏正确的择偶标准，往往不能保证终身幸福。因此，青年人应在成人后再物色理想的爱人，在恋爱过程中应互相尊重，用理智控制感情，保证爱情的纯洁性，这才是当代中国青年应有的健康性心理。

四、大学生性心理特征

大学生是一个特殊的文化人群，正处在性生理和性心理两个方面走向成熟的时期，他们充满着生机和活力，富有想象力和激情，在与异性交往中，常常出现的性反应有以下特点。

（一）性心理的本能性与朦胧性

大学生的性心理基本还是生理上的变化所带来的本能反应，缺乏深刻的社会内容。加上不少学生不太了解性的基本知识，对性有较浓厚的神秘感；其生活阅历决定了他们对异性的认识还披着一层朦胧的面纱。他们对异性的兴趣、好感和爱慕主要是性别间的吸引。

（二）性意识的内驱性和表现上的掩饰性

当代大学生受开放后中西方文化激烈碰撞的影响，一方面表现出对性的渴求，性意识增强；另一方面，受学校环境的限制以及特有的闭锁心理制约，导致了大学生性心理外显的掩饰性。在日常生活中，十分重视自己在异性心目中的印象和对方的评价，有强烈的显示自己的欲望；但在与异性接触时，常常表现出拘谨、羞涩、冷漠或表现得无动于衷、不屑一顾或做出回避的样子。实际上双方都敏锐地注意着异性的身心变化和反应，渴望男女之间的亲昵和交往。

（三）性心理的动荡性和压抑性

青年时期是人一生中性欲最活跃的时期，由于生理上已基本成熟，但心理上还不成熟，因此性心理容易受外界不良影响而变得动荡不安。同时，一些大学生由于性能量得不到合理的疏导、升华而导致过分的压抑，有的大学生面对这种压抑，只能以扭曲的方式、不良的甚至有些变态的行为表现出来，如“厕所文学”、“课桌文学”、“卧谈文化”、偷窥、恋物等。

（四）性宣泄的普遍性

在强烈的性驱动影响下，大学生有了性的需要和欲望，甚至会产生性冲动。因此，在大学生中性幻想、性梦等现象明显比中学生增加。然而，由于主客观条件的限制，大学生缺乏正常的满足性生活要求的条件，因此，手淫便成为大学生性宣泄的主要形式，有的大学生甚至出现边缘性性行为或性交行为。

（五）男女性别的差异性

大学生的性心理，因不同性别而有差异。在对异性感情的流露上，男性较为外显和热烈，而女性则含蓄而温存；在内心体验上，男生更多的是新奇、喜悦和神秘，而女生则常常是惊慌、羞涩和不知所措；在表达方式上，男生一般较主动，女生往往采取暗示的方式等。不过，这种差异近年来有缩小的趋势，如在表达方式上，女生变得较为主动的情况越来越常见。

近年来，高校女大学生遭受性侵害的案件呈上升趋势。所谓性侵害，是指违背当事人意志，以暴力、胁迫和其他方法手段强行与当事人发生性关系或对其实施猥亵、侮辱的行为。此类案件严重摧残了女大学生身心健康，威胁着女大学生的生命安全，严重干扰了校园的教学秩序。个别大学生在受到性侵害之后，性格变得压抑、扭曲，自暴自弃，甚至导致自杀等严重后果。为了减少大学生遭受性侵害，首先，必须加强大学生自尊和自爱教育，树立正确的交友观和恋爱观，摒弃爱虚荣和贪图享乐的生活方式。其次，必须加强对女大学生自我防护意识的教育，加强应急、自卫知识和技能的教育，不轻信花言巧语，不单独接触陌生人和异性，不独处一室，不独行黑暗和僻静处。遇到不法分子侵害时，要沉着、冷静，想办法脱身是大学生防止遭受性侵害的有效办法。如果受到性侵害之后，要及时向学校有关部门或当地公安部门报案，报案时可要求保密，要为破案提供尽可能多的证据和线索。同时，应及时寻求心理咨询专业人士的帮助和辅导，解除因性侵害造成的心理创伤。

第四节　性的健康教育与性的养生保健

世界卫生组织认为，对性的错误观念或无知等极大地影响着人们的生活质量和健康水平。了解性健康，如何实践性健康，这是一个既古老而又现代的问题，在不同时代和不同社会有着不太相同的认识和标准。因此，性的健康教育与性的养生保健对于个人健康及社会和谐、稳定、文明发展有着重要的实践意义。

一、性健康概念

性健康是指具有性欲的人，在躯体上、感情上、知识上、信念上、行为上和社会交往上健康的总和，它表现为积极健全的人格，丰富和成熟的人际交往，坦诚与坚贞的爱情和夫妻关系。

性健康概念包括以下三个方面的内容：即性生理健康、性心理健康、生殖健康。第一，根据社会道德和个人道德观念享受性行为和控制生殖行为的能力。第二，消除抑制性反应和损害性关系的诸如恐惧、羞耻、罪恶感以及虚伪的信仰等不良心理因素。第三，没有器质性障碍、各种生殖系统疾病及妨碍性行为与生殖功能的躯体缺陷。

二、性健康教育

人都生活在一定的社会之中，人不仅是自然的人，更重要的是社会的人。人的一生伴随着自然生长和社会化两个过程。人的性活动不仅仅是个人问题，而更重要的是社会性问题。因为人的性活动最终的发展必然与婚姻、生育联系到一起，生育又必然影响到整个社会。因此，性健康教育是一种社会需要。

性健康的教育问题应贯穿于人的一生，在青年时期之前的任何一个环节出现问题，都可能引起性心理发展障碍。尤其是父母对子女的早期性教育（言传身教，树立正确榜样和形象），学校在履行性教育中应发挥积极作用（这将起到家长难以发挥的作用）。凡此种种将给青春发育期的孩子带来能受益终生的良好影响。在不同年龄阶段具有不同的针对性教育重点和内容。在儿童期：父母如何对待儿童玩弄生殖器官的性行为问题，怎样回答孩子提出的形形色色的性问题，父母在孩子面前的亲昵等行为举止的适度与禁忌问题等。在少年期：孩子们对性器官的好奇，模仿父母或影视银幕所见的成人亲昵行为等。在青春期：手淫的问题，因身体发育带来的种种性困惑或性焦虑，同伴间的性尝试、社交恐惧症、孤独感、无聊感、情绪波动、白日梦等。在未婚成年期：对性的需要，寻找伴侣所遇到的困难，自卑感、失落感、失恋或失足、性焦虑等没有归宿的爱情。在已婚成年期：随结婚而出现的性问题，新婚的适应困难、情感疏远问题、离婚、婚外恋、无端嫉妒与猜疑、中年性失调等。

在现实生活中，可以看到中学生乃至小学生早恋现象增多，青少年中性错误和性犯罪增多，婚前性关系和未婚怀孕增多，造成这种现象的原因很复杂。其中有“性解放”、“性自由”思潮的影响，有黄色文化、淫秽物品的毒害传染，但还有更重要的一条就是缺乏科学的性知识、高尚的性道德理论的教育和灌输。不宣传正确的思想，就抵制不了有害的思潮，丑陋的东西就易泛滥。因此，对于不同年龄、不同心理和生理特点及不同职业的人，分别实施有针对性的性教育是非常必要的。

三、性健康教育的意义

性健康教育是一件十分重要而严肃的事情，其意义是多方面的。

（一）有利于建立文明的生活方式

性健康教育对文明的、科学的、健康的生活方式有积极的促进意义，能促进人的身心健康，避免不必要的恐惧和烦恼及多种性功能障碍的疾患发生。

（二）有助于增进个人、家庭幸福和稳定

性健康教育与其他教育有一个显著的不同，它不但关系到个人的身心健康，而且直接关系到夫妻、家庭的稳定和幸福。

（三）有利于青少年的健康成长

普及性科学知识，重视青春期的性道德和性知识教育，可以正确引导青少年培养高尚的道德情操，防止性犯罪发生。

（四）有助于移风易俗，促进社会主义精神文明建设

我国由于长期的封建思想影响，把性的问题看成禁区，使社会很多成员感到一种性压抑感，受到自我思想的束缚。普及和提高性知识，使男男女女一谈到生殖器官，就像看到肺、胃和肾一样处之泰然，这是一个民族文化层次与文明程度较高的体现。

（五）有利于打击各种犯罪活动

性犯罪的司法实践表明，性犯罪分子腐蚀他人的一条重要途径就是传播黄色、淫秽的读物及影视音响作品。从理论上弄清楚黄色刊物、黄色镜头与性犯罪之间的关系，就可自觉采取坚决的措施抵制这些精神鸦片。

总之，普及性健康教育、建设性文明是社会主义精神文明的一个重要组成部分，它有利于人口素质的提高，促进社会的进步、稳定与发展。

四、性健康的养生保健

性养生又称为性保健，它是一门即古老而又新颖的学科。说它古老，是因为这门学问源远流长，随着人类文明的诞生，就有了性医学的萌芽；说它新颖，是因为它于近几十年来才受到国内外医学家的重视和研究。

（一）性生活的生理心理作用

“性生活”是人生中不可缺少的生活内容，是构成人的生理、心理健康的重要组成部分，和谐适度的性生活对保养生命、增进健康有重要意义。《素问·阴阳应象大论》云：“阴阳者，天地之道也。”《孟子·告子》曰：“食色，性也。”《礼记·礼运》谓：“饮食男女，人之大欲存焉。”把性欲和食欲并举说明了它是不可抗拒的自然法则，食、色乃为动物的自然属性。性生活本乎自然之道，这是养生延寿的重要内容，是健康长寿的基础。古人以阴阳思辨自然，以阴阳剖析自身，男女、阴阳、天地统成一体。所谓阴阳之道，乃是性爱的真髓，这一基本理论和法则是研究人类性生活的一大需要。

人的性活动就像呼吸、心搏、消化、排泄一样，是人的自然生理。正常的性生活是人的天性和生理之需。因此，禁欲既是违反自然规律，也是违背人的天性和生理规律，还会引起一定的病理变化，带来许多疾病。《素女经》谓：“天地有开合，阴阳有施化，人法阴阳，随四时。今欲不交接，神气不宣布，阴阳闭隔，何以自补?”又指出：“阴阳不交，则生痈瘀之疾，故幽、闲、怨、旷多病而不寿。”正常的性生活可以调协体内的各种生理功能，促进性激素的正常分泌，有利于防止衰老；

正常的性生活还可保持健康的性心理，疏散心情抑郁、苦闷和精神压力，预防疾病和不良行为；和谐的性生活可以增强夫妻感情、婚姻的情趣和家庭幸福。有人提出“性与生命同在”，很有道理。通过对长寿老人的调查结果表明，长寿老人的和谐、稳定的夫妻生活都比较长久。现代医学调查发现，终身未嫁及离婚、鳏寡之男女，女性乳癌发病率比一般人高，患病率、死亡率也较高，这说明正常适度、规律协调的性生活对疾病的预防也有积极的意义。

（二）性生活不节对健康的影响

性生活不节，一是指不节制、纵欲过度，二是指不懂性生活宜忌。中医学历来认为性生活不节，是导致劳倦内伤致病的重要原因。

现代医学研究认为，性生活纵欲过度会导致失精过多，雄、雌激素亏损，人体免疫功能减退，人体组织蛋白形成能力低下，血循环不畅，内分泌失调，代谢率降低等，不仅造成身体虚弱，而且容易引起多种疾病。现代医学研究发现，精液中含有大量的前列腺素、蛋白质、微量元素等重要物质，过频的房事生活会丢失大量与性命有关的重要元素，促使身体多种器官系统发生病理变化而加速衰老。另外，男性精子和性激素是睾丸产生的，失精过度，可使脑垂体前叶功能降低，同时加重睾丸的负担，并可因“反馈调节机制”抑制脑垂体前叶的分泌功能，导致睾丸萎缩，从而加速衰老的进程。这充分说明“纵欲催人老，房劳促短命”的传统观点是很有科学道理的。

古代养生家认为，男女房事（性生活）实乃交换阴阳之气，固本还元；只要行之有度，对双方都有益处。少数年轻人不懂房事保健之法，婚后纵欲，致使体弱肾亏，未老先衰。老年纵欲者，很少有长寿者。在封建社会，历代皇帝设有三宫六院七十二妃，贵族大臣妻妾成群，生活放荡糜烂，虽然他们每天山珍海味，美酒佳肴，但到头来多是恶疾缠身，早亡夭折。据历史资料统计，凡能查出生卒年龄的封建皇帝 209 人，平均寿命仅有 39 岁。其中凡注意清心寡欲、修身养性的皇帝，则能健康长寿。例如清乾隆皇帝活了 88 岁，是几千年来皇帝中的长寿冠军，这与他“远房闱，有节制，习武备”的生活习惯是有密切关系的。

（三）节欲葆精

节欲葆精是中国传统养生的重要思想内容之一。欲不可纵，也不能禁，要适度。也就是说即不能漫无节制的纵欲，更不能完全被迫的禁欲。因此，性生活的“适度”是节欲的真正含义。葆精一般是指保养肾阴精，是通过节欲和保养五脏来达到的，要做到保养五脏不使其过伤；调情志不使其过极；忌劳伤不使其过耗；五脏安和，精自然得养。古今中外的学者对此进行了长期的研究，认为纵欲与禁欲是走向极端、是有害的；而“节欲”是性生活的“适度”与“节制”，对人的身心健康有着重要的养生意义。《养性延命录》指出：“壮而声色有节者，强而寿。”古人言：“房中之事，能生人，能煞人，譬如水火，知用之者，可以养生，不能用之者，立可尸矣”。这些话告诫世人，性生活应该有所节制。孙思邈指出：“人年四十以下，多有放恣”，若不加节制，“倍力行房，不过半年，精髓枯竭，唯向死近，少年极须慎之”。性生活的养生保健应当从年轻时就开始做起，直至老年，始终如一。节欲保精不但有利于身心健康、长寿，而且是优生优育的重要保证。

现代医学认为，性生活次数的掌握，并没有统一规定的限制，要根据个体差异、年龄、体质、职业等合理掌握、区别对待。性生活适度一般以第二天不感到疲劳为原则，觉得身心舒适、精神愉快、工作效率高。如果出现腰酸背痛、疲乏无力、工作效率低，说明过度，应当调整和节制。对新婚初期或夫妻久别重逢的最初几日，可能行房次数较频；而经常在一起生活的青壮年夫妇，每周2～3次正常的房事不会影响身体健康。对于青壮年来说，性生活一定要节制，绝不可放纵。

（四）更年期的养生保健

更年期是生命过程不可逾越的开始衰老的标志时期，是以性腺功能开始衰退为起点到完全终止的生理变化时期，本身并不是疾病。但处理不好会形成更年期综合征的病态表现。因此，要正确认识更年期，保持乐观态度，注意养生保健是顺利渡过更年期的最好办法。

1. 更年期特征

女性进入更年期，卵巢排卵功能开始逐渐衰退，一直到最后的绝经。女性在出生时，卵巢中约有几十万个卵泡，到50岁左右，卵泡逐渐耗尽，就会出现绝经。医学目前尚无办法让卵巢分泌更长时间的卵子，也就说延长生殖功能。只能用人工合成激素替代卵巢分泌的雌性激素，以维持女性的内分泌功能。女性没有了月经，就会明显地衰老，一些雌性激素的分泌量也逐渐减少，使生殖器缓慢萎缩，第二性征逐步退化，自主神经功能紊乱，各种疾病就会逐渐到来。女性绝经的年龄因人而异，一般在45～52岁。大量调查资料表明，40岁以前就绝经的女性其寿命缩短的危险，要比40～44岁绝经的妇女高39%，比45～49岁绝经的女性高60%，比50～54岁绝经的女性高95%。因此，如何推迟绝经年龄是女性不容忽视的养生保健问题。有10%～30%的妇女在绝经前后出现一系列以自主神经功能紊乱为主的综合征，称围绝经期综合征。症状出现的年龄和轻重与健康、工作、生活等因素有关。

男性进入45～55岁后，睾丸的功能也明显有一个逐渐衰退的变化。无论是产生精子，还是分泌雄性激素的能力均有所减弱，垂体促性腺激素、肾上腺皮质分泌的雄性激素也减少，与此同时，身体内的各种器官也逐渐衰退。男性几乎没有像女性那样明显的不再排卵、绝经之生育能力丧失的标志，以及伴随出现的明显自主神经功能失调的症状。这是因为睾丸衰老及睾丸激素分泌减少是缓慢进行的，多数男性可以适应这个缓慢的过程，故一般不出现明显症状与反应。但是，也有部分男性不能适应这种变化，而出现一些症状。由于这些症状是因睾丸萎缩、功能减退、性激素分泌减少引起的，与女性更年期机制相同，故也可称之为男性更年期。

2. 更年期综合征的表现

对女性而言，其症状主要表现有：在心血管方面，如阵发性潮热，即突然感到发热，涌向颈、面部，然后出汗、畏寒，有时可扩散到脊背及全身，历时数秒至数分钟；发作次数不定，轻者每天数次，重者可达数十次，夜间也常发作，时热时冷，十分难受；同时可伴有胸闷、气短、心悸、眩晕，严重者可出现血压不稳定。在精神方面，如情绪不稳定，易激动、紧张、抑郁、好哭、失眠、疲劳、记忆力减退、思想不集中；有时感觉过敏或迟钝、皮肤发木、刺痒、成天欲睡、萎靡不振等。在生理方面，月经周期紊乱、经期延长、经血量增加，甚至来潮如血崩，然后不规则，逐渐停止；还出现骨质疏松、关节痛等。此外，还有外阴、阴道、乳房逐渐萎缩，皮肤出现色斑等变化。

对男性而言，其症状主要表现有：注意力不集中，神经过敏、易疲劳、易发怒、腰背痛、心悸昏眩、颜面发热、记忆力减退、性欲抑制、性反应慢、性功能减退、食欲减退、体重体力下降等变化。

3. 更年期的养生保健

由于更年期是生命过程以性功能衰退为标志的衰老必然阶段，因此更年期的养生保健对身心健康尤为重要。中医学认为，更年期性功能的衰退与肾气衰退有关，因此保养肾气是更年期养生保健的关键和基本原则。对于男性来说，要养肾；对于女性来说，要养卵巢。肾气充足，性功能旺盛，可有效地保持身心健康。强肾保健的方法种类很多，如饮食、药物、按摩、针灸、锻炼等。根据不同情况选择相应的保健措施，都可收到良好效果。同时还要注意精神因素以及工作、生活等环境的影响。

为此，有关更年期的养生保健措施应注意以下几个方面。

(1) 在心理上保持乐观的生活态度　要认识到更年期是人生的必然阶段，因此，要调整好心态、稳定情绪、树立信心、建立和睦的人际关系，同时，要积极投身于自己喜爱的事业和参加各种社会活动，使自己的生活过得更加愉快。

(2) 在饮食上要均衡营养　要提倡合理营养，饮食以低盐、低糖及低脂肪食物为主，但又要保证蛋白质、维生素、糖类及足量的纤维素和矿物质的摄入。不同种类的食物含有不同的营养素，每天饮食的选择必须多样化，且摄取量适当，才能维护身体的健康。研究显示，适当地补充荷尔蒙，对健康的影响利大于弊。

(3) 在生活上要有规律　做到起居有常、劳逸结合，保证足够的睡眠时间，要戒掉不良嗜好(如吸烟、酗酒)等。进入更年期后，许多疾病的发生率均会增加，要定期检查，及早发现、治疗。对于女性来说，要经常进行乳房、子宫检查，及早诊断乳癌或子宫颈癌的发生，以提高治愈的机会。同时，和谐的夫妻关系以及保持适度的性生活，促进性激素的生成与分泌，有利于生理与心理的健康，延缓衰老的进程。

(4) 要坚持足够的身体锻炼　随着年龄及身体状况的不同，应选择适当的运动，如慢跑、散步、太极拳、健康操等，并持之以恒，以保持肌肉、骨骼、韧带的弹性和力量。提高心肺功能、改善神经系统的兴奋性和灵活性，这样不仅可以促进血液循环、增加新陈代谢、降低骨质疏松症的发生，还可以消除抑郁的心情，使身心愉悦。

(5) 在家庭中的注意事项　保证家庭成员和睦相处、夫妻关系融洽，保持乐观、开朗的家庭氛围。家人也应该了解更年期的症状，对他们的行为或情绪上的异常变化要充分理解，及时给予安慰并避免无谓的争吵。

复习思考题

1. 了解性的科学含义及相关概念。
2. 为什么说人的自然属性受着社会属性的制约？
3. 试述人的自然属性与社会属性的关系。
4. 试述男、女性器官的解剖、生理。
5. 试述不同阶段、不同人群性心理的发展与特征。
6. 试述性健康概念、内容以及性健康教育的意义。
7. 试述性健康的养生保健与节欲保精的关系及意义。
8. 试述更年期的生理特征、表现以及更年期的养生保健。

主要参考文献

1. 刘俊庭，吴纪饶. 大学生健康教育. 北京：高等教育出版社，2005.
2. 黄希庭. 大学生心理健康教育. 上海：华东师范大学出版社，2004.
3. 李世昌. 运动解剖学. 北京：高等教育出版社，2006.
4. 陈楠. 中华养生全书. 北京：九州图书出版社，1999.
5. 王玉川. 中医养生学. 上海：上海科学技术出版社，1992.
6. 王伟，高玉兰. 性伦理学. 北京：人民出版社，1992.
7. (美)贺兰特·凯查杜里安. 人类性学基础. 李洪宽. 北京：农村读物出版社，1989.
8. 阮芳赋. 性知识手册. 北京：科学技术文献出版社，1988.

(王凤阳)

第九章　传统运动养生

【本章提要】

本章首先概述中国传统运动养生的概念与特点，在此基础上介绍传统经典的运动养生功法——五禽戏、八段锦、易筋经等，之后重点讨论中国武术养生，特别是太极拳运动的养生，并介绍大学生武术养生的实践要旨。

【学习目标】

1. 了解中国传统运动养生的基本含义、特点及养生原理。
2. 掌握传统经典养生功法中五禽戏、八段锦、易筋经等基本内容与特征。
3. 理解武术养生与养生武术概念的内涵，特别是太极拳运动养生及意义。

早在两千多年前，就有“流水不腐，户枢不蠹，动也”的论述。这一理念一直以来就是我国传统运动养生的重要指导思想。它与“生命在于运动”这一西方体育运动的理念有异曲同工之理。我国传统运动养生强调“身心合一”，“身”在这里不仅指身体本身，也包括了肢体动作或身体运动，是运动养生最重要的内容。

我国传统运动养生最突出的特征，是强调“身心合一、内外一致”的整体性。在外在表现上看重“缓慢、柔和、连贯”的运动风格，在内在要求上强调“意念、呼吸、放松”的完整统一，是内外协调配合的柔缓性运动。为此，它与一般现代体育运动“剧烈、速度、力量”等特点有着明显的区别。我国传统运动养生术，充分体现传统养生文化“阴阳、动静”，“精、气、神统一”，“意、气、形配合”等身心双修的特点。因此，在练功时特别注重意念、呼吸等内在因素与肢体运动的外显因素的和谐统一。了解这一特征，对我们讨论分析传统运动养生功法——五禽戏、八段锦、易筋经以及武术养生（特别是太极拳运动养生）等有重要的意义。

第一节　中国传统运动养生概述

《韩非子》中“流水不腐，户枢不蠹”的记述实际上体现的是“动则不衰”的观念，这与西方体育“生命在于运动”的运动健身理念是一致的。要身体健康就必须重视肢体运动，这是我国古人数千年前就总结出来的养生原则之一。

一、中国传统运动养生的概念

我国传统养生方法可谓是门派林立、种类繁多，运动养生是其中重要的方法之一。运动养生是指以自身肢体运动为手段，以意念为主导，配合呼吸运动，以强身健体为目的的养生锻炼方法。其作用是通过活动筋骨、调节气息、宁静心神、畅通经络、疏通气血、调和脏腑，来达到增强体质、益寿延年等养生健身之目的。所谓传统运动养生，是指将我国传统的运动项目付诸实践的养生活动，具有中国特色，是重要的养生内容之一，也是我国传统运动养生术区别于现代体育运动的最基本特征。

中国古代养生家或医家一直对运动与健康的关系十分关注，早在战国末期，《吕氏春秋·尽数》中就讲到：“流水不腐，户枢不蠹，动也。形气亦然，形不动则精不流，精不流则气郁。”形，身体是也。两千多年前，我们的先贤就明确指出身体需要运动。《三国志·魏书·华佗传》中也有“人体欲得劳动，但不当使极耳，动摇则谷气得消，血脉流通，病不得生，譬如户枢也，终不朽也”的记载。劳动在此即运动之意，而户枢的比喻也表明了华佗是认同《吕氏春秋》中的观点的。孙思邈也认为：“身体常欲小劳，则百达气畅，气血长养，精神内生，经络运动，外邪难袭。”此处所指“小劳”，不仅包括了运动(劳)本身，一个“小”字更是指出了身体必须“劳而有度”。可以看出，不同时代对于身体运动之于健康的意义都是持相同观点的，其中华佗的“劳动，但不当使极”与孙思邈的“小劳”更是指出了身体不仅需要运动，而且需要合理的适量运动。

二、我国传统运动养生的特点

一般来说，中国传统运动养生的最突出特点是强调“精、气、神”的统一(也有“形、神、意”的统一、“意、气、力”的统一等类似表述方式)，强调动作形态与意念、呼吸的和谐统一，动作表现形式相对柔缓等总体特征。概而言之，以肢体运动为中心、以意念为主导、重视呼吸配合、以健康为目的是运动养生的四个最基本特征，也是区别于其他养生方法以及现代体育运动的基本特征。

(一) 以肢体运动为中心

运动养生的基础就是以肢体运动为中心。20世纪70年代初，在湖南长沙马王堆汉墓出土的文物中就有导引图(图9-1)，上绘有44幅图像，堪称最早的运动健身图谱，是中国古人运动养生的真实写照。“动则不衰”是中国人在古代就认识到的养生健身原理。

在我国传统运动养生方法中，导引术和调息法结合得最为密切，因为导引术

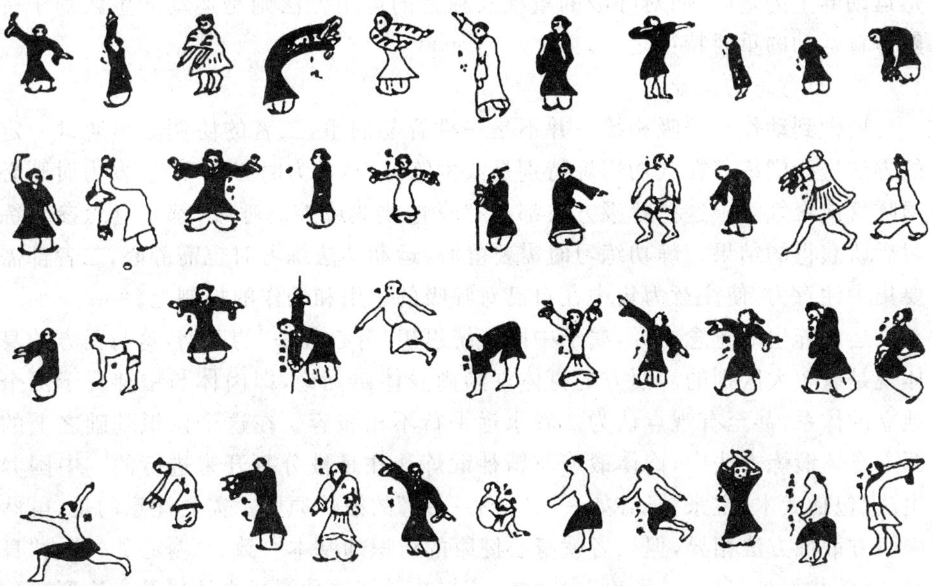

图 9-1　西汉导引图(长沙马王堆汉墓出土品修复图)

特别强调呼吸。比如《庄子·刻意》中就有"吹呴呼吸,吐故纳新,熊经鸟申……此导引之术"的记载,明确指出导引是呼吸与动作相结合的养生之方法。此后发展起来的导引术也基本都把动作与呼吸包容在一起。如此一来,导引术(运动养生)与调息法(气功)岂不是非常类似、相近甚至容易混淆?二者如何区分?这涉及肢体运动在该方法中的地位问题,如果躯体运动是主要特征,那么属于导引术的成分就多一些;相反,如果呼吸为主,辅以肢体运动,那么属于调息法的成分就多一些。运动养生最主要的表现特点就是以肢体活动为中心,这也是与静功养生法相区别的主要特征之一。我国自古就有动养功与静养功之分,其本质都是动作与呼吸的有机结合,其差异就是外在表现形式上的不同。

(二) 重视呼吸配合

传统运动养生注重身体动作与呼吸的配合,这种配合不仅仅是运动中呼吸的存在,而是讲究动作与呼吸完美的统一。《夷门广牍》中有如下记录:"羡门虎势戏,闭气,低头,拳战如虎发威势,两手如提千斤铁,轻起来,莫放气,平身呑气入腹,使神气之上而复,觉得腹内如雷鸣,或五七次,如此行之,一身气脉调,精神爽,百病除。"文中对如何使动作与呼吸调和有详尽的说明。一切体育运动中均不能缺少呼吸的参与,而像我国养生功法中对呼吸与动作的高度调谐,是中国传统运动养生的特色。由于强调动作与呼吸的统一,因而一般来说,这一养生体系的运动特征是比较柔和缓慢的。这一点,不仅在导引术、各类功法之中,而且在后来的武术养生(特别是太极拳养生)中也体现得淋漓尽致。可以说,肢体运动是运动养生的基础，而对呼吸的重视及独特的运用方法则是运动养生区别于一般体育运动的重要特征之一。

（三）意念的主导

要做到动作与呼吸相统一并不是一件容易的事，二者的协调必须通过一定的方法进行训练。在气功修炼特别是武术练习中，蓄力时必须吸气，发力时则必须呼气或聚气等。这些呼吸方法都是有意地改变或控制呼吸，都是意念参与练习后所获得的结果。静功练习时需要静心，运动功法练习时也需静心，二者都需要集中注意力，使注意力集中在自己对呼吸的运用和动作的控制上。

运动养生的意念主导，属于中国传统思想“身心合一”的范畴，这与西方的身体观是有较大区别的。西方的身体观崇尚身体二元论，即肉体与精神属于两个独立的体系，甚至有观点认为二者永远平行不相兼容。在这个认识基础之上的西方身体锻炼方法中，肉体锻炼与精神锻炼往往是被分割开来进行的。中国养生法（包括武术）主张“身心如一”、“身心一统”的锻炼原则。需要注意的是，虽然中西方锻炼方法相异，但二者就身心健康的认识却基本一致。“身心如一”或“身心一统”并不是“身心一元论”，从“如一”与“一统”这种表述方法以及为达到这一目的而必须持久锻炼的过程来看，显然也是建立在肉体与精神相对独立这一观念之上的。如果“身心”本就一元的话，也就谈不上需要为了“一统”而修炼了。“如一”与“一统”等表述显示了古代中国人追求身心一致、身心合一的目标，同时也反映了在传统运动养生中“身（体运动）”必须要有“心”的参与的思想特点。没有“心”的身体运动不能称其为运动养生。在“心”与“身”的关联上，我国古代养生方法比西方体育锻炼更具有积极意义。在追求“身心合一”的养生方法中，意念的运用是不可缺少的因素。因此，意念在运动养生中的重要地位也是其区别于一般体育运动的重要特征之一。

（四）以健康为目的

养生的目的，必须是以健康为中心。虽然这是非常浅显的道理，但由于有些运动具有两面性或多面性，因而这个目的的强调就必不可少。比方说，大家喜闻乐见的武术就具有多功能特点，如果强调格斗那它就属于技击；如果强调并且运用它的健身功效并以此作为锻炼手段，那这样的武术就属于强身健体的养生方法了。实际上，在强调了身体运动、呼吸和意念这三个因素之后，这项运动已经变得非常具有内视性，其目的也已经被归属于强身健体的养生范畴了。

三、我国传统运动养生的主要内容

我国传统运动养生内容很多，人们耳熟能详的五禽戏、八段锦、易筋经等得到我国人民的广泛认可与习练，从而在其发展过程中不断演变并影响着我国的运动养生体系，当今流行的许多养生、保健体操都与其有着密切关联。武术也是运动养生的重要内容，原本只用于杀敌保身的武术中融入了很多养生思想和方法，逐步具备了“杀生”和“养生”这一具有鲜明对比的二重性格。另外，在我国历史上存在着很多养生的运动方法，如钓鱼、踢毽子、骑马等都可以归入运动类的养生方法之列。但如果以强调精气神或动作、意念、呼吸的和谐统一为核心，那么中国传统运动养生就非五禽戏、八段锦、易筋经、自我按摩和以太极拳为代表的武术等莫属了。这些传统运动养生内容按其运动方式大致可以分为两大类。

一类是以五禽戏、八段锦、易筋经为代表的养生运动。由于这类项目具有动作内容相对简单，便于反复练习这一功法练习的特点，因此可以把它们归类为运动功法养生。这三种功法养生对我国古代养生影响巨大，先后衍生出很多新式养生功法，现代流传的很多运动养生功法都和这几种传统养生功法有着密切的关系。一般来说，导引类养生功法和气功中的动功功法都可以归入运动功法养生这一类之中。

另一类就是其本身不是为养生而发生，但在发展过程中受养生文化的影响而逐渐具备养生性质的养生。在这一类养生中，发展最成熟、影响最广、最具代表性的当属武术。由于武术本身体系庞大、内容丰富且具有攻防特性，所以把通过武术的技术方法进行养生的内容称为武术养生。鉴于武术在我国的影响，本章在第三节对武术养生进行重点阐述。

第二节　传统运动功法养生

我国传统的运动功法养生是以肢体运动为基础，配以呼吸、自我按摩，以强身健体、治疗疾病为目的的养生方法包括导引术、武术。传统运动功法养生的内容很多，本书选择大家都比较熟悉的五禽戏、八段锦和易筋经进行介绍，希望使读者既能够了解传统运动功法养生的基础知识，也能够掌握一定的运动功法养生的技术方法。

一、五禽戏

（一）五禽戏的源流

五禽戏一词源于《三国志》：“吾有一术，名五禽之戏，一曰虎，二曰鹿，三曰熊，四曰猿，五曰鸟。亦以除疾，并利蹄足，以当导引。体中不快，起作一禽之戏，沾濡汗出，因上著粉，身体轻便，腹中欲食。”这是华佗在向弟子吴普传授养生知识，他还指出：“人体欲得劳动，但不当使极耳，动则谷气得消，血脉流通，病不得生，譬犹户枢也，终不朽也。是以古之仙者为导引之事，熊经鸱顾，引挽腰体，动诸关节，以求难老。”据说吴普善行此术，虽至九十余岁而耳目聪明，齿牙顽坚。

由于华佗在我国医学史上的地位以及在民间的影响，他对五禽之戏的推崇使这项养生运动声名大噪。遗憾的是，由于华佗对五禽戏的具体技术方法并未留有文字记载，因此关于华佗的五禽戏尚有许多未解之谜。

（二）五禽戏的内容及运动特征

华佗逝后大约二百余年之后，有关“五禽戏”的具体动作方法的记录出现于南北朝时期养生大家陶弘景的《养性延命录·导引按摩》之中：

虎戏者，四肢踞地，前三掷，却三掷。长引腰，侧脚仰天，即返距行，前却各七过也。鹿戏者，四肢踞地，引颈反顾，左三右二。伸左右脚，伸缩亦三亦二也。熊戏者，正仰，以两手抱膝下，举头左辟地七，右亦七。蹲地，以手左右托地。猿戏者，攀物自悬，伸缩身体，上下一七。以脚拘物自悬左右七，手钩却立，按头各七。鸟戏者，双立手，翘一足，伸两臂，扬眉用力，各二七。坐伸脚，手挽足趾各七，缩伸二臂各七也。

夫五禽戏法，任力为之，以汗出为度。有汗，以粉涂身。消谷食，益气力，除百病。能存行之者，必得延年。

这段记录是出于华佗死后数百年，究竟是否是其原貌已不可考。然而，正是由于有了华佗在五禽之戏上不尽详细的记述，才催生了众多的五禽戏版本。陶弘景之后又有多种五禽戏版本，最有代表性的是明代周履靖的《夷门广牍·赤凤髓》中所载“五禽戏图诀”（图 9-2）：

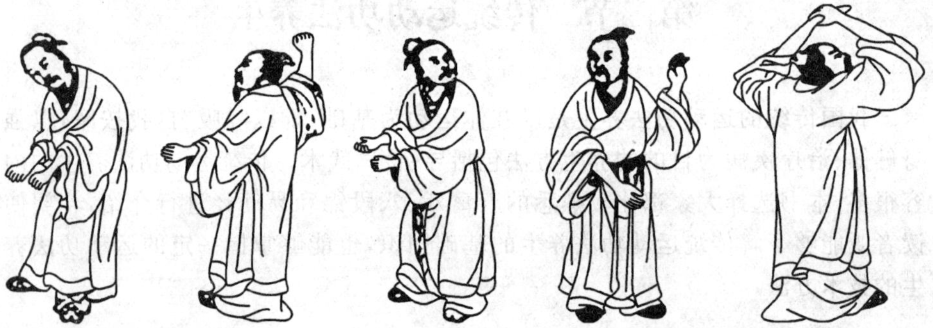

图 9-2 《夷门广牍·赤凤髓》中所载五禽戏图

羡门虎势戏：闭气，低头，拳站如虎发威式，两手如提千斤铁，轻起来，莫放气，平身吞气入腹，使神气上而复，觉得腹内如雷鸣，或五七次，如此行之，一身气脉调，精神爽，百病除。

庚桑熊势戏：闭气，捻拳，如熊身侧起，左右摆脚，安前后，立定，使气两胁旁，骨节皆响，能安腰力，能除腹胀，或三五次止。亦能舒展筋骨而安神养血也。

士成绮鹿势戏：闭气，低头，捻拳，如鹿转顾尾闾，平身缩肩立，脚尖跳跃，脚跟连天柱，周身皆振动，或二三次可，不时做一次更妙也。

费长房猿势戏：闭气，如猿抱树一枝，一只手如捻果，一只脚虚空，握起一只脚跟转身，更换神气，连吞气入腹，觉汗出方已。

亢仓子鸟势戏：闭气，如鸟飞欲起，尾闾气朝顶，双手躬前，头腰仰起，迎舞顶。

这段记述之所以具有代表性，是因为除动作说明外，还有关于呼吸的配合以及意念的运用并配有图示。值得注意的是，华佗、陶弘景以及周履靖等的记述中，并未规定五禽戏就一定要五戏皆行，而是可以针对某一身体部位“作一禽之戏”、单独并重复运用的。

读者当然可以根据这些记述去进行技术还原，大家所习五禽戏究竟是否为华佗所创制的五禽之戏其实并不重要，重要的是对其运动养生理念的理解、赞同与实施。通过运动与呼吸及意念的配合，达到气脉调和的健身目的。而熊、鸟、鹿等也可以发展为象、鱼、豹等动物的象形模仿，根据不同需要，可以是二禽戏、六禽戏甚至十禽戏。

（三）五禽戏练习要点

根据五禽戏的文字记录，自古以来都有专家或爱好者在做出复原五禽戏的努力，这也正是导致现在流行的五禽戏版本各有出入的原因之一。虽然版本众多，但一般来说都遵从了“动作、呼吸和意念”相配合的基本原理。由于五禽戏具有明显的模仿动物动作特征的特色，因此练习时象形的表现是一个非常重要的方面。一般来说，练习五禽戏时需要做到在动作上肢体伸引舒展、刚柔并济；在神态和心情上要做到心静体松、集中精力；在呼吸上要做到以意领气、呼吸配合动作，节奏因动作的刚柔快慢而定等。根据需要，可以只做其中一戏，也可以从四肢百骸到五脏六腑面面俱到，从而达到活动筋骨、舒展关节、调和气血和改善机体功能的目的。

由于五禽戏中各戏所模仿的动物不同，其动作风格也有区别。就虎、鹿、熊、猿、鸟这“五戏”而言，练习时应该区别对待，作出各自的特点。

虎戏需做到虎的威猛之势：双目有神，四肢有力，动有雷霆万钧之气势，静有稳如泰山之安定，动作刚劲有力但又刚中有柔。呼吸随动作力量、节奏变化而变化，可在发力之时发沉稳的“嗨”音。

鹿戏需要做到鹿的轻巧敏捷、舒松自由之势：神态悠闲雅致，动作舒松自然、快捷灵敏、轻快，呼吸因动作节奏而变，相对短促轻松。

熊戏则需要表现熊在动作上的沉稳安定、力度浑厚，神态上要稳重自然，呼吸上要做到缓慢柔和。

猿戏要求动作灵敏快捷，轻便柔和，神态上要做到快乐而略显顽皮，呼吸上要做到配合轻快的动作而略短快。与鹿相比较而言，二者皆为相对轻快的动作，但鹿略显优雅，猿更显乐天快活。同为快字，鹿戏应更迅捷，而猿戏应多柔和。

鸟戏要做到动作轻盈舒展、神态悠然安详、呼吸柔缓自然。

练习五禽戏时要注意领会象形只不过是“标”,“虎”、“鹿”、“熊”、“猿”、“鸟”等只不过是代表不同动作,真正重要的“本”是指练习者要通过各种不同的动作,融会贯通不同动作与意念、呼吸的配合方法。只有达到形、意、气的和谐统一,才能有更好的养生效果,至于“禽”的种类,它完全是根据各自身体的需要,是可变的、可调换的。华佗和其他古人给予我们的,只是一个优秀的范例。

二、八段锦

(一) 八段锦源流

八段锦是我国又一著名的传统导引术,也是国内目前常见的一项运动养生功法,很多太极拳爱好者在练习前后也喜欢以此作为准备或整理运动来调整身体状态。

八段锦究竟起源何时,已很难做详细考证,早在南宋时期,藏书家晁公武就在《郡斋读书志》中引录其家藏书目中有《八段锦》一卷,云:“不提撰人,吐故纳新之诀也。”表明八段锦在南宋之前就已经存在,而且那时的导引术的重要特征之一就是“吐故纳新”,即对呼吸的重视。

(二) 八段锦的内容及其特征

关于八段锦,明代的《道藏·灵剑子引导子午记》中有明确描述,而清末《新出保身图说·八段锦》中也有类似记载并配有绘图,二者文字叙述如下:

《道藏·灵剑子引导子午记》八段锦	《新出保身图说·八段锦》
仰托一度理三焦,	双手托天理三焦,
左肝右肺似射雕。	左右开弓似射雕。
东肝单托西通肾,	调理脾胃须单举,
五劳回顾七伤调。	五劳七伤往后瞧。
游鱼摆尾通心脏,	摇头摆尾去心火,
手攀双足理于腰。	背后七颠百病消。
次鸣天鼓三十六,	攒拳怒目增力气,
两手掩耳后头敲。	两手攀足固肾腰。

可以看出,二者并无明显差别,都是以身体动作为中心的健身方法。由于动作皆以站立姿势进行,所以又称之为立势八段锦。

除站立姿势的八段锦之外,也有以坐姿进行的坐势八段锦。南宋曾慥所著《道枢·众妙篇》中有“七气之诀”为:“叩、托、张、摩、摇、揩、漱”,其中“叩为叩齿”,“托为如手托重物”,“张为如张弓射箭”,“摩为摩手发热后以摩耳目颜面”,“摇为转动肢体关节”,“揩为擦身按摩”,“漱与叩齿相近,为吞津”。这七气之诀包含了叩齿集神、向上托举、伸张牵引、面部按摩、摇动身体、按摩肾部和漱液吞津等内容,是一个前后串联的完整套路。这七个术势成为明代以后坐势八段锦的源头,明代高濂在《遵生八笺》(图 9-3)中有如下记载:

闭目冥心坐,握固静思神。
叩齿三十六,两手抱昆仑。
左右敲玉枕,二十四度闻。
微摆撼天柱,动舌搅水津。
鼓漱三十六,津液满口生。
一口分三咽,以意送脐轮。
闭气搓手热,背后摩精门。
尽此一口气,意想体氤氲。
左右辘轳转,两脚放舒伸。
翻掌向上托,弯腰攀足频。
以候口水至,再漱再吞津。
如此三度毕,口水九次吞。
咽下汩汩响,百脉自调匀。
任督慢运毕,意想气氤氲。
名为八段锦,子后午前行。
勤行无间断,去病又强身。

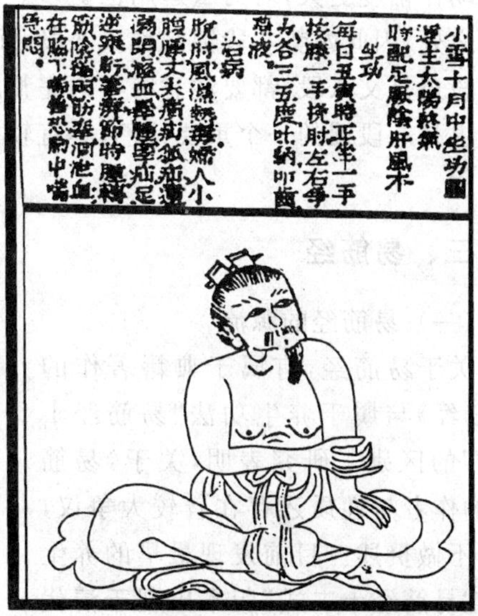

图 9-3　明代《遵生八籤》中所载坐功图及说明

与立势八段锦相比,坐势八段锦多了些按摩和叩齿吞津的方法,身体运动内容相对减弱,而"神"与"气"在此得到进一步强调,但从整体上来说,还是属于运动功法养生的范畴。自明代起八段锦名声大噪,很多养生家又在此基础上进行了一些改编,先后有十二段锦、十六段锦等问世。此外,还有一些名称迥异但内容相近的养生法出现。

鉴于八段锦在民间的广泛流传以及其健身效果,中华人民共和国成立后,国家对八段锦等民族传统体育运动非常重视,20 世纪 50 年代,先后出版了唐豪、马凤阁等人编写的八段锦,其后又组织专家整理编写。随着练习群体的增多,20 世纪 70 年代末、80 年代初,八段锦作为民族传统体育项目开始进入大学校园。与历史上八段锦版本众多的状况一样,新中国成立后的八段锦套路也种类繁多。但是新开发的八段锦基本上都是以传统八段锦为基础,所以内容基本是大同小异。

(三) 八段锦练习要点

学练八段锦时,应遵从以身体运动为基础、配以呼吸和意念的运动养生原则。与五禽戏一样,也可以根据个人需要,练习适合自己的二段锦、七段锦。与主要模仿动物动作及神态的五禽戏相比,八段锦的动作更加自由和多样化,增加了很多按摩和叩齿吞津的内容。而且姿势也发生了较大变化,最重要的变化就是有了坐势八段锦。坐势八段锦与站势八段锦最大的区别主要有两点，一是坐势八段锦对呼吸要求更多、更高，叩齿吞津的内容进一步增多；另一点是站势八段锦动作幅度更大，对力量运用也更多。后者由于与很多武术基本功练习也有相近之处，因此站势八段锦又称武八段，而坐势八段锦则被称为文八段。不管是武八段还是文八段，都要注意练习的完整度，动作做完整。此外，叩齿吞津、搓手按摩也是八段锦的一个重要特色，具有较好的医疗健身效果，练习时应很好地加以运用。

三、易筋经

（一）易筋经的源流

关于易筋经，有属于典籍著作的《易筋经》与属于养生功法“易筋经十二式”的区别。研究表明，关于《易筋经》的作者与性质还存在着较大争议，在此不做赘述。目前发现最早的养生功法“易筋经十二式”版本出现于清代咸丰 8 年潘霨所编的《内功图说》（图 9－4）之中。与具有浓厚道教文化色彩的五禽戏、八段锦不同的是，易筋经在少林寺僧侣中流传甚广，具有更多的佛教文化色彩。此外，易筋经也因多见于武侠小说或影视作品之中并被渲染得神乎其神，给读者赋予了很多神秘的、想象的空间。

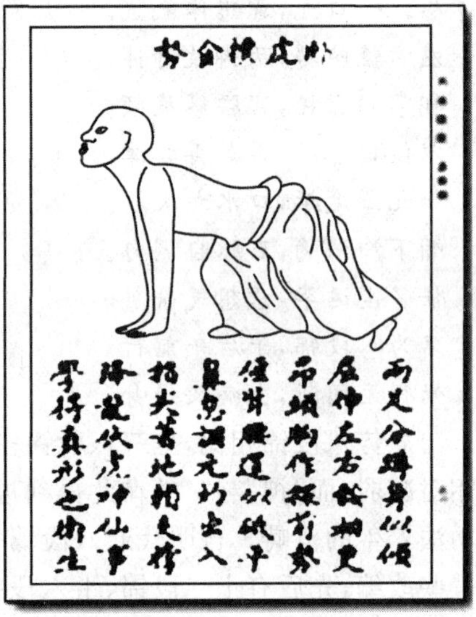

图 9－4　清代《内功图书・易筋经》之卧虎扑食

易筋经的神秘，首先源于它的名称。与五禽戏、八段锦等纯名词相比，易筋经中的一个“易”字，使这个词语充满了灵动的积极意义。试想，对一位追求健康或希望改变体质的人来说，“改变（易）筋骨（筋）之经”当然非常具有诱惑力。古代小说《汉武帝内传》中就有东方朔关于“三千年一伐毛，三千年一洗髓”之说，这也是武侠小说中关于“伐毛洗髓”的由来，意思是说可以使人脱胎换骨。而明代周履靖在《夷门广牍・赤凤髓・食饮调护诀》中有“一年易气，二年易血，三年易脉，四年易肉，五年易髓，六年易经，七年易骨，八年易发，九年易形，即三万六千真神皆在身中，化为仙童”的记述。类似的描述，让易筋经更添神秘色彩。

（二）易筋经的内容及其运动特征

易筋经（十二式）内容如下：

韦驮献杵第一势：立身期正直，环拱平当胸，气定神皆敛，心澄貌亦恭。

韦驮献杵第二势：足趾拄地，两手平开，心平气静，目瞪口呆。

韦驮献杵第三势：掌托天门目上观，足尖着地立身端，力周髋肋浑如植，咬紧牙关不放宽。舌可生津将腭抵，鼻能调息觉心安，两拳缓缓收回处，用力还将挟重看。

摘星换斗势：只手擎天掌覆头，更从掌内注双眸。鼻端吸气频调息，用力收回左右眸。

倒拽九牛尾势：两腿后伸前屈，小腹运气空松。用力在于两膀，观拳须注双瞳。

出爪亮翅势：挺身兼怒目，推手向当前，用力收回处，功须七次全。

九鬼拔马刀势：侧首弯肱，抱顶及颈，自头收回，弗嫌力猛，左右相轮，身直气静。

三盘落地势：上腭坚撑舌，张眸意注牙，足开蹲以踞，手按猛如拿，两掌翻齐起，千斤重有加，瞪睛兼闭口，起立足无斜。

青龙探爪势：青龙探爪，左从右出，修士效之，掌平气实，力周肩背，围收过膝，两目注平，息调心谧。

卧虎扑食势：两足分蹲身似倾，屈伸左右腿相更，昂头胸作探前势，偃背腰还似砥平，鼻息调元均出入，指尖着地赖支撑，降龙伏虎神仙事，学得真形也卫生。

打躬势：两手齐持脑，垂腰至膝间，头惟探胯下，口更齿牙关，掩耳聪教塞，调元气自闲，舌尖还抵腭，力在肘双弯。

工尾势：膝直膀伸，推手自地，瞪目昂头，凝神一志。起而顿足，二十一次，左右伸肱，以七为志，更作坐功，盘膝垂眦，口注于心，息调于鼻，定静乃起，厥功维备。

总考其法，图成十二，谁实贻诸，五代之季，达摩西来，传少林寺，有宋岳侯，更为鉴识，却病延年，功无与类。

佛教诸神之一的韦驮在动作名称中的出现，也是易筋经被认为与佛教有深厚关联的重要原因之一；但就其内容而言，与我国道家养生、医家养生具有更紧密的关联。易筋经行文比较朴实易懂，作者虽然力求整齐押韵，但效果并不是很好。文末特别声明易筋经属达摩所传，可以考虑是附会之词，而所提及与岳飞的关系，也可以理解为是作者或后人为使易筋经更具权威性或扩大影响力而做的宣传。

但是，这十二势导引之术对身体姿势、用力方法、呼吸以及意念的运用都叙述得相当详尽，几乎每一势之中都包含了动作、呼吸和意念这三大养生元素，而且过程较为详尽，从这一点来说，易筋经是超越了五禽戏和八段锦。

（三）易筋经的练习要点

练习易筋经时首先要排除迷信，特别要注意摒弃武侠小说或影视作品中的夸大宣扬。作为一项健身手段，易筋经无疑是具有改善人们体质的功效，从这一点上来说是名副其实的“易（改变、改善）筋（筋骨、身体）”之经典。正确而持之以恒的习练，它能够使一名体质柔弱的人变得更加健壮。一个“易”字，给予了渴望获取健康身体的人们以无穷希望，也表现出了古人对改造或完善自身的挑战精神和无穷睿智。同时，要想达到“易筋”的目的，也必须经过一番艰苦而持续的努力，幻想着仅仅通过思维去理解“经”文而不实际行动，以及幻想着小说中描述的被“伐毛洗髓”，是对古人智慧的亵渎和对自身的肆意蒙昧。因此，练习时树立一个科学的立场与观点至关重要。

易筋经的内容在字里行间都充满了对力量的运用，具有很多武术修炼方法的影子。实际上，易筋经虽然与五禽戏、八段锦同属导引，同属传统运动功法养生，但与八段锦等所要求的“务于祥和，俯仰安徐，屈伸有节”这些相对“文静”的导引术相比，易筋经更具有很多武术的特点和要求。易筋经以强身健体为基础，强调内劲和发力，具有动作比较迅猛有力的特点。这一特点使得易筋经容易被武术家作为基础修炼而加以运用，也使得易筋经容易成为被武侠文学渲染的素材。

第三节　武术养生

武术现在已成为我国民众强身健体、修身养性的主要方法。作为冷兵器战争的技术主角，它的命运随着枪炮的出现发生了重大转变。就如太极拳已成为现代中国人重要的养生手段那样，武术的养生功能已经大大地凸显出来。本节首先介绍武术养生和养生武术这两个容易混淆但性质完全不同的概念，以形成对武术养生的基本认识。其次，阐述武术与养生这一原本性质相异的文化体系相互融合并产生养生武术。再次，阐述太极拳作为养生武术的代表及其对后冷兵器时代武术发展的重要意义以及养生武术的特点。最后，结合学校武术课程内容及大学生的生活特点，阐述如何让学生利用所学过的武术内容建立自己的武术养生方法以及注意事项，为自己的健康服务。

一、武术养生概述

（一）武术养生

大家在武术学习或课外读物中接触过武术的概念，可以概括地将其表述为：最初的武术本质特征是杀伐性质的攻防技术，在其发展过程中受社会、思想文化背景的制约，被“文”化为具有中国传统思想文化特点的新的文化体系，主要是以格斗、套路和功法的形式，为人们提供健身、搏击等多方面的功能价值的传统身体运动文化。随着社会的发展，武术的功能已经完成了多种变革与分化，不再是单纯的杀伐，而演变成健身的、商业的、观赏的、娱乐的、体育（身体教育）的等功能多元化形态。

1. 武术养生的概念

武术养生是武术的功能之一，简单地说就是利用武术练习来获得健康。众所周知，任何体育运动项目（包括武术），只要有一定的运动强度和量的保证都能强身健体，都能使身体结构、功能产生适应性的提高。我们不能把在战场上、擂台上的武术称为武术养生，因为它们的目的是击倒对手、取得胜利。显然，武术养生是一个目的、价值取向的结果，其定义应该以练习武术的目的作为依据。为此，武术养生可以定义为人们主动地通过武术的习练，以获得健康为目的的武术行为。

2. 如何理解武术养生

武术功能的定位，主要在于习练者的目的性选择。同样的武术动作，如果主要目的是从攻防、实战方面进行练习，那么这些动作就主要具有实战价值；如果主要目的是通过它来改善自己身体状况，那么这些动作则主要具有锻炼身体的意义，具有养生的功能。

（二）养生武术

1. 养生武术概念的提出

虽然并不是所有的武术项目都适用于养生，但确实有很多武术的重要功能或主要功能之一就是用于强身健体。比如说太极拳、木兰拳等拳种，还有适用于学校武术教学的武术种类（少年拳、形神拳、初级拳、太极拳等）等，就其推广普及来说，均是以强身健体为主要目的。在众多的武术种类中，对那些在武术养生中运用较多的武术项目，可以根据其本身运动特点以及人们习练的主要目的而做一个新的分类。我们把那些含有中国传统养生思想和技术特点的、被人们主要用以获得身体健康的武术项目统称为养生武术。

养生武术主要包括武术功法养生和套路武术养生。太极拳可以说是归类于养生武术中最具代表性的拳种。它完全具备了我国传统养生的特点与功能，其养生作用已经很难以个人的意志为转移。太极拳在当今已逐渐发展成为人们以健身为主要目的的武术项目，可以说是养生武术最好的例子，它的发展演变符合了历史发展潮流。从太极拳中演化出来的太极扇、太极剑、太极操、太极球、木兰拳等也是养生武术中有代表性的内容。另外，长拳套路、对抗性练习等内容在强身健体的目标下，也同样具有一定的养生武术的性质，但其健身原理更符合体育运动的特点。

2. 决定养生武术的两个基本因素

如何才能在千差万别的武术中分清哪些是养生（或养生性质的）武术呢？应

该有两个因素:其一是强身健体的目的性,其二是该项武术是否具有中国传统养生的特点。运用于身体运动的传统养生方法主要有导引与调息,养生武术则具有二者的特点。导引与调息的特点首先是其“对内”、“对己”的目的性,二者都是针对习练者自身而非他人;其次是通过意念完成对自身的控制;再者就是动作与呼吸的配合。这三点都具有明确的对己性与内视性。因此,养生武术应该是那些在拳理和实际技术中都强调内外兼修、以强身健体为主要目的的武术套路和功法练习。这样区分并非是在否定武术的技击性,而是更加突出武术的健身性,符合武术作为体育运动项目推广普及的健身目的和意义。

(三) 武术养生与养生武术的关系

文字与词义如此相近的两个词语,很容易使人混淆。武术养生与养生武术是两个不同意思的词语,从语言学的角度来说,前者的词干是养生,这是一个动词,因而前者是一个动名词;后者的词干是武术,是一个名词,因而后者是一个纯粹的名词。武术养生是对武术运用目的的体现,是指用武术这一方法或手段去达到锻炼身体、养生的目的;而养生武术则是武术中的一个类分,其性质是不仅具有养生的目的,还具有中国传统的养生要素。前者是武术的运用,后者是武术的类分。

应当注意的是,武术养生所运用的武术并不一定都是养生武术,因为武术在退出战争舞台之后,更是一项多目的、多功能的运动项目。有的武术,即使养生的特点较少,但也有可能被人作为养生手段加以使用。但这种有意识的运用时间长了,即使是那些不适合作为养生手段的武术,其特点或性质也会逐渐被改变,向养生武术转化。因此,人们练习运用武术的目的性对养生武术概念的形成和发展具有很大的影响。

(四) 武术养生功能的凸显

1. 武术与养生的差异

武术来源于生产、生活,狩猎活动就是它的母体之一。应当注意的是,狩猎属于生产技术,目的是为了获取生活所必需的食物,对象是动物。武术则是后来各部落或人们之间为了财产、土地、权利或妇孺等发生争斗时所用的杀伐技术,对象是人。可以看出,最初的武术只是一门杀伤对手的技术,性质是单一的,具有强烈的杀伐性。

在古代,养生最初的主要目的在道教文化的渲染下被定性为“长生不老、飞升成仙”。随着人们对生命的不断探索,在经历了很多挫折后,最后把养生定格在获取健康之上。无论是早期的长生不老还是后来的长寿健康,其核心都是为谋求生命的延续、获取更高质量的生活而不断努力。

显然,武术这一“杀”生技术的目的与“养”生是相去甚远的。武术是“杀”、养生是“养”;武术是对敌、对他(人)的,而养生则是对己、对内(身体)的。二者的差异是由于时代不同、需要不同、目的不同、性质不同而产生的。

2. 武术养生功能的凸显

武术最初始的本质是对人的杀伤性质,套路的出现使武术具备了一定的演技性质和体操性质,身体成为运动的中心与对象,这一点与养生的特质基本相同。套路作为中国武术的重要内容,是区别于其他国家或地区的格斗对抗项目的重要特性之一。套路的出现和延续,实现了把武术由对敌性、对他性向以自己身体为目标的对己性、内视性的转变。长期以来,中国武术特别是武术套路(其中又以拳法为最)始终具备对敌杀伤和对己(身体)修养的两重性。武术对己性质的形成,是古代中国社会文化环境的使然,也为后枪炮时代的武术发展提供了新的方向。

养生法的最大特性是以身体为目标,并通过一定的方法使其机能得到增强或改善。在古代,"调息"和"导引"这两种养生方法最具有生命力并得到了很好的发展。"调息"和"导引"最大的特点在于不借助药物或食物等外部力量,而是直接以自己的身体为对象进行的调养方法。这对武术与养生的融合具有重要影响,使二者具备了皆以自己的身体为对象的"同根、同源"特征。

二、养生武术的出现

(一) 养生武术出现的社会背景

社会环境的变化以及政治、宗教、哲学思想等精神文化的附加,导致了武术目的的多样化。有的用于追求健康的养生之道,有的用于陶冶性情的修身养性之道,有的以实战能力而获取功名利禄或护卫职业的生存之道……武术随着人们的需求产生了目的性分化,不再是单一的杀伐,而是五花八门、多种多样的用法。

实战是武术最本质的东西,是古代战争必不可少的因素。而通过武术达到强身健体的目的则是武术在其所有的价值功能中最为显现的一个。主要原因是:第一,中国古代王朝在和平时期对武术实行了严格管制,限制了其争斗性质的发展,和平时期的武术需要新的生存空间;第二,古代中国有从皇帝到庶民都崇尚养生的社会文化背景;第三,套路武术与导引、调息等养生术具备类似甚至相同的身体运动特征。

这些原因促进了武术与养生的融合,特别是宋代以来,"调息法"长盛不衰的风行使武术中融入了更多气功养生的方法,在枪炮普及以后,武术在养生方面的发展更是不可逆转。武术的养生性也是武术区别于国外格斗文化的最重要特性之一,武术养生有别于"杀伐",是现代的武术的文化特征。

(二) 太极拳的出现及意义

在现代中国武术体系中,从其所含传统养生方法特性以及对我国人民的健康所作的贡献来讲，太极拳可以说是最具养生特性的拳种。

太极拳的产生和发展受益于我国武术注重内外兼修、精气神和谐统一的运动特性及人们崇尚养生的社会文化底蕴。宋明以后，“内丹法”、“行气说”等养生观在武术中得到了很好的渗透，特别是拳法(套路武术)更加具备了养生的特性。明代后期，这些已经具备了养生特性的民间拳法被戚继光加以整合并收录到《纪效新书》中。17—19世纪，受到了戚氏拳法重要影响的陈氏(王廷)拳法一直在河南温县陈家沟得到了稳定的传承。19世纪中后期，这一拳法体系在外传至杨露禅、武禹襄等人时，因为枪炮的普及、西方体育思想的传入等，社会变革又发生了重要转变。进入20世纪以来，以养生为主的太极拳开始在全国范围内流传。

20世纪初期以来，以杨式太极拳为中心的现代太极拳得到了极大发展。陈、杨、吴、孙、武这五大太极拳流派，除陈式太极拳还保留着部分攻防特性明显、刚猛有力的动作之外，其余各式太极拳以及后来衍生的拳套，其运动特征主要都是以柔和、缓慢为主，重视以意念与动作、呼吸的协调统一，传统养生的特征得到了很好的体现。太极拳的出现将武术的养生特性推向了最前面，把拳法中所含的养生特性发扬光大，养生成为其最大特色。太极拳的出现可以说是宣告了中国养生武术这一新生武术体系的成立，给后冷兵器时代的中国武术提供了一条新的发展途径。

由于太极拳的养生功能突出，1956年，作为国民医疗卫生事业的重要措施之一，新编二十四式简化太极拳被广为普及。太极拳的推广与普及，较好地改善了人们的体质，在一定程度上帮助国家减轻了医疗负担，为当时落后的医疗卫生事业作出了重要贡献。太极拳也因此在中国得到了极大的发展并风靡全球。

随着经济水平的不断提高，人们的健康意识也在逐步增强，对健康有了更高的渴求。从几十年前我国社会选择了太极拳的养生价值来推测，充分发挥武术的养生功能将是未来中国武术发展的重要方向之一。

三、大学武术养生及实践要旨

(一) 大学武术养生

1. 学校武术对养生的要求

我国大学基本上都开设了武术课。一般来说，我们把那些在学校中开展的武术都可以统称为学校武术。学校武术无论在哪一级学校都主要承担着教育的功能，武术的教育功能主要包含了精神方面的教育和身体的教育。其中身体教育主要被赋予了通过武术使学生能够强身健体的目标和任务，现代学校武术主要是通过武术锻炼达到强身健体的目的。武术作为学校体育的重要组成部分，为我国各级学校学生的健康作出了重要贡献。

2. 大学武术养生内容体系

大学武术主要由长拳类套路、太极拳、对抗性项目(散打、对练或推手等)三个模块组成,此外,有些学校也开展女子防身术或引入一些国外格斗项目作为辅助性内容。这三个模块的武术主要承载着传授知识技能的教育任务,还不能完全达到锻炼、养生的要求。它能促进学生积极参与武术锻炼并获得健康,但不能替代锻炼本身。武术的课堂教学更多的是在技术层面的学习和掌握,而武术养生需要平时的锻炼。因此,武术要与终生体育运动挂钩,做到平时多练习才能更有实际的健身效果。

(二) 大学生武术养生内容的选择

大学武术中的长拳类套路武术、对抗性项目和太极拳是可供大学生进行武术养生的现成资源。

1. 如何选择长拳类套路武术

首先要满足自己的喜好,在套路中选择几处自己最喜欢、好看、实用且适合自己的动作内容。比如喜欢跳跃的学生可以选择套路中有腾空动作的组合,喜欢身法多变的学生可以选择动作起伏、转身较多的组合,喜欢力量练习的学生则可以选择马步及冲拳动作较多的组合。此外,还应选择一些诸如踢腿、冲拳、腾越等单一性动作作为辅助练习。可以不从整套动作开始锻炼,而是根据自己的喜好以及体力状况做选择性的练习。通过选择做到由点及面,最后,不仅通过这些基本功和组合动作的练习锻炼了自己的身体,而且可以全面地提高自己的武术演练水平,可谓一举两得。

2. 如何运用太极拳

太极拳是大学武术中开展最普遍、社会流行最广泛的武术项目,也是学校体育与社会体育、终身体育衔接最为紧密的体育项目之一。要努力掌握一个太极拳套路,为大学时代,也为将来的健康计划打下基础。

太极拳在养生运用上最大的特点在于动作与呼吸、意念的高度统一,因此在学练太极拳时一定要注意这方面的讲解以及课后的自我实践。当前大学武术中所授太极拳以二十四式简化太极拳或十六式太极拳为主,与长拳类项目相比,其特点在于动作过程的拉长、动作柔和缓慢。这个被拉长的过程更好地包容了意念对动作的引领以及呼吸与动作的配合,因此在练习太极拳时一定要重视各个动作的过程,熟练后要注重意念、呼吸与动作的配合。

可以首先选出一些诸如“搂膝拗步”、“云手”等动作进行单练,体会自己在运动中对身体姿势的控制、力量的运用以及与呼吸的配合等。可以根据用力的方向把单练动作进行归类,比如弓步类的动作主要是体现由后向前用力的过程,那么就可以把“搂膝拗步”、“野马分鬃”等弓步类动作归为一个类型,训练由后向前的用力方法以及意念参与控制身体动作的方法。

以“搂膝拗步”为例，迈步、屈肘、举掌于耳边就是蓄势待发的动作，把劲力蓄在后腿弯曲的腿胯以及拧转的腰和屈曲的臂膀之中，这一过程采用吸气；而向前推掌则是发力的动作，把积蓄于后腿的力量经过腿的蹬伸、腰的拧转、顺（前送）肩、伸肘、沉腕的一系列动作，最后使腿、腰、上肢的力量统合后到达掌根，这一过程采用呼气。在上述过程中，意念支配了力量的积蓄和经腿、腰、臂而达到掌根的发力过程，而吸气调节力量的积蓄过程，呼气调节发力过程。意、气、力三者的整合程度随练习者的熟练程度和水平而异，做到身心如一、内外合一的练习要求。在这个动作中，重心由后向前的位置移动能够比较容易地被理解和运用，是把意念通过动作具体化的最好练习方法之一。

此外，还有由前至后的如“倒卷肱”，侧向行进的如“云手”等分类。通过这样的分类练习，能够比较容易地掌握（下盘或下肢）同一方向移动的用力方法、过程以及与呼吸的配合。重心位置的移动是体会力量运行路线时最为有效的参照依据之一，通过体会重心位置的移动过程能够比较容易地把较为抽象的“意念”以外显的动作形态反映出来。

3. 如何选择对抗性项目内容

对抗性项目应当注意两人的相互配合，两人之间因交手而产生的胜负不应作为追求的目标。要注意相互配合，选定共同的时间，多琢磨、多探讨，有益于练习者之间友谊的发展。散打主要发展练习者的速度、力量、反应能力等身体素质和顽强拼搏的精神。散打也可以通过打踢靶、打踢沙袋等来进行锻炼，既不容易使对手受伤也具有趣味性。可以根据散打课上学到的技术或根据资料自编一些组合进行练习，发展腿部以及腰腹肌力量、增强空间感觉等。

太极推手是另一类对抗性项目，但这一项目与太极拳的学练一起进行最好，它的主要特色与其他对抗性实战项目相比是更注重对劲力的理解、感知和运用。但学练时应当排除迷信，要脚踏实地，从基础做起。

4. 武术功法练习

功法一般是针对身体某一部位或某一专项素质能力的练习，一般附属于某一个拳法体系之中，并且是该拳法体系的重要组成部分；也有一些功法由于影响甚广、内容丰富而最终自成体系并成为我国养生方法中的重要部分，像由中国武术协会组织编写并推广的中国气功养生八法（原名气功养生操），传统的五禽戏、八段锦，以及最近由中国武术院大力推广的武术功法练习等，都可以供同学们选用。

也可以挖掘已有的武术资源，构建属于自己、便于实行的功法练习。以下是几种武术功法练习的例子，供大家参考。

◆ 呼吸的功法练习

两脚开立与肩同宽，身体自然直立，两眼平视前方或闭目（建议闭目，因为闭目更容易做到排除杂念)。吸气时,动作为:两臂微曲,手心向上,由身体两侧斜前方缓慢上举,至头顶上方手心相向为止;意念为:随手臂上举之势,默想有上升之力自脐下丹田部位至腰部命门,然后顺脊椎上行至头顶百会。呼气时,动作为:双肘弯曲,手心翻转向下,缓慢下按至腹前;意念为:随手臂下按之势,默想下沉之力沿身体前方中轴线下降至脐下丹田。如此周而复始,练习次数自定,一般应当有3～5分钟以上的练习。

注意身体放松,呼吸一定要做到缓慢柔和匀长,但不可憋气,刚开始练习的时候可以稍微快一些,随着经验的增加再逐步放慢呼吸的速度。吸气时用鼻,呼气时用口,舌抵上腭、口唇微开,缓慢呼出。

◆意念的功法练习

这是容易被抽象化、玄虚化的一项练习内容。开始练习时,要注意把意念转化为重心的移动、力量的变化等较为具体的、身体能够感知的内容进行练习。比如"搂膝拗步",把意念依托在对重心位置的移动、力量传达过程的感知上,就能够比较具体地把意念对动作的控制体现出来。诸如此类的例子很多,注意重心的走向、动作用力的流向是捕捉和体验意念在身体中运行的重要方法之一。

功法练习的种类可以根据个人的实际情况分很多种,如速度类、力量类、呼吸类、意念类等,根据个人需要可以进行组合或综合单个动作的练习。通过基本功法的练习,不仅能够提高身体某一部位的性能,也能够为套路的演练或实战打下扎实的基础。

(三) 武术养生实践的价值

1. 武术养生实践对身体的锻炼

武术能够对速度、力量、柔韧性、协调性、平衡性、耐力及敏捷性等身体素质进行综合的发展和提高,良好的身体素质是身体健康的重要平台。大量的科研结果表明,长期习练武术能够对习练者的体格、心血管功能、呼吸功能、循环功能、骨骼和新陈代谢等方面产生积极影响。以二十四式简化太极拳为例,熟练者完成套路所有动作需要40次左右的呼吸(一个动作一次呼、吸,其中完成"揽雀尾"需要2次),那么以6分钟完成整套动作为标准的话,实际上每分钟平均完成7次左右的一吸一呼,而正常成人日常生活水准的呼吸次数为每分钟17次左右。显而易见,太极拳的呼吸法极大地提高了内、外呼吸的氧气交换率与利用率,经常练习能够改善呼吸系统和循环系统的功能。

2. 武术养生实践对精神的锻炼

武术的修炼是非常艰苦的,"冬练三九,夏练三伏"是最能说明武术练习需要坚忍不拔的意志品质的。一直以来,武术都被认为是最能培养勇敢顽强的意志品质和增强克服困难的信心与决心的传统运动项目之一。不同的武术项目也具有不同的心理特性。

长拳类套路项目比较强调形、神的统一。在武术里，形一般泛指动作姿态及力量的运用方法与节奏等动作的外部特征；而神则是指意识，即内在的意念及精神状态。长拳项目的这一对外部动作形态与内在意念相统一的要求，使我们在练习武术时，必须努力做到运动姿态与肌肉感觉为主的心理因素相结合，提高意念(中枢神经系统)对动作形态的参与和控制。这个过程需要通过一定时间反复锻炼才能做到。长拳类套路动作在速度、力量、节奏、空间等因素上变化多端，能够使人获得多方位的心理体验与锻炼。

与长拳类套路相比，太极拳更能做到意念对动作的引导、呼吸与动作的配合。从整体上来说，太极拳是属于动作较为柔缓的拳法。一方面，这个动作特性使意念、呼吸与动作的配合更加可能，与快速的动作相比，缓慢的动作被认为更能被大脑捕捉、理解和调控。另一方面，柔缓的动作使传统的调息、内丹法等呼吸方法在这里得到充分的运用。与长拳类项目明显不同的是，太极拳基本上每一个动作都能够做到在动作开始时吸气、转入发力阶段时呼气的呼吸方法。在这个过程中，意念不仅参与了动作的感知、力量的运用、攻防的表现，而且能够干预呼吸与动作的配合。太极拳注重动作、呼吸与意念的统一。要做到三者的统一，从动作形态上来说要舒展自然、相对柔缓，精神上则要心气平和、排除杂念而专心一意。柔和的动作、匀长的呼吸能够调节人体自主神经，改善生理活动的亢进状况，缓解紧张的心情，特别适合于节奏快、压力大的现代社会。

散打、对练、推手等对抗性项目的重要特征之一在于对手的真实存在。散打的应变、对练的配合、推手的“听劲”与散推(自由攻防的推手)都要求练习者保持高度的精神集中并能够因对方的动作而做出恰当的攻防应答，因此除了能够锻炼注意力的集中之外，也能锻炼反应能力。散打是这三个项目中对随机应变能力要求最高的，由于是“真枪实弹”的攻防，因此更能激起勇猛、不服输的精神状态，有利于锻炼形成勇于直面困难、克服困难的精神品质。对练不是真正的打摔，而是根据动作的攻防性质、动静、快慢、刚柔等特性，按照一定的规则要求而编排出来的实战演练，需要参与的双方或三方共同协调进行演练。成功的演练能使人体得到极大的合作愉快。在太极推手中，除了具备以上对抗项目的特点之外，通过肌肉感觉来判断对方的意图与劲力——即“听劲”是非常重要的内容，通过长期的练习能够提高肌肉和神经系统的敏感度。

3. 武术养生实践对人际关系的贡献

由于青年学生本身爱好运动以及受武术文艺作品的影响，武术在他们中间是一个颇具谈论价值的话题，通过锻炼可获得健康身体，而武术演练水平的提高也有助于获得大家的认可、增加成就感。此外，爱好者之间的友谊以及相互之间师兄弟、师姐妹的关系与尊敬的态度也都有助于建立相互理解、相互尊重的关系。在我国，武术养生特别是太极拳也是重要的社区体育活动之一，人们能够通过练习增进了解和交往。

(四) 武术养生的实践要旨

1. 武术养生实践的要旨

首先,要坚持强身健体的目的,尊重武术的运动特性。武术已经完成了冷兵器时代作为战争主角的这一历史任务,在新的社会背景下,武术必须正确面对重大功能转型的现实。在进行武术养生实践的时候,应当坚持强身健体的目的性。武术养生的运动特点就是必须以自己的身体、动作作为掌控和调节的对象,必须反映出对己性和内视性。武术养生能够对人体的力量、柔韧性及消化、循环等器官或器官功能进行改善,进而形成对身体的整体调控,练习时也要注意遵循生理学的特点。

其次,是注重意念的主导。武术养生要求意念即大脑活动更多地参与到身体、动作的感觉和控制之中。应当理解动作的用力过程、目的并完成对身体动作的调控。大脑参与动作的认识与控制,以柔缓动作为最适,因此在进行练习时应当适当放慢动作的速度和节奏,如太极拳就比较适合练习意念与动作的统合。

最后,练习时必须注意呼吸的运用。武术练习中"气沉丹田"、"气发丹田"等要求,反映了呼吸在武术中的重要地位。明代以来,"内丹"、"调息"、"气功"练习就已经成为中国武术的重要组成部分,重视呼吸与动作的配合是武术养生最重要的特点。

2. 武术养生的注意事项

首先,要破除迷信、尊重科学。武术文化和养生文化在我国已有数千年的历史,在其发展过程中融入了很多包括医学、哲学、宗教、道德等思想文化因素,其中也渗入了很多玄乎甚至是迷信的东西。要注意运用现代科学知识去理解武术养生中的合理性和科学性,而不要盲从、盲信。武术养生的方法很多,但万变不离其宗,都是以身体为对象、以身体运动为手段并配以呼吸和意念的方法,要做到以自我身体为本,做到动作与呼吸、意念的配合,才能更好地达到强身健体的目的。

其次,是锻炼身心、尊重他人。武术的本源毕竟是以攻防为核心的格斗技术,因此长期练习武术的人不仅能够获得相对强健的身体,对攻防的运用能力也将会有所提高。在与他人切磋技艺时要注意尊重他人,要获得他人认可不仅需要高超的技术,更需要人格的魅力。通过武术锻炼身心,交朋识友,获得他人的认可,具有积极的社会意义。

最后,要持之以恒、终身锻炼。任何事都忌讳"三天打鱼,两天晒网"的懒散态度,武术尤其如此。自古以来有"三天不练,手生"的警示拳谚,锻炼也是如此,不在于是否每次练的时间都很长、很辛苦,更重要的是坚持。掌握一到两项终身体育锻炼手段是当代大学生们必备的涵养之一,希望同学们能够热爱武术,并以此作为自己终身的体育项目。

复习思考题

1. 什么是运动养生？它包含哪些内容？
2. 什么是运动功法养生？它主要包含哪些内容？
3. 如何区分养生武术与武术养生？
4. 请运用现有条件设计自己的武术养生计划。

主要参考文献

1. 周履靖. 夷门广牍. 北京：书目文献出版社（荊山书林万历 25 年刊复制本），1991.

2. 林伯原. 中国武术史. 台北：台湾五洲出版社，1996.

3. 杨振基. 杨澄甫式太极拳. 南宁：广西民族出版社，1993.

4. 邱丕相. 中国传统体育养生学. 北京：人民体育出版社，2007.

5. 周伟良. 中华民族传统体育概论高级教程. 北京：高等教育出版社，2003.

6. 高等学校新世纪体育教材编写委员会. 中国传统养生. 北京：高等教育出版社，2006.

7. 康戈武. 谈武术功力比赛. 中华武术. 2004(4)：10－11.

8. 施秋桂. 武术功法的特征及其在社会实践中引发的思考. 体育科学，2006(6)：85－86.

（屈国锋）

第十章　气功与养生

【本章提要】

本章首先剖析“气学说”，对比“原子论”，探讨“气”的含义；在此基础上了解气功的概念以及内涵与本质；之后介绍气功分类、基本要求、练功要领，气功对人的身心作用以及对气功有争议的问题和一些应注意的问题；通过学习，全面了解气功的概念、本质、内容；掌握气功对身心修炼的基本原理与养生意义。

【学习目标】

1. 对比“气学说”与“原子论”，理解“气”的含义和气功的概念。
2. 深入了解气功概念的文化内涵、养生内涵与气功的本质特征。
3. 了解气功的内容与基本要求以及气功对人的身心作用。
4. 掌握气功养生的基本原理与养生特点。
5. 深刻理解气功的养生方法和养生价值以及在当代健康事业的推广意义。

气功发源于中国，其有着几千年的历史，文化内涵丰富，作为养生的方法代代传承不息。气功在其发展历史中有着不同的称谓，如吐纳、行气、布气、服气、导引、胎息、内丹、静坐、坐禅、禅定、止观等。不同时期、不同流派有着不同的文化内涵。道家视为实现“长生久视”的秘诀，佛家视为“成佛作法”的禅修，儒家作为“修身治学”的要旨，医家奉为“祛病延年”的医术，武家当为“强身健体”的内功，民间作为“养生健身”的方法。那么，究竟什么是气功？气功为什么会有这么多的功效呢？在当今“健康第一、终身养生”的21世纪，中国气功作为“身心双修”的传统养生方法，必将为人类的健康事业作出更大的贡献。

第一节　气功的由来与发展

为了认识气功，首先要了解“气”的含义，然后了解气功一词的由来及气功的发展历史，这对深刻认识气功有着重要意义。

一、“气”的含义

自然界是物质的世界。物质世界包括有生命活动的生物和没有生命活动的非生物。然而，物质的世界是由什么东西构成的呢？回答这样一个最基本的问题，并非是易事。千百年来，中国的“气学说”与西方的“原子论”有着不同的诠释。

（一）中国传统文化的“气学说”

1. “气”是万物的本源

“气学说”认为，宇宙间的万物是由“气”的凝聚而成形，是构成万物最基本的东西。它“无形无象”，常人看不见、摸不着，充斥在整个宇宙之中，“其大无外、其小无内”，可直称为“气”或“元”，又可称为精气或元气，等等。古人认为，无形无象的“气”是有形有象万物的基础，遵循着“道”，从“无”到“有”而演化的本源；换言之，变化万千的繁杂事物，都是气的变化表现和结果。宋代的张载说：“太虚无形，气之本体；其聚其散，变化之客形尔。”《素问·五常政大论》中说：“气始而生化，气散（聚）而成形，气布而蕃育，气终而象变。”就是说自然界一切事物，其生、长、衰、亡的过程都是“气”变化的结果。人也不例外，《庄子》中指出：“人之生，气之聚也；聚则为生，散则为死。”《难经》：“气者，人之根本也。”王充指出：“水凝为冰，气凝为人。”气到底是什么呢？它是构成宇宙间万物最基本的东西，我们的祖先把它称之为“气”。

2. “气”是万物变化的中介

宇宙间充满了“气”，每一个物体内部也充满着“气”。“气”是联系着包括人体在内的天地万物之间的中介。万物以气为中介，相互感应、相互变化、相互融合，正所谓“天人合一”，统一于“气”。大地位于太空之中，以大气为依凭，因燥而干，因暑而蒸，因风而动，因湿而润，因寒而坚，因火而温。一年之中，“风”、“寒”、“暑”、“湿”、“燥”、“火”六气下临于大地，而化生万物。万物形成，始于气的生化，其气扩散，以成事物的形态；其气布化，使事物能够生长发育、生殖繁衍；气化终止，则事物发生变易。天气下降，流荡于地；地气上升，蒸腾于天。由于天地之气相互吸引，升与降相互依从，才有宇宙间的万物变化。“天地气交，万物华实”，都是“气”的交流、变化、中介的结果。

3. “气”运动不息、变化不止

中医学理论认为，“气”的基本运动方式是“升降、出入”。《素问·六微旨大论》说：“出入废则神机化灭，升降息则气立孤危。故非出入，则无以生长壮老已；非升降，则无以生长化收藏。是以升降出入，无器不有。故器者生化之宇，器散则分之，生化息矣。故无不出入，无不升降；化有小大，期有近远，四者之有，而贵常守，反常则灾害至矣。”意思是说，动物体内生生不息之机，称为“神机”；植物依赖于外在气化的作用，称为“气立”。若升降、出入停止，则动物的神机毁灭、植物的气立危亡。因此，没有了出入与升降，就不会有动物生长壮老已和植物生长化收藏的生化过程。所以，升降出入存在于任何动、植物体。动植物个体就像是生化之器具，若器具的形体不存，则升降出入也要分离，生化之机也就停止了。故任何动植物体都有出入、升降之机，只不过生化过程和期限有大小、长短的区别。不论大小、远近，贵在保持升降出入的正常之机，否则就要发生疾病或灾害。“气”的“升降、出入”在自然界是运动不息、变化不止的，故“无器不有”。

4. “气”概念的层次

对于组成人身之气，中医学理论根据气的分布部位以及功用的不同，气概念的名目也不同。如元气、真气、营气、卫气、宗气、经络之气、脏腑之气，以及先天之气、后天之气……元气是人体最基本、最重要的气，先天元气是生命个体产生的原动力。依赖于父母的肾内精气所化生，以受之于父母先天之精为基础，有赖后天水谷之精气的培育。《灵枢·五味》曰：“谷不入半日则气衰，一日则气少矣”。不同的“气”概念，是说明构成人体之气的不同层次和内容。

（二）西方现代科学的“原子论”

1. 原子是构成物质的基本单位

“原子论”认为，宇宙间的万物是由“原子或元素”的化合而成形，即原子是构成宇宙间万物的最基本的结构单位。原子是“有形、有象”的结构，由原子核（质子、中子）和核外电子组成，而构成原子的基本成分是更小层次的粒子或称为夸克。迄今为止，人类已知的元素有109种，其中89种是天然的，20种是人造元素，由它们构成物质世界的无机物和有机物。目前认为，构成人体的化学元素有25种，其中宏量元素有11种，占99%[仅C（碳）、H（氢）、O（氧）、N（氮）就占96%，是人体最基本的化学元素]，微量元素有14种，占1%。对于人体有关的最基本的营养素有糖、脂肪、蛋白质、维生素、无机盐、水、膳食纤维七大类，这些营养素也都是由不同原子的有机化合组成。由小分子到大分子再到有机化合物，由组织、细胞，到器官、系统，再到复杂的人体。“原子”是构成宇宙万物最基本的“元素”。

2. 物质的本质是运动

自然界是由原子构成的物质世界，物质的本质是运动、物质不灭和能量守恒。通过物质的运动，实现物质的和能量的转化而衍生着物质世界的万千变化。在此过程中的物质运动，由简单到复杂，由低级到高级，是递进、漫长的演化过程。表现为物质的存在是以无机物到有机物的螺旋式运动的进化过程，概括为相对静止不变到运动联系的演化和进化的过程。生命是自然界有机物运动进化的最高级阶段和存在形式,物质运动的高级阶段体现为生命现象,所以生命在于运动。

3. 生命的特征

现代科学认为,生命是物质的运动形态,细胞是生命的基本单位。它是由蛋白质、核酸、脂类等生物大分子组成的物质系统。生命现象就是这一系统中物质、能量、信息三个量的综合的运动表现。恩格斯曾指出:"生命是蛋白质的存在方式,这种存在方式本质上就在于这些蛋白质的化学组成部分的不断自我更新",即新陈代谢。人是自然界的产物,是自然界进化的结果,是万物之灵。人体是一个开放的巨系统,现代生命科学对人体生命的结构、机能已有了相当深的认识,但还远远不够。特别是对人脑功能的认识还很肤浅,很多脑神经生命现象的机制尚未揭开,如人大脑的思维意识、情感变化等。随着时代的进步和现代科学与技术的发展,人类必将更加深入地解开大脑生命运动之奥秘。

4. 生命个体源于父母的遗传基因

对于人类而言,生命个体源于父母的精、卵细胞遗传基因的结合,经过胚胎发育,形成独立的生命个体。出生后,经过生、长、壮、老、已等不同的生理变化阶段,完成生命的全过程。生命个体的健康状况,受先天因素和后天环境因素的影响。作为生命个体,虽然不能把握先天因素,但能掌握后天环境因素,通过调整和改变后天环境因素来把握个体生命的过程及健康水平,达到养生保健、防病祛病、健康长寿之目的。

(三)"气学说"与"原子论"

"气学说"产生于几千年前古老的东方中国,是中国朴素唯物主义哲学思想的物质基础,是中国传统文化内容的基本元素,是中医学理论形成的基石。"原子论"产生于古希腊,形成于几百年前的西方欧洲,是当代马克思唯物主义哲学思想的物质基础,是现代自然科学理论的基本元素,是近代西方医学理论形成的基石。二者产生的文化历史背景不同,都是唯物主义的思想体系。一个宏观定性,一个微观定量;一个整体模糊,一个具体清晰。"气学说"与"原子论"都对人类社会的发展有着重大影响,是中、西方文化形成的基础。

以"气学说"为基础的中国传统医学,从整体观来看待人的生命现象,以"阴阳对立统一"、"五行相生相克"学说为指导,以脏腑功能的和谐关系为核心,来探讨人体的生命以及疾病发生、养生内容、健康长寿的关系。以"原子论"为基础的现代西方医学,是从局部分解的角度或还原论的角度来研究人的生命现象,把人体分为系统、器官,器官再分解为组织、细胞,一直追溯到构成细胞的分子。分子生物学把一切生命现象最终都归结为化学反应的过程,以及还原到构成生命的最基本要素——分子、原子。现代系统科学的思想认为,系统的整体功能大于系统局部要素功能相加之和。也就是说,以整体观入手、调理阴阳为基础的中医学理论与以局部分解或还原为基础的西医学理论,在理论上和实践上有很好的互补性。因此,了解与比较"气学说"和"原子论",对深刻理解"气"的含义、气功的概念以及人体生命整体与局部的关系,具有十分重要的意义。

二、气功一词的由来及气功发展简史

(一)气功一词的由来

气功这一概念,在中国古代没有明确的固定名称。通常称为:"吐纳、行气、布气、服气、导引、胎息、内丹、静坐、坐禅、禅定、止观……"。自有文字记载以来,就有关于人的生命及养生的论述,就可以找到气功的踪迹。可见气功在中国传统文化中是与生命及养生实践有关的理论和方法。

春秋战国时期,气功被概括于"导引按跷"之中。最早的医书《内经》就记载了"提挈天地,把握阴阳,呼吸精气,独立守神,肌肉若一"、"积精全神"等修炼方法。《老子》中提到"或嘘或吹"的吐纳功法。《庄子》也有"吹呴呼吸,吐故纳新,熊经鸟申为寿而已矣"的记载。湖南长沙马王堆汉墓出土的文物中有帛书《却谷食气篇》和彩色帛画《导引图》。《却谷食气篇》是介绍呼吸吐纳方法为主的著作。《导引图》堪称最早的气功图谱,其中绘有44幅图像。气功在历史上处于民间流传的状态,并形成了医家、儒家、道家、佛家、武家等众多的流派。至于"气功"一词,最早见于晋代道士许逊所著《净明宗教录》一书,即使这是后世托名之作,那么最晚也在隋唐时期。在隋唐以后才出现的《中山玉柜服气经》记载:"气功妙篇,气术之道略同……",但这一描述在内涵上与我们现在所说的气功不完全一致。

"气功"一词在民间广为流传,是一个口头传播和应用的近代以来形成的大众词汇。新中国成立之后"气功"一词被广泛使用,并被逐渐固定下来作为专有词汇。1957年,刘贵珍所著《气功疗法实践》一书出版后,对国内外影响较大,使中国的传统医疗保健方法获得了新生,并走向现代医学的科学领域。在1984年出版的《体育辞典》中,把气功定义为"医疗体育的一种。用入静和调节呼吸相结合,进行身体锻炼和防治疾病的方法。"以及之后的1988年人民卫生出版社出版的《实用中医词典》中都收入了"气功"这个词条。说明现在所通用的"气功"一词来源于传统的中医文化和传统体育养生文化,是一种独特的医疗保健方法。

(二)气功发展简史概要

追溯气功发展的历史,虽不称气功,但其方法在中国古代就已经盛行。从现有资料来看,其发展的历史大致可划分为三个时期。

1. 朴素气功时期(远古至秦)

这一时期可简单划分为两个阶段。

(1) 史前阶段　目前尚无确切的文献考证起点,可归为气功孕育阶段。

(2) 春秋战国阶段　是朴素气功的全盛时期。春秋战国时期,诸子蜂起,百家争鸣。而百家之言大都以人和人生为中心,以解决当时的社会问题为目的,建立了各自的理论体系。各流派对其自身的心身修养水平是获得正确认识的前提。因此,诸子百家都有与自己的理论体系相适应的修身方法(气功)。这里面以道家、儒家、医家、养生家和仙道家等贡献最大。这一阶段气功的特点是:气功不仅是“术”而且是一门“学问”,虽然多少有些神秘色彩,但与宗教神学关系不是太大,保持着气功朴素的本来面目。

2. 宗教气功时期(从汉初至清末)

这一时期又可区分为两个阶段。

(1) 汉初至隋唐　随着封建社会的建立和巩固,儒家被抬上了独尊的地位,同时也沦为君权的御用工具。气功也被逐步地赶出了“学”的殿堂,沦为一种方术,流于民间。另一方面,佛教的传入和兴盛(中国化),道教的创立和发展,使气功逐渐由修行的方法,变成一种宗教的修持。这一阶段气功的特点是:由“学”向“术”转变,功法趋于具体化、实用化。另外,气功开始宗教化。

(2) 宋至清末　封建社会越过其顶峰而走向衰退。文化禁锢日严,思想越来越僵化。气功完全落入宗教的藩篱,成为了宗教神学的附庸。同时,功法更加具体化、实用化。这一阶段气功的特点是:在宗教化的同时,具体化、实用化,在功理功法上,道、释、儒、医诸家交融,难以截然区分,门派林立,门户之争日甚。另外,武术气功的兴起是对宗教气功的否定。

3. 现代气功时期(民国初至今)

随着封建王朝的覆灭以及现代科学思想的冲击下,气功开始冲破宗教的牢笼,更加突出气功修炼与生命健康的养生关系。

(1) 民国时期　由于战乱,气功的发展几乎处于停滞状态。

(2) 新中国成立至今　气功的真正发展是新中国成立之后,在党和政府的关怀下,把气功与体育、医学结合在一起,造福于广大人民群众而广泛地应用于民众身心健康的医疗事业。气功作为一种有效的传统医疗方法,逐渐被越来越多的人所接受。

1957 年,刘贵珍所著《气功疗法实践》和《内养功疗法》两书出版后,对国内外影响较大,引起了第一次全国性气功高潮,使中国的传统医疗保健方法获得了新生,并走向现代医学的科学领域。1966 年“文化大革命”开始后,第一次气功热潮中止。文化大革命结束之后,气功重新获得新生。20 世纪 70 年代后期以来,科学实验证明,气是物质的,气功态是人的生命所固有的、比正常稳态更高级的新的稳态。科学之光开始冲散笼罩于气功之上的宗教的迷雾，气功的发展进入了一个崭新的历史时期。

1986 年，中国气功科学研究会在北京成立，它标志着我国开始对气功进行多学科的研究工作。在成立大会上，著名科学家钱学森作了长篇发言。他提出气功科研工作的第一步应先建立气功的“唯象理论”，认为“练功可以开发人体智能，对个人健康有好处，对祖国四化建设也有好处。”他的发言引起热烈反响和称赞。有关专家一致认为，我国传统的气功蕴藏着丰富的自然哲学思想，以生命科学为中心对其开展多学科研究，是一项科学研究，推广普及气功具有深远意义的战略任务。

20 世纪 90 年代中后期，气功市场曾出现一段混乱局面，国家对那些“宗教、迷信、反科学、反社会”的气功现象，进行了及时制止和纠正。在 1998 年制定了《健身气功管理办法》，提出“审定健身气功功法”，对健身气功功法进行管理。2000 年，国家体育总局正式颁布了《健身气功管理暂行办法》，对“健身气功”作出了明确界定：“健身气功是以自身形体活动、呼吸吐纳、心理调节相结合为主要运动形式的民族传统体育项目，是中华悠久文化的组成部分。”随后，又将健身气功列为我国正式开展的体育项目，专门成立了健身气功管理中心和健身气功协会。健身气功管理中心和健身气功协会成立以来，积极挖掘、整理优秀传统养生健身功法，以满足广大气功爱好者的多元化健身需要。国家体育总局健身气功管理中心组织专业人士“取其精华，去其糟粕”编创了既吸收传统功法精髓又体现时代特色，动作简洁、形态优美、易学易练的“健身气功：五禽戏、八段锦、易筋经、六字诀”四套新功法。之后，进一步组织专家学者展开健身气功科普工作。举办了四种健身气功辅导人员和管理干部的培训，加强骨干队伍建设，不断提高辅导员的政治素养和业务水平，对健身气功工作的健康发展和科学知识的普及以及规范推广等有着十分重要的推动意义。

今后，气功必定在现代科学理论与方法的指导下，进一步推广、普及和规范化发展，并造福于广大人民群众的健康事业。

第二节　气功的定义、内涵与本质特征

千百年来，气功所涵盖的内容实在是太深、太广，如果不加以限定，很难把它说清楚。“气功”一词由于目的、方法不同而有多种诠释，尚未有一个完善的统一释义，以至对气功概念的理解模糊不清。如何理解气功的定义与内涵？气功的本质特征是什么？气功修炼与体育锻炼又有什么异同？了解这些内容对深入认识气功有着重要的价值。

一、气功的定义

气功定义的内容至少应包括以下几点:第一,气功发源于中国,是中国传统养生文化的重要内容。第二,气功的“气”字,限定在构成人体生命“气”的聚合体,即整体生命活动。第三,气功功理的本质是思维意识的内向性活动。第四,功法的基本要求是“松、静、守、息”,即调身、调心、调息。第五,练功的目的是防病治病、修身养性、延年益寿,即身心和谐发展。第六,气功的“功”字,是指方法、技术,即养生实践的功法。

气功定义:气功是中国传统养生文化的重要内容,其功理的本质是在人体整体观或系统论基础上人的思维意念内向性活动,通过松、静、守、息的调节方法,达到自我身心和谐发展的养生实践功法。

二、气功的内涵

(一)词义的内涵

气功一词,由“气”和“功”两字组成。“功”字可以简单理解为技术或方法,也可以简单理解为功夫或程度,还可以简单理解为功能或功效。但“气”字就不能简单理解为空气之气、呼吸之气或呼吸之意。如果这样理解的话,就把气功简化为“呼吸操”了。虽然气功对呼吸有明确的方法和要求,但它属于“功”的范畴。气功之气与呼吸之气是两码事,不能混为一谈。气功的“气”字,虽然在中医理论里有不同的层次与释义,但在这里应该是指人生命的整体,气功是整体生命活动的修炼方法。“气”字涵盖着中国传统文化的基本内容,内含着“整体观”和“阴阳五行”抽象的哲学思想体系,又包括“万事万物”以及人体生命现象的具体内容,既抽象具体、又内涵丰富。

(二)文化的内涵

几千年来,气功一直在中国代代传承,气功是我国文化遗产的瑰宝,它源远流长、内容丰富。在历史的不同时期、不同流派有着不同的文化内涵。如儒家把它作为“修身治学”的要旨,道家以此为实现“长生久视”的秘诀,佛家视之为“成佛作法”的禅修,医家把它奉为“祛病延年”的医术,武术家把它视为“强身健体”的内功。由于各家练功的目的、方法以及练功获得的效应不同,对气功的称谓也不同。医家称之为“摄生、养生、导引、行气”;道家称之为“吐纳、内丹、九转还丹、玄功”;儒家称之为“修身、正心、执中、存心养性”;佛家称之为“止观、参禅、禅定、禅修”;武术家称之为“内练一口气、内功”等,文化内涵不同,名目繁多,不胜枚举。

(三)养生的内涵

中医养生学认为,人体生命是“气”的聚合体。把人体看成是与天相应、相通，精、气、神三位一体，以五脏为核心，形神合一的有机整体。《庄子·知北游》曰："人之生，气之聚也，聚则为生，散则为死。"生命活动是"气"的聚、散、离、合运动的结果。把"精、气、神"视为人身三宝，"精充、气足、神全"才是健康无病之人。形神合一是构成人生命的完整含义，中医养生学认为："神本于形而生，依附于形而存；形为神之基，神为形之主。"形神相互依存，相互影响，对立统一，密不可分。因此，守神全形、保形全神、形神共养是中医养生学的重要思想。传统养生学把气功概括为是形神双修、祛病延年的养生方法。

三、气功的本质特征

（一）意识活动的内向性

人的一切有目的性活动都是大脑意识活动支配的结果，意识活动包括外向性活动和内向性活动。例如，体育运动是意识活动的外向性运动，通过神经支配躯体运动直接与外界联系，由此及彼，从一到多，实现体育运动的目的性。而气功是意识活动的内向性运动，通过意念活动封闭与外界联系，由彼及此，从多到一，实现意念诱导下的身体内运动的目的性。气功修炼时，常常是"视而不见、听而不闻"，排除干扰及杂念，集中意念而控制或诱导身体的内向性运动。如"内视、内定、内动"，调理气血畅通、脏腑协调、身心和谐。意识的活动是外向性还是内向性？这是区别体育运动还是气功修炼的本质特征。

内视是指意识内向，收视返听。"内"，是指人体内部，是与体外环境相对而言的。古人称自然现象为外象、外景或外境，人体内部结构为内象、内景或内境。"视"，是指气功入静状态中自我保持的意念，内视又称之为内观。内视是指在排除外界干扰，没有浮思杂念的情况下，合闭双目，集中意识观窥躯体某一部位，其目的是为了入静。《青华秘文》曰："心之所以不能静者，不可纯谓之心，盖神亦役心，心亦役神，二者交相役，而欲念生焉。心求静必先制眼，眼者神游之宅者，神游于眼而役于心，故抑之眼而使之归于心。"故以目内视时，思想集中，元气充沛，返视内照，心平躁释。修炼时，凝神安息，舌柱上腭，心目内注，俯视丹田，很快就能入静。"入静"是指在气功锻炼过程中，在思想安静、意念集中的基础上出现的清醒，保持意念专一，轻松舒适的一种练功状态或境界。

（二）人类意识的特征

人的思维意识活动具有主观能动性，这是人区别于动物的本质特征。因此，人具有劳动创造性和目的意识性等最本质的特性。人类的意识活动能够认识事物的客观规律，对外通过科学技术，改造客观世界，极大丰富了人类社会的文明和进步，世间一切人工的变化都可以说是人类意识外向性活动的结果。对内呢？人体的身心健康、防病治病、益寿延年，通过自身意识内向性活动能否实现？这是中国气功能够养生健身的本质内涵。在历史上，那些"修身成佛"、"修道成仙”、“养生长寿”者等，虽然目的不同、方法各异，但都是利用了人的意识内向性活动的这一基本原理而修炼的结果。在当今的时代，气功的基本目的是养生保健、修养身心、延年益寿。因此，气功是一种意识内向性活动的自我身心修炼的养生实践方法。

（三）唯物与唯心论

关于人的意识活动，从现代神经生理学上已明确为是大脑的功能。然而，对意识活动的确切机制人类目前还远未阐明，这是因为构成人脑的神经联系太复杂了。但通过气功修炼时脑电图的记录，足以证明是自身大脑功能意识活动的结果。对于这一点，从认识论上来看，历来都有唯物主义的观点和唯心主义的观点。唯物主义的观点把气功修炼视为一种意识内向性活动，其产生的效应是自身内运动的结果。而唯心主义的观点总认为气功修炼时，有自身以外的“神明”指点，把气功修炼时出现的效应归结为“神明”的作用，以至变成了宗教、迷信的东西，甚至有个别功法出现了危害社会的种种现象，为了追求“归西、升天”的超度，不惜自杀或杀它，结果把气功引入“邪教”的道路。

四、气功修炼与体育锻炼的异同

人的一切有目的性的躯体活动都是大脑意识支配的结果。无论是气功修炼还是体育锻炼都是意识支配下的躯体活动，都是人的自我心身整体机能的锻炼方法，其根本目的都是为了养生健身。但比较起来，气功修炼与体育锻炼在其调节的机制上、健身的原理上、表现的形式上有着很大的不同。

（一）调节机制不同

体育运动是意识活动的外向性运动，通过支配身躯肢体的运动直接与外界联系，实现体育运动外在的目的性。而气功修炼则是意识活动的内向性运动，通过意念活动封闭与外界联系，在意念的主导下实现机体内运动的目的性。气功的修炼常常是“视而不见、听而不闻”，排除干扰及杂念，集中意念内向性活动，调理阴阳平衡、脏腑协调、气血畅通等整体水平的身心和谐。对比分析，调节机制的不同在于意识活动是外向性？还是内向性？这一点是体育运动与气功修炼在机制上的差异。

（二）健身原理不同

体育运动突出的特点是肢体的外动，即运动量。遵循“刺激→反应→适应”或“用进废退”的生物学原理。有效的运动量要具备一定的负荷强度和一定的作用时间。通过全身肌肉活动时，能量代谢率加快、加大，首先带动整体机能的各种反应，之后会逐渐带来身体结构和机能的良好适应性变化。因此，体育运动更适合于青少年的身体发展特点。而气功修炼时突出的特点是外静内动，运动量小，即便是动功也要求动作放松、缓慢、柔和，强调气血运行的内运动。因此，能量代谢率远小于体育运动，强调的是意念活动内练的调节效果，它更适合中老年人的身心特点。对比来说，体育运动是以肌肉活动能量代谢变化为主，而气功修炼则是以神经调节的整体性机能和谐变化为主。原理不同，效果不同。

（三）表现形式不同

虽然说无论是体育运动还是气功修炼，都是意识支配下的躯体活动，但表现的形式有所不同。相对来说，体育运动表现的是“外动内静”为主，肌肉强壮、运动系统发达，突出的是外在的“健美”；而气功修炼表现的是“外静内动”为主，脏腑协调、气血畅通、身心和谐、精气神统一，突出的是内在的“安康”。因此，对比分析，体育运动主外、主动，气功修炼主内、主静。

综上所述，虽然体育锻炼与气功修炼有很多不同之处，但其目的性是一致的。人体是一个有机整体，虽然气功与体育在调节机制、健身原理、表现形式等有所不同，但就整体健身与养生而言，二者有着很好的互补性。因此，体育运动和气功修炼都是人类健身与养生实践的好方法。

第三节　气功的分类、基本要求及要领

气功在中国，可谓是门派林立、种类繁多。例如，从练功内容上可分为性功、命功、性命双修功等。从气功的渊源上可分为道家功、佛家功、儒家功、医家功、武术气功等。从练功对人体的作用上可分为防治疾病功、强壮功、周天功、智能功等。从练功的姿态上可分为站功、坐功、卧功、行功等。分类标准依据目的、方法、形式、内容、功效等有多种多样，难以一一列举。练功目的虽然各异，但都具备其共同的一般特征以及练功的基本要求和要领。

一、气功的分类

现在一般多以练功时的动、静特征，把气功划分为最基本的两类：静气功和动气功。

（一）静气功

静气功是气功修炼最基础的方法之一。静气功是指身躯外在肢体不动，只靠意识、呼吸的自我控制来进行的功夫。强调的是在意念诱导下身体外在“静”，而身体内在“动”，可称为“内功”；求的是身体的“静中动”，突出的特征是“外静内动”。静气功的姿势一般常见的包括坐、卧、站等姿势。

(1) 坐姿　平坐势、靠坐势、盘坐势（自然盘坐、单盘坐、双盘坐）等（图 10-1～图 10-5）。

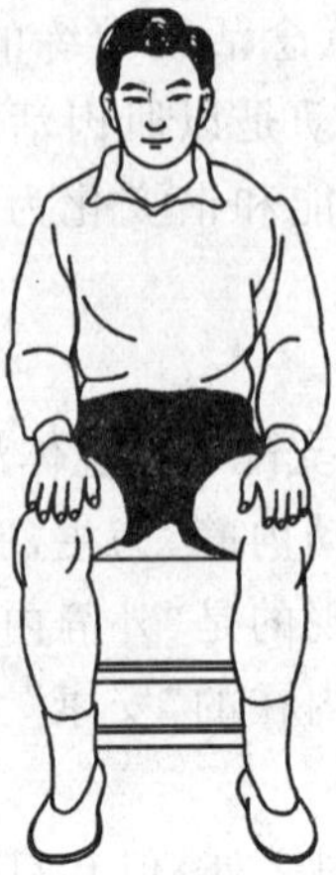

图 10-1　平坐势

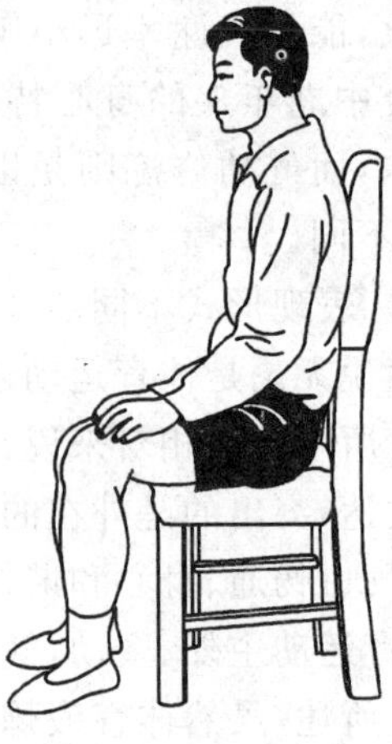

图 10-2　靠坐势

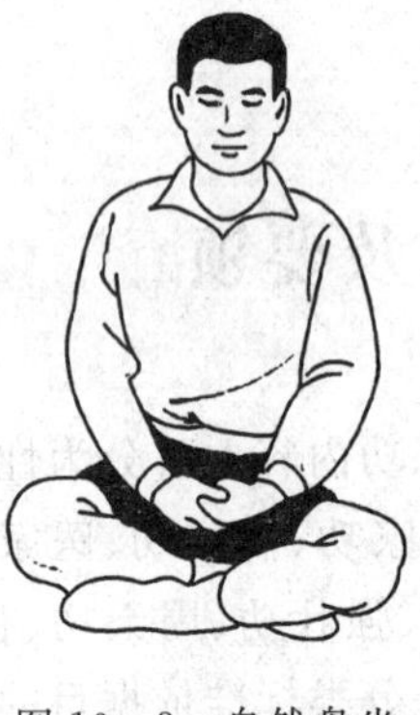

图 10-3　自然盘坐

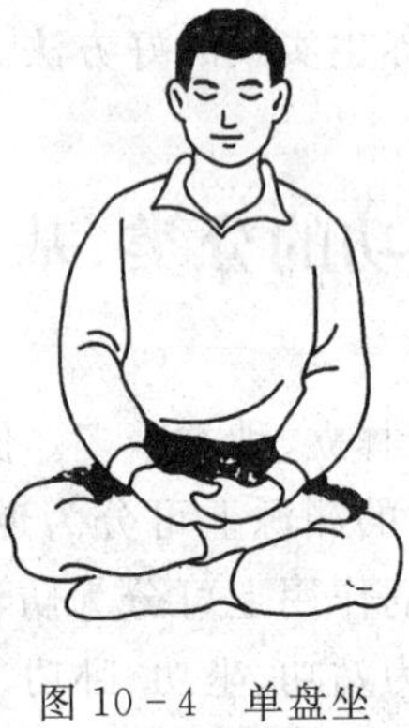

图 10-4　单盘坐

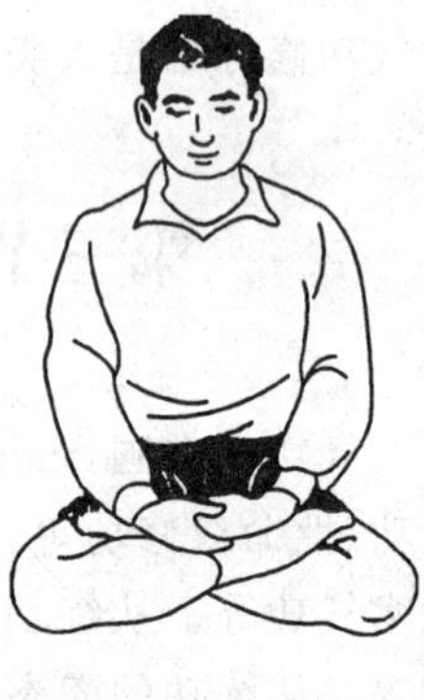

图 10-5　双盘坐

(2) 卧姿　仰卧势、侧卧势、三接侧卧势等(图 10-6～图 10-8)。

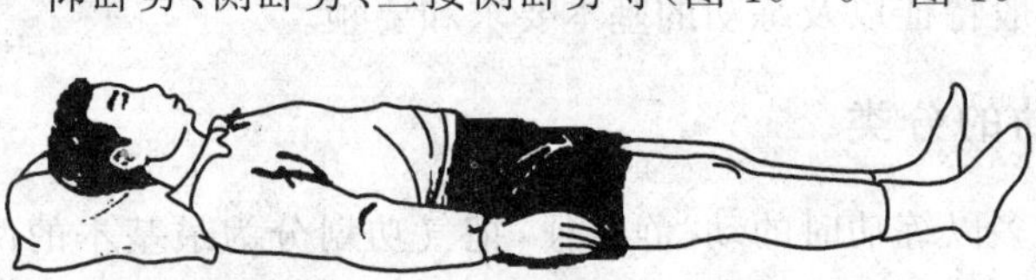

图 10-6　仰卧势

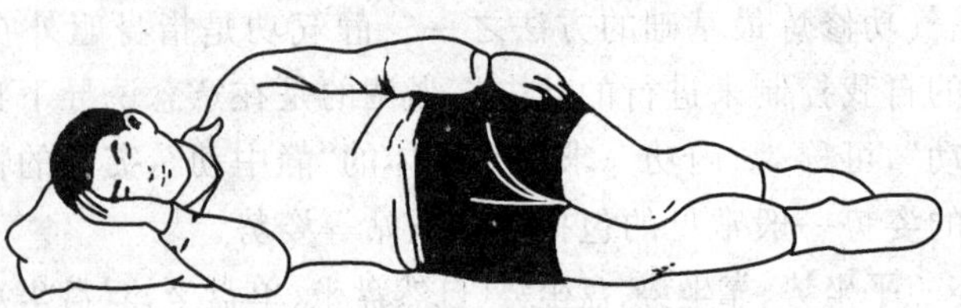

图 10-7　侧卧势

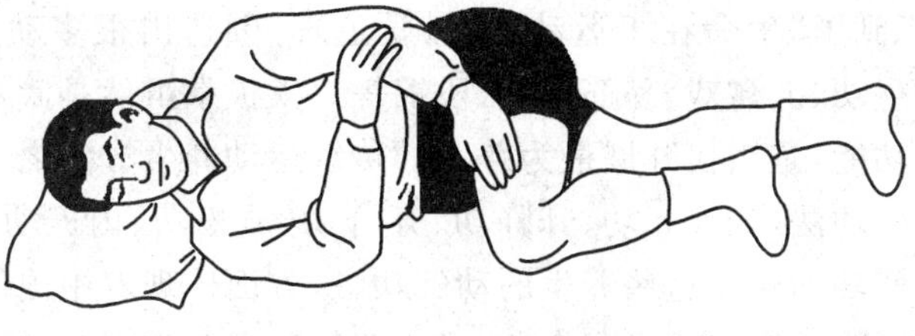

图 10-8　三接侧卧势

(3) 站姿　三圆势、下按势等(图 10-9,图 10-10)。

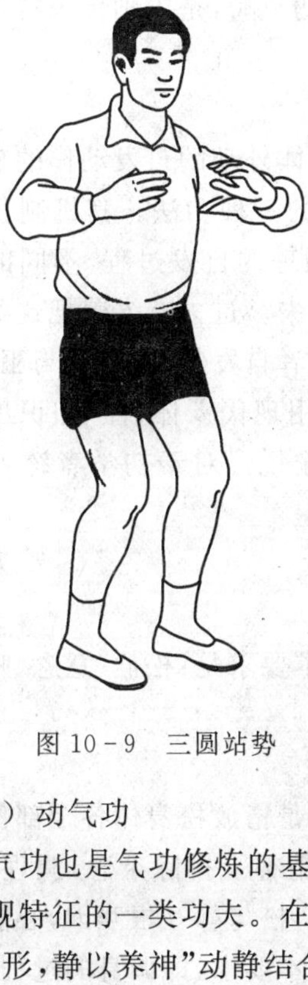

图 10-9　三圆站势

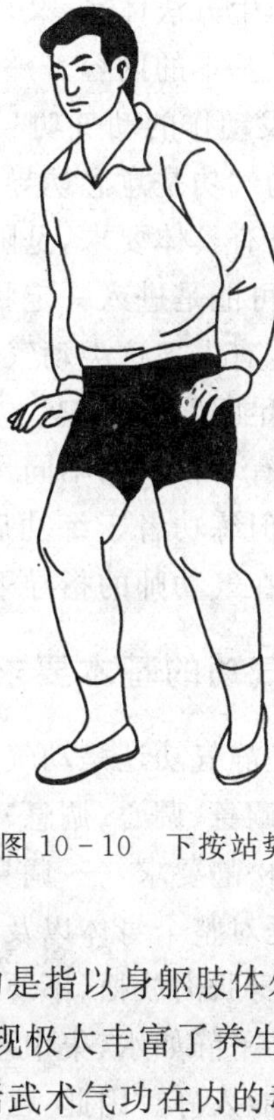

图 10-10　下按站势

(二) 动气功

动气功也是气功修炼的基本方法之一。动气功是指以身躯肢体外在活动为主要表现特征的一类功夫。在历史上,导引派的出现极大丰富了养生术内容,是“动以养形,静以养神”动静结合的典范,推动了包括武术气功在内的动气功的发展。这类功法要求身体活动与意、气结合,强调的是在意念诱导下身体外动与内静的统一。这里的内静与外动是相对而言的,由于动作表现于外通常又称为“外功”,求的是“动中静”,突出的特征是“外动内静”。动气功一般又可归纳为两大类:有规定动作的动气功与自发动作的动气功。

1. 有规定动作的动气功

中国人在“流水不腐,户枢不蠹,动也;形气亦然,形不动则精不流,精不流则气郁”;“动摇则谷气得消,血脉流通,病不得生,譬如户枢终不朽也”的思想指导下，很早就认识到了“生命在于运动”的科学道理，创造出很多动的养生锻炼方法。如导引养生功、五禽戏、易筋经、八段锦等。太极拳虽然是武术范畴，但具备了很好的养生功能，是当代开展最为普及的传统运动养生方法之一。另外，还有很多单练的养生功法，如混元功、升降功、开合功、放松功、内养功、强壮功等，也都是很好的动气功功法。这些养生的动气功，一方面体现着中国传统文化阴阳、动静，精、气、神统一，意、气、形配合的“身心双修”；另一方面，也体现出现代体育“动”的健身原理，但有别于西方体育的“剧烈运动”，而是缓慢、柔和、意念、呼吸配合的“慢运动”，用现代词汇可称为“有氧运动”。这一类功法，既可以独立出来自成运动养生方法体系，又可归类为气功的动气功范畴，是中国传统特色运动养生方法中最基本的内容。

2. 自发动作的动气功

这类动气功是意念诱导下的内运动而诱发身体外动的自发动作的功法。肢体的动作没有具体要求，是随其自然、自发、自动的一种功法。其机制目前还不十分清楚，可能是进入一定状态后自我“身、心”调理的自发过程，不同的人有不同的表现。有人把这类动气功视为高级阶段的功夫。过去有人曾把这类气功误认为“手舞足蹈”，是“失态、失常”。由于这是练功者自发的现象，它与巫师“跳大神”的巫术有着根本的不同。这类动气功的功理用现代人体科学知识虽然还说不太清楚，但练功者于练功后的感觉很好，身心愉悦。对于初学者练习这类气功，一定要在气功师的指导下进行，防止出偏、出差。

二、气功的基本要求

无论是静气功还是动气功，修炼时共同的基本要求是：松静、意念、呼吸的有机结合（即调身、调心、调息）。

（一）松静要求——调身

松静是对整个身体以及精神状态的要求。松是指放松身体各个部位及各种姿态，使全身肌肉放松，不要有半点紧张；静是指精神上排除杂念，调理情绪，什么都不想的平静如水，集中意念为意守奠定基础。松与静互根互因，心静才能体松，放松才能入静。因此，松静是对整体身心的基本要求，即调身的过程。

1. 静气功对身体姿势的基本要求

全身稳定、内部舒松，防止强直和松垮；要坐如钟、立如松、卧如弓，自然而然。

四要：

（1）塞兑垂帘　轻合嘴，舌抵上腭；微闭目，露一线之光。

（2）沉肩垂肘　两肩松开，两肘下垂。

（3）松颈含胸　颈部放松，胸略内含。

（4）舒腰松胯　站则要直，坐则要立，侧卧腰弯，腹松胯舒。

两对：

（1）鼻与脐对　正面视之，鼻与脐成一直线。

（2）耳与肩对　侧面视之，耳直对肩。

2. 动气功对身体的基本要求

上下协调、内外配合，舒展、缓慢、柔和，动作、意念、呼吸和谐，意导、息随、身行的有机统一。

（二）意念要求——调心

气功对意念的要求，实际是调心的过程，意念内守是气功最基本的要求。气功的本质特征是意念活动的内向性运动，通过意识活动封闭与外界的联系，排除杂念、集中意念而实现“内视、内定、内动”，调理身心和谐、脏腑协调、气血畅通等身体内运动目的，这是气功的本质特征，也是区别非气功的内在标准。关于意念内守的问题，在气功的发展历史上，不同流派由于练功目的不同，故有着不同的要求与区别。

佛教：是外来的宗教。佛教中各宗派的修行，其一致的方法是静坐，佛法称为“坐禅”或“禅定”。“禅”字是佛教用语，指排除杂念，心静；首先以“戒欲”入禅，通过“止观法”修行。“止”就是扫除妄念，专心一境，又称为定；“观”是在止的基础上发生智慧，辨清事理，“观”或“慧”有不同的境界。佛教修行的基本法则是“戒、定、慧”三学，以静坐修炼。佛教修行的方法虽然不称“气功”，但与气功的基本原理相通。

道教：是中国传统的本土宗教，以“修道成仙”为最高追求。与中国传统文化以及中医学理论紧密联系，从“形、气、神”三个层次修炼身心。以导引、按摩、武术等方法修炼“形”，以吐纳、行气、胎息等方法修炼“气”，以内视、守一、坐忘等方法修炼“神”。另外还有“辟谷食气”方术，服丹药以补血、采真气以补气、采日光以补神等借外物以固自身的修炼方法，形成了丰富多彩的道教式的修身特有的气功养生方术。

中医：以阴阳五行学说为基础，治疗疾病为目的，调理阴阳为手段。中医养生的基本思想是导气、行气，通经活络，气血周身畅通，达到有病治病、没病养生、修养身心、延年益寿的目的，其基本方法要求与气功养生原理的内调过程是一致的。

武术：中国武术是“技击”术，是“功招”合一的技艺。俗话说“练拳不练功，到老一场空”。现代汉语词典把“锻炼身体内部器官的武术或气功”称为内功，把“锻炼筋骨皮的武术”称为外功。内功是人体内在功能的强化和能量的积聚，内可强身、外可御敌，只有内功备方能拳艺成。武术气功的出现，实际是强调修炼内功，突出的是养生价值。所谓“内练一口气，外练筋骨皮”就是强调内功与外功的有机统一。外练与内修是武术锻炼的整体要求。武术内功的修炼也是利用了气功养生的基本原理。

总结上述不同流派,虽然目的、方法等有很大不同,但其修炼的原理与气功是相通的。其本质都是人的意念内向性活动,是意念内守活动的结果。归纳各种流派修炼时的意念内守,大致可分为两类:一类是"封闭型"的意念内守,一类是"开放型"的意念外放。

1. "封闭型"的意念内守

"封闭型"的意念内守是指练功时把意念内收在身体内部,多见于各类养生气功的练功方法。如《保生秘要》中说的:"摄心归一,专其一处,皆可止念"。《摄生三要》中的"大都随守一窍,皆可收心"。排除杂念、集中意念,内守在身体内部的某些部位,如丹田(上、中、下丹田)、穴位(百会、人中、劳宫、涌泉等)、气血运行(小周天、大周天等),等等。

封闭型的意念内守容易引起意念活动的内运动的效果。因此,各类养生气功的修炼多采用封闭型的意念内守。

2. "开放型"的意念外放

"开放型"的意念外放是指练功时把意念外放在身体外部,多见于宗教类气功的修行方法。"幻想、幻觉"身体以外的东西,以集中思想,得到所希望的效果。如《备急千金要方》中有一段描述:"徐徐定心,作禅观之法:闭目存思,想见空中太和元气,如紫云成盖,五色分明,下入毛际,渐渐入顶。如雨初晴,云入山,透皮入肉,至骨至脑,渐渐下入腹中,四肢五脏皆受其润;如水渗入地若彻,则觉腹中有声汩汩然,意专思存,不得外缘。斯须,即觉元气达于气海,须臾,则自达于涌泉,则觉身体振动,两脚踡曲,亦令床坐有声拉拉然,则名一通。一通、二通,乃至日得三通五通,则身体悦泽,面色光辉,鬓毛润滑,耳目精明,令人食美,气力强健,百病皆去。"这套复杂的幻想觉,是禅观之法,来自佛教提升境界。这类宗教式的意念又分为两类,一类称为"存想",一类称为"观相"。二者不同之处在于"想"与"观"字上,"存想"是似乎幻想到,而"观相"是幻观到,都属于幻想觉的范畴,都不是一般意义上的排除杂念,属于"修佛"式的宗教修炼内容。

封闭型与开放型的意念内守,虽然有一定的区别,但都是意念活动的内容。对于养生健身为目的初学者来说,以封闭型意念内守的修炼更为适宜。

(三)呼吸要求——调息

呼吸古代称之为吐纳,是练功中的重要环节之一。正如古人所说:"一呼一吸为一息,不呼不吸亦为息。"这是说练功时的呼吸与人平时的自然呼吸不同,是一种有意念的呼吸方法要求。练功时随着功力的增长,会做到"深、长、细、匀"。古人在"呼吸精气"思想下,认为"真气所受于天,与谷气并而充身者也",强调吸气方法的同时,更强调吸气后停闭,以受纳天气,这一点是有关气功的"闭气法"。

《养性延命录》说:“正偃卧,冥目握固,闭气不息于心中,数至二百,乃口吐气出之,日增息,如此身神具,五脏安,能闭气至二百五十息,华盖明,华盖明则耳目聪明,举身无病,邪不忤人也。”又说:“纳气有一,吐气有六;纳气一者谓吸者,吐气六者,谓吹、呼、唏、呵、嘘、呬皆出气也。”即六字诀。许多气功对呼吸方法的要求,多强调以练“呼气”为主。

关于呼吸的问题,不要简单理解为呼吸时的气体交换,即使不练功,人每时每刻都要进行呼吸,吸进氧而排出二氧化碳,完成生命活动气体交换的需要。这里强调呼吸,是讲呼吸方法的运用以及运用呼吸方法带来的练功效果。现代生理学已经阐明了呼吸运动的机制。呼吸运动是由呼吸肌收缩活动,带动胸廓扩大与缩小,从而带动肺的扩张与回缩,造成肺内气压与外界气压的差,导致空气进出肺,完成呼吸。主要的呼吸肌包括肋间肌(肋间外肌、肋间内肌)和膈肌以及辅助呼吸肌。

1. 正常的呼吸方式

所谓呼吸方式,是指呼吸时胸廓的运动是由哪些呼吸肌收缩为主实现的。通常包括:胸式呼吸、腹式呼吸、自然呼吸(混合式呼吸)。

(1) 胸式呼吸　是以肋间肌收缩活动为主而实现的呼吸方式,它使胸腔左右、前后径变大,由于胸腔相对固定于胸骨和胸椎,故总体胸腔容量变化幅度较小。

(2) 腹式呼吸　是以膈肌收缩活动为主而实现的呼吸方式,它使胸腔上下径变大。膈肌收缩上下移动使腹内压增大,由于腹部肚皮相对不固定而向外变化凸显,故总体胸腔容量变化幅度更大。

(3) 自然呼吸　是指平时的一般呼吸,是胸式呼吸和腹式呼吸按不同比例混合式的呼吸。成年人在自然呼吸中腹式呼吸占的比例较大,在一次呼吸的气量中约占 3/4。

2. 气功的呼吸方式

气功对呼吸的要求是练功方法的重要内容,几乎所有的气功修炼都要求腹式呼吸。腹式呼吸不仅通气量大,更重要的是膈肌上下运动可以对腹腔内脏器官起到按摩作用,加速血液循环和气血流畅,对腹腔内脏器官的功能有良好的促进作用。概括气功对呼吸方式的要求,一般常涉及的有下列三种。

(1) 顺腹式呼吸　是指意念诱导下的腹式呼吸,吸气时膈肌向下,腹内压增大,腹部隆起外凸;呼气时膈肌向上回缩,腹内压减小,腹部回位。随练功程度,做到深、长、细、匀,这是气功练习最基础的呼吸方式。

(2) 逆腹式呼吸　是指吸气时膈肌向下的同时,腹肌自然放松,呼气时意念诱导腹肌放松,在意念的诱导下气沉“丹田”而腹部逐渐隆起,以推动气血运行。这种呼吸方式的作用更大,是要求气功修炼到一定程度的主要呼吸方法。对于初练者来说，不要急于求成，要在顺腹式呼吸的基础上，顺其自然的过渡到逆腹式呼吸方法上来，以防止功夫不到而出现的偏差或练功时出现的岔气等不良现象。

(3) 脐呼吸　这是气功修炼到非常高水平的一种更柔和、更潜在的腹式呼吸。腹部几乎不动，就像是脐部跳动在呼吸，故此得名，古人又称之为“胎息”。《摄生三要》所说：“须想其气，出从脐出，入从脐灭，调得极细，然后不用口鼻，但以脐呼吸，如在胞胎中，故曰胎息。”古人又将这类微弱的呼吸方法称为“龟吸”。这类呼吸是功夫修炼到很深时，能自我控制能量代谢到很低水平，类似动物冬眠状态时的自然呼吸，非一般练功者所能做到的，故不要盲目追求。

三、练功的基本要领

气功修炼时，在调身、调心、调息的基础上，共同遵守的基本要领包括以下方面：松静自然、意气相随、动静结合、练养相兼、循序渐进、持之以恒等。

(一) 松静自然

松静自然是指气功修炼时的身心松静状态。要求外松、内静，并做到能松、能静。松与静相互促进，松掌握好了，容易静；静下来了，就更易于松；做到自然而然。这是练习气功最基础的入门功夫。

(二) 意气相随

意是指练功时意念的运用，气在这里是指练功时呼吸方法所带来的某些“气感”，相随是指练功时意与气相依。所谓：“心平气和，心静自然息调，息调自然神凝，正所谓心息相依、相随，息调心定者也。”对于初练气功者来说，不要片面强调、追求“以意领气”，功夫不到容易出偏，要自然而然地做到意气相随。

(三) 动静结合

动静结合一方面强调在练功的方式上，动功与静功、外练与内练、外功与内功的密切结合；另一方面强调在练功的要求上，动静结合；练静功时体会“静中动”，练动功时体会“动中静”。要掌握“静中有动，动中求静，动静有为；静以养神，动以养形，动静结合”动静互涵的养生思想，并贯穿到练功之中。

(四) 练养相兼

练与养是练功过程中两种不同的状态。“练”是指在练功时，有意识地调整身体、摆好姿势、放松身体、调整呼吸、集中注意、排除杂念等一系列的过程。“养”是指经过上述一系列有意识的锻炼后，所出现的身体轻松舒适、呼吸柔和绵绵、注意力集中的静养状态。练与养在一个功法里，往往是互相交替进行的，有时也是互相促进的。“练中有养”，可使练恰到好处；“养中有练”，可使养的质量提高。正所谓：练不过极，养不过悠，练养相兼，恰到好处。

(五) 循序渐进

在练功过程中，要遵守“循序渐进”的客观规律。在功夫的长进上要循序而行，克服急功近利、急于求成的倾向。在练功中，一般容易有两个偏向：一是急于求成，练得过多、过猛；二是松懈散漫，放任自流。因此，练功时要结合自己身体实际情况，选择功法，做到根据功法要求，认真进行练习，具体领会功法的作用，不断总结练功经验，做好时间的安排，克服环境的干扰因素，循序渐进地积累练功效果。

（六）持之以恒

练功养生，不仅要练功得法，更重要的是持之以恒。注意两方面：首先，练功贵在精专。每一种功法都有自身的规律，专一、精炼能强化生命运动的节律，提高生命有序化的程度。养生保健的功法很多，要根据自身情况合理选择，选定之后就要专一、精炼，切忌见异思迁、朝秦暮楚。练功太多，不精、不透，会因各功法不同，互相干扰，起不到养生健身效果。古人云："药无贵贱，中病者良；法无优劣，契机者妙。"其次，练功重在生活化并贯穿人的一生。建立科学的养生观念，掌握适合自己的养生方法，养成良好健身习惯，形成固定的生活方式，贯穿于日常生活之中，并持之以恒地伴随人的一生。因此，做到练功要有"信心、专心、恒心"，坚持不懈、持之以恒。

第四节　气功养生的原理、特点及基本作用

千百年来，对中国气功修炼所产生的效应及气功的作用机制等认识，主要是以中医学理论为基础，并以中医学理论来阐述。

一、气功养生的原理与特点

（一）基本原理

气功的本质特征是意识活动的内向性运动，是以调身、调心、调息为手段，以防病治病、健身延年、开发潜能为目的的一种身心修炼方法。

从中医学理论分析，气功修炼之所以能够治病与防病，是因为它能"活跃气血，疏通经络，协调脏腑，增强正气，安宁心神，强健身体"的作用。中医学认为，人体疾病的发生以及早衰出现的根本原因，就在于机体"正气虚衰"，导致阴阳失衡，正气旺盛是机体健壮的根本所在。中医学的"扶正固本"的"正"与"本"，指的就是这种生命之"正气"，它是抵御疾病、自我康复的根本能力，是生命之根基。《内经》讲："正气存内，邪不可干，邪之所凑，其气必虚。""恬淡虚无，真气从之，精神内守，病安从来。"因此，"养生固本、培养正气"是气功养生、健身的根本。

修炼气功为何能治病和防病呢？中医学理论认为，人体患病是由于气血不足或气血流通失常而招致各种生命功能的阴阳失衡。练气功，一方面可调养气

血，使气血充足，以培养正气；另一方面可促进气血畅通，达到“气血畅流，百病不生”的目的。修炼气功之所以能治病、防病，它与中药、针灸、按摩治病的机制大体是一致的。所不同的是，中药通过药的偏性来调理人体的偏性；针灸通过针刺等手段，按摩通过手法等手段，刺激一定的经络和穴位，来疏通经络，调动人体正气，使之恢复平衡，达到祛病的目的。气功则是通过功法的自我锻炼，来激发人体正气，增强人体健康，是培育“正气”的内因之根本。

气功修炼的功效之一正是从培养“正气”着眼，正所谓“有病治病、无病强身”，养生的核心是固本，强调“未病先防”，注重练功时对身体的保护和调养，激发和提升人体内在的生命潜能，这是气功修炼养生的基本原理。

（二）基本特点

1. 整体性

中医学认为：心为五脏六腑之大主，主明则下安。气功修炼是在意识活动内向性主导下，身心双修、内外结合、内修为主的整体和谐发展的调养修炼的过程，气功强调的是整体性的养生作用。从整体性出发，是中医学、养生学、气功学的实践基础。

2. 内因性

内因是事物发展变化的根据，外因是条件。中医学认为，当人体“正气”虚衰，不足以抵御“外邪”或不能适应“情绪”变化时，才会导致脏腑、气血等功能失调而发生疾病。气功不是专对某种疾病的特异疗法，而主要是改善人的整个机体功能、强调内因为主的整体修炼方法。机体内因的“正气”旺盛是人体健壮的根本。

3. 自我性

气功是一种自我养生锻炼的方法，是一种功夫。要学会它、掌握它，并不困难；但必须自己学习、自己实践。通过自我气功的修炼过程，达到增强体质、防病治病、延年益寿的目的。学习气功一定要练功得法、持之以恒，不要盲目追求“高级”功法，见异思迁、经常调换、以求速成，这样往往适得其反。

二、气功养生的基本作用

概括来说，气功养生的基本作用包括对人体生理、心理两个方面的影响。

（一）对人的生理作用

1. 现代医学研究观点

（1） 消除大脑皮质的紧张状态，增强大脑功能　研究表明，练功时受试者脑电图中 α 波增大，且多集中于额部，左、右脑电活动趋于同步，这表明脑功能有序化增强。同时，还可使自主神经系统得到调整，使感觉功能、运动功能、思维功能、记忆能力等得到强化和增强。单位时间氧耗量明显下降，比清醒状态下低约

16%；正常人在熟睡时，单位时间氧耗量比清醒时低10%，这就说明气功锻炼能促进大脑皮质得到更好的休息，减轻或消除大脑皮质的各种不良刺激。

(2) 增强心脏功能、促进血液循环　研究表明，长期进行气功锻炼，可增强心脏功能的储备，减少心脏耗氧量，促进血液循环，而且还可以减少异形血管的管襻数量，说明对心血管系统有很大影响。实践还表明，练习气功时，可使毛细血管扩张，使人感觉四肢和身体很温暖、微微出汗，酸痛症状明显减轻，说明气功能够促进血管弹性、增强血液循环，特别是微循环的血液流动，这对防治冠心病、脑动脉硬化等心脑血管病和其他血液循环障碍等病症都有良好作用。

(3) 双向调节各系统的功能　实践证明，气功锻炼对防治高血压或低血压，心动过速或心动过缓，高血糖或低血糖，甲状腺功能亢进或甲状腺功能减退等病症，都有升高了降低、降低了升高的双向调节作用。另外，气功锻炼一般都要求腹式呼吸，腹式呼吸不仅通气量大，增强肺的通气功能；更重要的是膈肌上下运动可以对腹腔内脏器官起到按摩作用，加速血液循环和气血流畅，对腹腔内脏器官的功能有很好的促进作用，以改善胃肠道的消化和吸收功能。此外，气功锻炼，通过神经-内分泌-免疫网络系统的改善，从而提高人体的免疫功能。

(4) 减少能量消耗，达到能量储备　研究表明，练静功时可以不同程度降低能量代谢，使人体从“耗能”状态转化为“储能”状态。研究还发现，练功后人体内ATP含量比练功前显著升高，说明练内养功有储能作用。因此，经常练习气功能减少能量消耗、增加能量储存，有利于养生保健、抗衰防老、延年益寿的显著作用。

2. 传统医学研究观点

(1) 疏通经络　经络是气血运行的通路，经络不通则痛，脏腑组织器官得不到气血的滋养和温煦，会导致各种病证。气功锻炼可促进经络疏通，减轻或消除各种病证。

(2) 调和气血　气血是人体的营养物质，如果气血不足就可导致贫血或营养不良，免疫功能下降，从而产生许多虚证；如果气滞血瘀就会导致气血运行障碍，可产生许多实证。气功锻炼不仅可以补益气血，而且又能理气活血，防治多种虚证和实证。

(3) 平衡阴阳　人体疾病多数是由于阴阳不平衡引起，阴阳必须保持相对平衡。如果阴阳平衡失调，就会产生阴虚阳亢、阳虚阴盛，或者出现阴盛阳衰，阳盛阴衰等各种病证。气功锻炼可以平衡阴阳，能够改善和消除阴阳失调的各种病证。

(4) 扶正祛邪　扶正是指可以扶助正气，疾病的产生大多与正虚邪实有关。正虚是指精血不足和脏腑功能低下，邪实是指“风寒暑湿燥火”六淫之邪气侵袭。气功锻炼既可扶助正气，又可祛除邪气，所以能够防治虚证或实证多种疾病。

总之，气功锻炼能够促进体内精、气、神的不断充盈，逐渐达到精充、气足、神旺。精充、气足则脏腑组织器官功能健全，神旺则大脑和免疫功能健旺。健身气功锻炼，有病可治疗康复，无病可强身健体，终达到养生保健、抗老防衰的目的。

（二）对人的心理作用

气功修炼对心理的影响不同于心理疗法。心理疗法一般是指心理医生用语言、表情、姿势、态度等，对觉醒状态下的病人进行说理、暗示治疗；或用一些特殊的诱导方法，使病人引起一种表面上有些类似于睡眠的催眠状态，再对其催眠状态下的病人进行暗示治疗，故病人始终是被动的。而气功修炼对心理影响的特点是发挥练功人的主观能动性，通过自我锻炼加强自我控制能力而调整、修养情感等心理作用，始终是主动的过程。

练气功可以排除情绪的干扰，让人体的生理、心理处于最佳工作状态。气功中的放松、入静、呼吸等可缓解大脑皮质对整体的应急性反应准备，为机体的休息、修复和调整提供有利条件，可清除或调整“七情”变化对机体的扰乱，降低机体对外部环境的劣性刺激的敏感性，减弱或调整“六欲”的危害。经过气功修炼的缓慢调理，可使人调整心态、陶冶情操，使心理过程得到良好调整和修养。

第五节　有争议及应注意的气功练功问题

气功作用的本质是人的大脑意识活动，是人的思维意念内向性运动。千百年来，不同流派尽管目的、方法有所不同，但其强身健体、祛病延年的养生效果是不容置疑的，这是各种流派气功代代传承不息的根本原因。对于气功修炼时所出现的种种现象，必须用科学的态度去分析、去认识。

一、对气功有争议的问题

关于气功的“特异功能”以及“超自然力”等现象，由于原因机制尚不明确，故产生了很大争议。另外，某些崇拜“大师”追求“升天”的宗教、封建、迷信的唯心主义东西，还有冒“超自然气功”之名以欺诈手段进行骗取钱财的不法行为，更是当代社会所不容。

（一）特异功能

什么是特异功能？特异功能的标准是什么？什么算是、什么不是？由于定位不准、机制不清，以至很多现象“鱼目混珠”。当代很多魔术大师证实，一些所谓“特异功能”不过是魔术的技巧而已；至今没有看到哪一类“特异功能”能被现代科学所证实，关键是特异功能的定位要有科学依据。例如，有人超常的“记忆力、心算力”等，技巧掌握后的“踩鸡蛋、踩气球”的轻功等，这类功夫是能得到科学的解释和支持的。而那些“穿墙术、耳朵看字、人体飞天、意念取物”等所谓特异性的功夫，尽管有人极力坚持“眼见为实”说成是“真”的，但得不到科学原理的解释和科学实验的支持。因此，对于“特异功能”的种种现象，是魔术？还是特异功能？一定要用科学的态度去辨识真伪。

（二）超自然力

有些人把气功修炼时的“气感”现象无限的加以夸大，把“发放外气”称为超自然力。认为“发放外气”能给人治病，甚至能为几千里之外的人治病，甚至用无线电微波传送的原理加以解释，猛一听好像有“道理”，其实没有任何科学实证的依据。到底人体能不能发放外气，外气到底是什么东西？更多的科学实验证实了所谓的“外气”，实质上是热辐射。热辐射是自然界最普遍的能量存在方式，任何物质只要不是绝对温度状态，都有分子运动的热辐射现象。人体也不例外，练功与不练功的区别是练功者的热辐射要远大于不练功者。除此之外，有人试图用现代的方法探求“外气”的物质基础，如放射性物质等，但至今没有科学性结论。主流科学思想解释“外气”治病现象，应该归为是心理暗示的作用，而超自然力释放的“外气”治病等，则未能被现代科学实验所证实。因此，探讨气功发放“外气”以及外气的物质基础必须在科学研究的基础上进行论证和解释。绝不能对现代科学目前还尚未说清楚的东西，不加理性的思考而随意解释、盲目认从，背离科学；防止修炼气功误入歧途，伤人害己。

二、气功修炼时应注意的问题

中国气功可谓是门派林立、种类繁多。不同气功由于功理不同、方法各异，功效也不同。因此，对于气功修炼时所出现的种种现象，必须用科学的态度去分析、去认识。防止修炼气功时伤己害人、误入歧途、不能自拔。

（一）气感问题

在学、练气功的过程中，由于练功者注意力多集中在身体内部或身体某一部位，这样就减少了机体对外部的联系，从而提高了对身体内部的敏感性，可能会产生并出现各种各样某些异样的感觉，有人把这些感觉称之为“气感”。如局部发热或发凉、发麻或发痒以及酸胀等感觉，古人曾记载的所谓“八触”（即冷、暖、轻、重、痛、痒、滑、涩），就是描述练习气功时的这些感觉。

这些异样的“气感”问题，虽然尚未得到现代科学的解释，但有人从中医学理论角度认为是疏通“经络”的过程。只要练功者收功后自我感觉良好，全身舒适，轻松愉快，说明是练功得到“功效”或“气感”的表现。但是，如果练功者收功后，上述异常感觉仍不消失，甚至逐渐加剧，对练功者的精神和身体产生一些不良影响，使其正常的身心平衡状态发生变化，继而表现出某些特定的临床症状和体征，这就是所谓“内气不通”或“内动不止”，也称之为气功偏差。造成这种现象，一般是思想认识上的问题，练功者盲目追求“气感”而出现“功不到，气不通”，导致心理障碍的结果，不必大惊小怪。以后练功时注意纠正，或者停功一段时间，解除心理障碍，就会自然逐步得以缓解。

（二）杂念问题

杂念是指练功中出现的一些杂乱念头，是体不松、心不静的结果。练功时思想不易集中，各种念头纷起，成为初练功者的最大障碍之一。他们觉得平时杂念还少，但练功时一经摆好姿势，杂念便纷纷而至、心猿意马、不可驾驭，杂念反比平时更多，胡思乱想，宁静不下来。实际上念头本来是人的正常思维活动，是人脑的特性和产物，是存在于人脑中的反映，又反作用于存在。至于练功时的杂念，是因为它干扰了练功时意念的集中与运用，才成为突出的问题。只要思想认识上明确、情绪上乐观，采取适当方法，如数息法、计数法、默念法、外观法、存想法等，就可在练功时逐渐集中思想，解决杂念的干扰。

（三）偏差问题

偏差是指气功修炼过程中，出现了偏离正常的现象。气功偏差并不可怕，但如果对它缺乏正确的认识，甚至将正常的气功效应与气功偏差混为一谈，那将危害非浅。练功治病本来是无毒疗法，气功对治疗多种慢性疾病有较好的疗效。但练功不得法，就会出现偏差，应及时排除。处理不当，偏差甚至可以发展到不能自拔的心理障碍、身心失控的地步，造成对精神和机体的痛苦，以至影响正常生活和工作。对于偏差的问题，必须认真对待，但又不要过分害怕，首先是明白机理、如何预防，其次是掌握正确方法、如何纠正。气功偏差是由于练功不当而引起的一系列病象反应，常称之为“气功综合征”。

引起气功偏差的机制，一般认为是思想、心理、练功和精神刺激、心灵创伤之类的社会环境因素导致，这些可称为心理社会因素。有害而持续的心理社会因素，可导致大脑皮质功能失调，并以此为机转，酿成复杂多变的心因性偏差反应症。基于大脑皮质功能障碍，下丘脑出现功能释放现象，从而引起自主神经、躯体和内脏功能的紊乱，导致一系列心身性“偏差综合征”。偏差原因纷繁复杂，按其性质和产生条件，可分为思想、躯体、心理、方法、练功和环境等多种因素。偏差可因单一因素而引起，也可由诸因素的复合作用所造成。

可以说，出现气功偏差是一种偶然情况，有如小孩学走路可能会跌跤，人们吃东西也会偶尔被哽噎一样。任何成功的经验多少要经过一些挫折。如果因为气功偏差而放弃气功锻炼，就像“因噎废食”，是不可取的。现代医学已证明，常见的气功偏差现象大多数是人为因素造成的。气功本身并不是导致偏差的根本原因。而且，气功偏差所表现出的临床症状、体征及其病理机制，也是现代医学所理解并能够加以纠正的。所以，气功偏差并不可怕，它既能够被有效地治疗和纠正，也能够预防。初学者只要对所学功法选择恰当，并认真地按照动作要领操练，熟练准确地掌握动作要求，一般都能够避免产生气功偏差，即使偶然出现偏差，也可以依照功法要求加以纠正。

（四）走火与入魔

所谓“火”，是指练功中的用意，即用意的“火候”或程度。古人对火候，有“文火、武火”之分，凡用微弱的意念，柔和的呼吸称为“文火”；凡用强烈的意念，急重的呼吸称为“武火”。武火有发动的作用，文火有温养的作用。二者在练功中，必须灵活应用、交替运用，这也是贯彻“养练相兼”的原则。所谓“走火”，是指用意的“火候”超过了限度。

所谓“魔”，是指练功中出现“幻景”，对人意识产生恶性影响。对幻景信以为真，而导致神昏错乱、躁狂疯癫，甚至发展为精神错乱的严重精神障碍患者，这就是“入魔”。它是练功中最严重的偏差，是极少看到的现象。一般认为，所谓“魔”的出现其基本原因是练功不纯，把思想认识的出发点纳入到唯心主义的观点，偏信宗教式所谓“神明”的作用，缺乏科学的理性认识，盲目追求所谓的“幻境、幻景”，急于求成、操之过急、心浮神躁，在杂念尚未完全消除的状态下，强制入静。而在入静过程中，这些杂念又反映出来，转化为各种“幻景”。此外，患有神经衰弱、癔症、焦虑症、强迫症、抑郁症等神经症者，练功中更容易出现精神紧张、意识恍惚、注意涣散、情志障碍等症状，这些人在练功时更要特别注意，一定要有专业人士指导。“幻景”的出现，通常与练功者不纯正的思想意识、不正常的欲望等有关联；各种各样的幻景，一般都是没有物质基础的。所以，练功时一定要防止“走火入魔”，预防对人体“身心”造成伤害。

（五）功法选择与安排

练气功可能会出偏，但未必一定出偏，只要练功得法，气功偏差是完全可以避免的。练功既可获得诸多功能上的效益，又可把人带到放松入静、身心愉快的境地，从而获得整体性“修养身心”的养生效果。功法的选择要根据个人的思想、身体、心理、方法、环境等因素，选择适合自己的功法，这一点尤为重要。一般来讲，动气功由于意念活动与肢体动作结合，意识活动多集中于动作上，出现偏差现象较少；而静气功由于意识活动不易完全集中于内，走思情况较多，出现偏差现象相对较常见。因此，对于初学者来说，选择动、静功法结合练习比较适宜，关键是从自己的实际需要出发。

对于练功时间安排，要根据个人实际情况。一般安排在早、晚较好，初学者30～60分钟为宜。在练功前，要做好准备工作，环境安静、空气清新、情绪稳定、思想集中，排除大小便、宽衣松腰带。在练功中，保持情绪安宁，不要带着情绪练功；呼吸柔和自然，对出现的各种感觉，不追求、不恐惧，正确认识、顺其自然；唾液增多时，不可吐出，在口内积之较多时，先漱炼几下，分几口咽下；如遇到突然环境意外影响，不要马上中断，通过意识调整，镇静一下继续练功。练功结束后，及时调整练功状态，要做一些整理活动，放松一下肢体，调整一下呼吸，顺时过渡到练功前的状态。

本章主要是从理论上介绍中国气功的一些基本内容，具体气功的功法学习可直接参考、选择、学习国家推广的健身气功：五禽戏、八段锦、易筋经、六字诀四套新功法。还可以选择、学习民间流传下来并得到实践证明的一些好功法，如内养功、放松功、各种站桩功以及武术气功等。

复习思考题

1. 通过“气学说”与“原子论”对比分析，说明“气”的含义和气功概念是什么？
2. 何谓气功？什么是气功的本质特征？修炼气功的目的意义如何？
3. 试分析气功与体育的异同？如何正确认识所谓“特异功能与超自然力”？
4. 气功的词义内涵、文化内涵、养生内涵是什么？
5. 静气功与动气功及各自功法的主要特点是什么？
6. 气功修炼的基本要求、练功要领是什么？为什么“调心”是核心？
7. 气功修炼对人体的“身、心”作用是什么？
8. 试分析气功养生的基本原理与养生特点。
9. 练功时如何防止出现“杂念、偏差、走火、入魔”等现象？
10. 气功的养生方法和养生价值以及在当代健康事业的推广意义是什么？

主要参考文献

1. 邱丕相. 中国传统体育养生学. 北京：人民体育出版社，2007.
2. 烟建华.《内经选读》辅助教材. 北京：学苑出版社，2004.
3. 童春秋. 中华养生百科. 呼和浩特：远方出版社，2002.
4. 于桂兰. 中国特色自我医疗全书. 北京：华龄出版社，2000.
5. 陈楠. 中华养生全书. 北京：九州图书出版社，1999.
6. 唐世林. 保健气功. 北京：高等教育出版社，1993.
7. 张广德. 导引养生学. 北京：北京体育学院出版社，1993.
8. 王玉川. 中医养生学. 上海：上海科学技术出版社，1992.
9. 马礼堂. 养气功问答与实践. 北京：人民体育出版社，1988.
10. 李少波. 真气运行法. 2 版. 兰州：甘肃人民出版社，1986.
11. 马济人. 中国气功学. 西安：陕西科学技术出版社，1983.
12. 蒋敏达，王崇行，徐定海. 气功强身法(修订本). 2 版. 上海：上海教育出版社，1983.

13. 南京中医学院医经教研组. 黄帝内经素问译释. 2 版. 上海：上海科学技术出版社，1982.

14. 国家体育总局健身气功管理中心. 健身气功. 北京：人民体育出版社，2003.

（王凤阳）

第十一章 针灸、按摩与养生

【本章提要】

本章简单介绍针灸、按摩的作用机制，重点掌握常用方法、穴位、手足反射区，有助于提高养生效果。针灸和按摩养生具有疏通经络、协调平衡阴阳、扶正祛邪、调节脏腑功能的作用。针灸和按摩还能增强免疫功能、调节精神心理；介绍各种针灸、按摩养生方法，主要穴位及手足反射区。

【学习目标】

1. 掌握针灸、按摩养生作用的中医学机制及其异同。
2. 掌握针灸、按摩养生保健的现代医学主要机制。
3. 熟练掌握针灸、耳穴贴丸养生和自我与他人养生保健按摩的操作。
4. 了解自我保健按摩的主要禁忌和皮肤针法。
5. 能熟练找出常用养生穴位、反射区并掌握其主要养生作用。
6. 在生活实际中尝试应用针灸、按摩法有效地消除日常生活中可以见到的不适现象。

我国传统的针灸和按摩是中医治疗方法，也是重要的养生手段，具有简便、实用、有效的特点，在民众中应用广泛，理论和技术成熟。学习其作用机制、常用方法，对掌握技术和提高实际应用效果具有促进作用。

第一节 针灸、按摩养生的机制

针灸和按摩有着悠久的历史，针灸、按摩方法是以中医理论为指导思想，人体脏腑和经络为作用基础，也是养生的重要方法。针、灸和按摩是三种不同的操作方法，它们各具特点，都是通过体表的腧穴或特定部位，作用到经络循行分布路线，激发经络经气、调节穴位经气，起到疏通经络、协调阴阳、扶正祛邪和调节脏腑的功用，实现养生的目的。现代医学研究提示，其养生保健作用主要是对器官系统双向调节、增强机体免疫力和调节精神心理状况。

一、针灸、按摩养生的传统认识

（一）疏通经络

经络运行气血，其功能正常则气血通畅，脏腑与体表得以沟通。若经络功能失常而气血运行受阻，则脏腑功能活动异常而引起疾病。针灸和按摩可调节刺激肢体经络穴位、皮部、主干及分支的经气，使经络疏通、气血调畅、内外畅达，预防经络脏腑因气血不通而导致的病理情况，利于人体健康而达到养生目的。针法、灸法、按摩三者由于用材与方式不同，在疏通经络的机制和特点上有一定差别。

1. 针法

针法即在经络循行分布路线和脏腑经络相关联系的基础上选取穴位，应用针具或指端作用，力量和刺激集中达到循行于深部的经络主干，泻经络内邪气或强旺经络气血。其作用快，操作要求穴位精准、手法合适。

2. 灸法

灸法是指以艾绒为主要施灸材料，烧灼、熏熨体表的一定部位或穴位，通过经络腧穴的作用达到防病治病的方法。艾药性温热，点燃后热力深透肌层，温经行气。《素问·调经论》说："气血者，喜温而恶寒，寒则泣而不留，温则消而去之。"因此，灸法温通经络、祛散寒湿是其特点，重点防治寒邪引起的病证，达到养生目的。

3. 按摩

按摩，是以中医理论为指导，主要运用推拿手法或借助于一定的推拿工具作用于体表的特定部位或穴位来防病治病的方法。经络是气血运行通路，将人体内外有机地联系起来。在机体各部位应用强弱、速度、面积、重点不同的按摩手法，浅在或深部的大小经络受到作用，能使经络气血流畅，避免经络不通发生疾病或疏通经络以消除疾病。

（二）协调平衡阴阳

正常人体阴阳运动变化而又相对协调平衡，若各种因素影响过度，使阴阳失去平衡，就会引发脏腑功能紊乱而导致疾病。《内经》曰："阴平阳秘，精神乃治。阴阳离决，精气乃绝"、"阴盛则阳病，阳盛则阴病"。因此，保持阴阳相对平衡是养生的基本准则。针法、灸法和按摩由外及内协调平衡人体的阴阳，各有不同的作用机制。

1. 针法

《灵枢·根结》："用针之要，在于知调阴与阳。调阴与阳，精气乃充，合形与气，使神内藏。"针灸调和阴阳作用，主要是通过经穴配伍和针刺手法完成。例如，胃火炽热引起的牙痛，属阳热偏盛，治宜清泻胃火，取内庭，针用泻法；肾阴不足、肝阳上亢引起的头痛，属阴虚阳亢，治宜育阴潜阳，取太溪，针用补法，配行间，针用泻法。针法可实现调摄脏腑阴阳，重在经脉上下相配而通调十二正经和合理选择疏通阴阳经脉经气。

2. 灸法

中医理论认为，人体的阴阳与外界阴阳相通，药物及其他治疗方法都有阴阳属性不同，作用于人体，可以调节人体阴阳偏颇，实现养生治疗作用。灸法温热，温热属阳，施于经络穴位可以温以助阳、祛寒扶阳，维护阴阳平衡。

3. 按摩

针对具体情况而选用不同按摩手法，以柔软轻和之力作用于循行于肢体的经络和穴位，经气受到按摩作用的调理和促发，可促进机体营卫气血化生、经脉气血流畅和调整脏腑功能，使体内阴阳气血旺盛，更好地适应自然界阴阳消长变化，达到体内外阴阳协调平衡，防止疾病发生和延缓机体衰老。

（三）扶正祛邪

“正”代表机体调节、防御和适应的机能；“邪”代表一切导致疾病发生的不利因素。“扶正”是提高机体抗病能力，“驱邪”是消除致病因素的影响。疾病的发生、发展及转归实质上就是正邪相争的过程。正盛邪退则不患病或病情缓解，正虚邪盛则发病或病情加重。因此，扶正祛邪是保证机体平衡状态和疾病趋向良性转归的基本法则，是中医学防治疾病的基本观点。合理地应用针、灸和按摩手法或其属性，可以有针对性地祛除经络及相关脏腑的病邪，振奋人体阴阳气血，达到扶正祛邪的效果。

1. 针法

针法通过毫针或指针作用于选配的穴位，具体运用补虚泻实方法，达到扶正祛邪目的。针法捻转角度小，用力轻，频率慢，操作时间短，先浅后深，重插轻提，刺入与经脉循行的方向一致，呼气时进针、吸气时出针，配合揉按针孔，属于补。补的针法促进经络气血充盛和盈满。操作与上述相反，则属于泻的针法，能加速病邪的外泄。

2. 灸法

灸法有火的热力，给人体温热刺激，属于阳性。外来的侵入人体经络、脏腑的寒邪或人体阳虚所产生的内寒，属于阴性。灸法之温可祛除寒邪和温补阳气而补虚泻实、扶正驱邪。如艾灸任、督脉特定穴就能温脾健胃、暖肾通督，强壮身体，适用于精力不足易疲乏、腰腿酸软或消化不良、形体虚弱、发育迟缓等。

3. 按摩

通过应用不同特点的按摩手法，作用于人体某一部位或一定的穴位，刺激脏腑、表里不同经脉，使人体气血津液、脏腑经络起到相应的变化，补虚泻实，达到治疗、养生目的。能促进营卫气血化生而形成补的作用；或使经脉气血流畅；或温逐寒邪，或消积散瘀等实现祛邪作用，从而防病治病、养生延年。如掐、拿、揉有泻的作用，推、擦、点有补的作用。

（四）调节脏腑功能

经络"内属腑脏，外络肢节"，经络气血运行通畅则"内溉脏腑，外濡腠理"，使各腑脏器官获得营养。通过针灸和按摩施用，使经络功能达到正常，脏腑与体表正常沟通，由外及内调节脏腑的气血阴阳，可完善脏腑功能。

1. 针法

应用十二正经与相关脏腑的联系，辨证分经、循经取穴，或取用脏腑经气输注于背腰部的背俞穴和胸腹部的募穴，可有针对性地调节机体脏腑气血阴阳，而调整脏腑功能。

2. 灸法

温能透经隧鼓舞气血、升提阳气、扶助正气，振奋脏腑功能，纠正体虚乏力、四肢不温、贫血面白、易患感冒和脏气虚陷、久病虚衰。

3. 按摩

按摩既可采用循经取穴和取特定穴，还可通过对十二经脉分布的皮部作用，刺激经络气血而调整脏腑功能。

二、针灸、按摩养生的现代科学基础

（一）对器官系统产生双向调节作用

针灸和按摩对人体各系统功能既疏导又激活，保持人体内外环境相对平衡稳定，并可使体内不协调不平衡的状态消除，恢复器官系统功能正常，实现养生。中枢神经系统和内分泌系统控制人体生命活动的全过程。研究证实，针刺足三里、合谷、内关、神门、通里等穴，脑电图 α 节律波减弱时可增强，过强时又可减弱；在百会和身柱穴施灸，可以使处于大脑皮质抑制状态者转入兴奋，过分兴奋时又可利于转入抑制；针刺曲池、行间可减轻缺钙肢体抽搐，又可使血钙升高。心血管系统的供血供氧和功能活动也受针灸和按摩的双向调节，如作用于手部血压反应区可治疗高血压，也可治疗低血压；对郄门穴用艾灸可加快心率，针刺可减慢心率。消化系统功能是养生的先决条件，针灸、按摩能促进其处于良好状态，作用于手部肠反射区可治疗腹泻，也可治疗便秘；作用于中脘、足三里、胃俞，可以使过强胃蠕动转向徐缓，蠕动缓慢转向增强，不蠕动转向蠕动。定期养生保健按摩可使皮肤红润而富有弹性，使肥胖者提高热消耗而减肥，使瘦弱者提高营养的吸收、增加体重而变强壮。

（二）增强机体免疫力

现代研究业已证明，针灸和按摩可以增强机体免疫力，对细胞免疫和体液免疫起到良性促进作用，使其发挥养生保健作用。如针刺上巨虚、漏谷穴后4小时，人体白细胞吞噬指数增大；艾灸后动物血清中的IgG含量明显上升，增强抗体细胞活力而促进体液免疫；针刺和艾灸大椎穴能提高机体单核巨噬细胞系统的功能。

（三）调节精神心理状况

针灸和按摩因手法、刺激穴位和部位不同，而对神经系统产生或兴奋或抑制的作用，从而调节精神心理状况，是人们在生活、学习、工作处于快节奏、高压力和竞争激烈状况下，作用快捷有效的保健养生方法。如重、快、频、短、急促的提、弹、叩等手法，对中枢神经系统具有兴奋作用，有利于抑郁状态的减轻。在颈部施用轻、缓、柔、慢、时间长的揉、摩、轻推手法及穴位按摩等，有利于控制精神紧张、激动状态。

第二节　针灸、按摩养生的方法

我国针灸、按摩养生方法的流派较多，养生、治疗和康复所采用的方法大体类同，但养生更偏重简单方便、舒适无痛苦、效果好、便于长期坚持的方法。养生针法主要有毫针刺、指针、梅花针法和耳穴贴丸；养生灸法主要采用艾卷灸、温灸器灸；养生按摩可由他人操作，也可自我进行。这些治疗合理应用，既可养生，又可以消除人体不舒适的感觉和状况。

一、养生针法

（一）毫针刺法

用消毒的金、银、不锈钢或其他金属毫针，根据接受针刺者的性别、年龄、形体肥瘦、体质强弱和虚实，选择长短、粗细适宜的针具，采用必要的针刺手法（进针、行针、留针、出针），作用于所选腧穴部位，实现养生防病的方法。

1. 操作方法

（1）进针　可用单手或双手进针。①单手进针：多用于较短的毫针。用右手的拇、食指持针，中指端紧靠穴位，指腹抵住针体中部，拇、食指向下用力时，中指也随之屈曲，将针刺入皮肤。②双手进针：短针：用右手夹持针，左手拇指或食指端切按腧穴旁，紧靠左手指甲将针刺入。长针：用左手拇、食指捏消毒干棉球，右手拇、食指夹针身下端，将针尖固定所要刺入部的皮肤，再用右手捻动针柄，将针刺入腧穴。

针刺皮肤松弛部位腧穴，先用左手拇、食指将皮肤向两侧撑开绷紧，右手将针从左手拇、食两指间刺入。皮肉浅薄部位则用左手拇、食两指将针刺部位皮肤提起，右手持针刺入捏起部。

人体大部分腧穴进针，针身与皮肤表面呈90°，为直刺。肌肉浅薄处或内有重要脏器，或不宜直刺、深刺的腧穴，针身与皮肤表面呈45°左右，为斜刺。皮薄肉少部位的腧穴，针身与皮肤表面呈15°左右或更小的角度，此为平刺。

（2）行针　进针后，为使患者产生针感，或进一步调整针感强弱，使针感向某一方向扩散、传导采取的操作，称为“行针”。将针刺入腧穴，针由浅向深为插，从深向浅为提，合为提插。针刺入腧穴一定深度后，使针在腧穴内反复前后来回旋转为捻转法。提插或捻转角度大、频率快，刺激量就大；反之，刺激量就小。

（3）得气、候气、催气和守气　毫针刺入腧穴一定深度，施以提插或捻转，使针刺部位获得“经气”感应，谓之得气。针下不得气，需留针或采用间歇提插、捻转等手法以待气至，称候气。各种手法催促经气速至，为催气。使用候气、催气法得气后，受针者有舒适感觉时，守住针下经气，保持针感持久，为守气。

（4）毫针补泻法　针下得气后，捻转角度小，用力轻，频率慢，操作时间短为补；反之为泻。针下得气后，先浅后深，重插轻提，提插幅度小，频率慢，操作时间短为补；反之为泻。进针时徐入，少捻转，出针疾速为补；反之为泻。进针时针尖随着经脉循行去的方向刺入为补；针尖迎着经脉循行来的方向刺入为泻。呼气时进针，吸气时出针为补；吸气时进针，呼气时出针为泻。出针后迅速按压针孔为补，出针时摇大针孔而不按压为泻。进针得气后均匀提插、捻转后即出针，为平补平泻。

（5）留针与出针　将针刺入腧穴施术后，使针留置在腧穴内，称为留针。施行针刺手法或留针达到预定目的和治疗要求后，毫针刺法结束即可出针。出针一般以左手拇、食两指持消毒干棉球轻压针刺部位，右手持针作小幅度捻转，并随势将针缓慢提至皮下，静留片刻后出针。

2．注意事项

（1）饥饿、疲劳，精神过度紧张时，不宜立即针刺。身体瘦弱者针刺手法不宜过强，并应选用卧位。妊娠妇女三阴交、合谷、昆仑、至阴穴禁刺，三个月内小腹，三个月以上者腹部、腰骶不宜针刺。妇女行经时慎用针刺。小儿囟门未闭合，头顶部腧穴不宜针刺。出血患者及皮肤有感染、溃疡、瘢痕或肿瘤患部不宜针刺。胸、胁、腰、背脏腑所居之处腧穴，不宜直刺、深刺。眼区、项部、脊椎部腧穴要注意角度，不宜大幅度提插、捻转和长时间留针。

（2）针刺前，针具、施针者的双手、接受施术部位及用具等应消毒。

（3）几种常见不适的经验用穴：①呃逆难止，可在吸气时进针，刺入内关、足三里，得气后持续运针5～10分钟，留针10～20分钟；病程较长者加刺合谷、太冲，得气后持续运针5～10分钟，留针10～20分钟。②健忘者可针刺三阴交、内关、中脘、足三里。③便秘可用泻法刺天枢、支沟、曲池、内庭穴，气胀者配太冲；

虚性便秘针刺大肠俞、天枢、支沟、上巨虚。每日1次,每次留针30分钟,10次为1疗程。

（二）指针法

指针疗法是根据具体情况,手指着力在人体施用以下手法,适应于各种人群防治疾病的方法。

1. 常用手法

(1) 按压法　用拇指、食指或中指的指端或指腹按压穴位。

(2) 点叩法　屈曲中指中节关节端或手指端,以100次/分钟左右叩打腧穴。

(3) 捏掐法　用拇指、食指,或拇指、中指,或拇指与其他各指对称捏压穴位,或用拇指爪甲掐压穴位,其他四指在对侧辅助。

(4) 爪切法　部位狭窄的穴位用拇指或食指、中指的指甲切按俞穴。

(5) 揉搓法　用拇指或中指之指腹环形缓慢平揉穴位,用指端在穴位来回或回旋移动地搓。

2. 注意事项

(1) 操作注意事项　按压时先轻后重,按压时间一般为1分钟左右,总体上以感觉舒适为度。点叩时腕关节用力,动作要轻巧,又要有弹性、有节律振动,力要深达骨部。爪切法时防止切伤皮肤,用力轻缓,尽量避免切处剧痛,可根据需要选择穴位。

(2) 几种常见不适的经验用法　精神疲劳者,可于睡前点按涌泉、太冲、行间,掐太溪、昆仑穴,各半分钟。消除全身疲劳,可点揉昆仑、太溪穴。

视疲劳,可按揉晴明、攒竹、承泣、风池、肝俞、肾俞、四白、足三里、三阴交,或依次按揉足三里、三阴交、血海、内庭、支沟、丰隆穴各50次。

制止呃逆,按揉足三里、太冲穴各30次后,热水浸泡双足,并喝温热开水一杯。

改善健忘,均匀按揉太白、太溪、三阴交、涌泉穴各3分钟,使局部有酸胀麻痛。

消除便秘按揉足三里、上巨虚、下巨虚、行间穴各100次。或按揉三阴交、照海、内庭、大敦、足三里穴各100次。或按揉支沟、劳宫、合谷穴各100次。

（三）皮肤针法

皮肤针法是用一束丛针弹刺皮肤经络穴位防治疾病的方法,是针灸疗法的一种,已有一千多年应用历史。主要叩打体表皮肤,刺激经络系统十二皮部,调整脏腑经络及气血阴阳,达到养生保健的目的。本法痛苦小,人们乐于接受,尤其适合于年老、体弱、妇女、小儿的防病保健。夏季气血趋于体表,针刺疗法应浅刺激,此法特别适宜。

1. 工具及操作方法

(1) 针具　由五根针结扎成一束形状似梅花的丛针，取名为"梅花针"；用七根针结扎成的丛针，称为"七星针"，七星针应用较多。

(2) 操作方法　右手握针柄，用腕力弹刺皮肤经络穴位。落针要稳准，针尖与皮肤呈直角垂直接触，抬针要快，发出短促清脆"嗒嗒"的声响。操作时一定要快速弹刺、平刺，不能慢刺、压刺、斜刺和拖刺。每分钟要叩打 70～90 次，一般部位每针之间距离为 1～2 cm，个别部位(如穴位等)处，可密刺 20～50 次。

2. 注意事项

(1) 选择合适的刺激强度。腕力轻、冲力小，叩刺到局部皮肤略潮红为轻刺，用于小儿、老人、体弱和初用者。腕力重、冲力大，叩刺到局部皮肤明显发红，并且有轻微出血为重刺，多用于壮年、体壮者、急热性病者。介于轻刺和重刺之间为中刺，即局部出现潮红而未出血，养生及一般情况下应用。

(2) 注意消毒和防止发生晕针。梅花针疗法较安全，但也要注意消毒。有晕针时一般症状较轻，使受术者平卧，注意保暖，仰卧片刻，饮温开水或糖水后，即可恢复正常。

(3) 防病保健主要经常叩击背部后正中线的皮肤，或脊柱正中旁开 1.5 寸的五脏六腑之背俞穴，其强身健体、防治慢性内脏疾病效果显著。消除视疲劳可在颈椎两旁至大椎处用梅花针重叩 5～10 次，眼周围由内向外转圈轻叩 3～5 次，每日 1 次，10 次为一疗程。

(四) 耳穴贴丸法

我国古代《内经》及历代医学文献中有应用耳郭针刺防治疾病的记载，耳郭皮下有丰富的神经、血管和淋巴分布，耳针刺法必须严格消毒。耳穴贴丸是利用粘膏将略硬、较小、有轻微弹性的圆形物粘贴于耳郭，对耳穴形成刺激，此法安全无痛苦，是简便有效、便于人们接受的养生保健和防治疾病方法。

1. 材料

常用的物品有萝卜籽和王不留行籽等。

2. 耳穴特点与基本分布

耳与人体内脏、组织、器官在生理上有着相应联系，生理病理反应在耳郭上有固定的感应区域和感应点，称为耳穴。耳穴达 110 多个，分布具有一定规律性，一般与头面部相应的穴位在耳垂；与上肢相应的穴位在耳舟；与躯干和下肢相应的穴位，在对耳轮和对耳轮上、下脚；与内脏相应的穴位，多集中在耳甲艇和耳甲腔。

3. 注意事项

(1) 每次耳穴贴丸不可过多，一般 3～5 穴便可，最多不宜超过 10 个穴位。

(2) 贴压后患者自行按压为主，切勿揉搓或过度重按，造成皮肤破损而感染。在贴压之前要用75%的乙醇棉球对耳郭部进行消毒。

(3) 常见不适可选用有效的耳穴。如视疲劳用王不留行籽帖压眼、肝、脾、肾、心，每3～5日更换一次，双耳交替，每日自行按压数次。便秘选大肠、直肠、交感穴，王不留行籽贴压，每3～5日更换一次。

二、养生灸法

(一) 灸法分类

1. 艾卷灸

艾卷灸是最常用的一种灸法，在养生保健中应用较多。艾卷灸有以下三种。

(1) 温和灸　将艾卷一端点燃后，对准穴位(距穴位皮肤2 cm高左右)进行熏烤，使穴位热，而不感到灼痛为度。

(2) 雀啄灸　将燃着的艾卷对准穴位，像鸟啄食一样，有节奏地一起一落，出现热烫感觉即抬起。如此反复多次，给予穴位多次短暂的热刺激。

(3) 熨热灸　将点燃的艾卷对准穴位或患部熏烤，患者感觉温热后，就将艾卷缓慢地来回或作环形移动，扩大热温刺激范围。

2. 艾炷灸

用艾绒制成大小不同的塔状物，每一个塔状艾绒称一壮，直接放在穴位上施灸或隔以药物(姜片、蒜片等)点燃施灸。前者称直接灸，后者称间接灸。

3. 温针灸

温针灸又称“针上加灸”或“针柄灸”，是针、灸并用的一种方法。先将针刺入穴位，得气后，取2～3 cm长的一段艾卷，套在针柄上，点燃其下端，使艾卷之热通过针体传到穴位内。主要应用于治疗。

4. 温灸器灸

温灸器又名灸疗器，是一种专门用于施灸的器具，常用的有温灸盒和温灸筒。施灸时，将艾绒或加掺药物，装入温灸器小筒，点燃后，将温灸器盖扣好，即可置于腧穴或应灸部位进行熨灸，直到所灸部位皮肤红润为度。对小儿、妇女及畏惧应用其他灸法者最为适宜。

(二) 注意事项

(1) 部位　一般先灸上部，后灸下部，先灸阳部，后灸阴部，壮数先少后多，艾炷先小后大。

(2) 时间　养生用时短，病后康复时间长；春夏灸用时短，秋冬用时长；四肢胸腹时间短，腹背时间长；老人、妇女、儿童时间短，青壮年时间长。

(3) 禁忌　有实热、阴虚发热趋向、孕妇腹腰骶部一般不适宜。

(4) 养生多用穴位　神阙、中脘、膏肓、足三里、涌泉是养生灸的主要穴位。如用眼疲劳可取足三里、三阴交、太溪、太冲、丰隆，用1寸毫针快速直刺提插捻转补法，得气后取艾条一根点燃，悬置于针上距皮肤3 cm左右，将穴位周围皮肤烘热转红，但无灼痛。留针30分钟，每日1次，10天一个疗程。

三、养生按摩法

（一）基本手法

1. 摩擦类手法

特点：操作部位与肌肤表面摩擦。

（1）推法 术者用手掌、掌根、拇指指腹、指间关节背部、拳或肘着力，附着于操作部位皮肤上或穴位，沿着经络或淋巴流动方向，向前直线推动。根据用力的大小和作用不同又分为轻推和重推。掌推应用最多。

（2）擦法 术者手掌自然伸开，五指伸直并拢，全掌或大鱼际、小鱼际紧贴皮肤，以肩关节为支点，上臂带动手掌作直线往返摩擦，或用拇指腹摩擦。用力不大而稳，往返距离长，速度每分钟100～120次，动作均匀连续。

（3）摩法 术者以掌面或掌心，或食指、中指、无名指指面着力于一定的部位或穴位上，腕关节及前臂协同配合，作环形旋转摩擦。顺摩为补，逆摩为泻；掌摩为补，指摩为泻；缓摩为补，急摩为泻。

（4）抹法 术者用单手或双手拇指螺纹面或手掌面紧贴于体表稍用力作上下，或左右单向，或"八"字形，或弧形曲线往返移动。

2. 按压类手法

特点：表面向深部用力或对称性挤压体表。

（1）按法 术者用指、掌、肘或肢体其他部位紧贴肌肤，用较大的力量向下按压，可单手或双手重叠操作。拇指按时指面垂直用力向下按压，使刺激达到肌体组织的深层。使受术者产生酸、麻、沉、胀和走窜的感觉，持续数秒后渐渐放松。屈肘按压时，用屈肘突出的鹰嘴部按压患部。掌按时用单掌或双手掌根着力向下按，或双掌相对按。

（2）点法 术者用拇指或中指或食指的第二指间关节屈指的骨突，着力断续地对穴位或特定部位按压，使被按摩部位产生强烈的酸、麻、热、胀感觉。

（3）掐法 术者拇指微屈，拇指指端或指甲缘着力，垂直切取一定的部位或穴位，持续或间断地向掌侧用力切按的方法。

3. 揉搓类手法

特点：动作轻快柔和、舒适，无副作用，带动皮下组织一起运动，在皮肤表面不产生摩擦。

（1）揉法 术者用手掌或掌根或指腹紧贴于患者体表一定部位的皮肤，沿顺时针或逆时针方向，做圆形或螺旋形揉动，也可做与肌纤维纵轴相交的横向移动。手腕放松，指掌关节自然伸直，随动作自然屈伸，操作部位不与皮肤之间产生摩擦。

(2) 捏法　术者手掌自然伸开，四指并拢、拇指外展成钳形，拇指和其他四指不断地用力做对合动作捏被按摩者肢体。

(3) 揉捏法　术者手成钳形，将掌及各指面紧贴皮肤，掌指协调圆滑用力，先揉后捏，掌面和大拇指以揉为主，揉中带捏，其余四指以捏为主，捏中带揉，揉捏渗透，向前移动或不移动。前移揉捏时，移到一定距离后，掌指要不离开皮肤迅速拖回，反复进行。

(4) 搓法　术者两手掌自然伸开，五指并拢，紧贴皮肤相对用力，方向相反上下往返移动，来回快速搓动肌肉，快搓慢移。或双手夹持关节力量作用到关节深部搓动。

(5) 滚法　术者手指自然弯曲，手背近小指侧附着，以第 2～4 掌指关节为轴，腕屈伸和前臂内外旋，通过腕臂带动小、无名、中指掌指关节突起、掌背及小鱼际，连续不断地在按摩部滚动。

4. 提拿类手法

特点：上提或牵拉皮下组织及肌肉，手法频率低、重复次数少、刺激性强。

(1) 拿捏法　拿法捏住肌肉或皮下组织向上提起，作用较深，直达肌肉层。捏法作用只到皮下组织，术者也可以用半握拳屈曲的食指第二节桡侧面与拇指指腹相对操作。拿捏法为术者单手或双手拇指与其他手指面相对用力，逐渐用力内收或持续按捏，在一定的穴位或部位上节律拿和捏。

(2) 提弹法　根据部位需要，术者用拇、食两指或拇指与其余指腹相对，将受术者肌肉或肌腱紧捏提起，后用手指一弹放开，像木工弹墨线一样的操作手法。

(3) 捏脊法　受术者俯卧，术者用两手拇指桡侧面顶住受术者脊背两侧皮肤，术者食指、中指与拇指相对用力，轻轻捏起皮肤，双手交替捻动并逐渐由下向上移动。或两手食指屈曲，中节背面紧贴脊柱两侧，拇指前按与食指中节相对用力轻轻提捏皮肤，双手交替捻动。操作均自尾骶沿脊柱至大椎。

5. 叩击类手法

特点：有节奏地断续冲击按摩部。

(1) 叩法　十指尖、手掌、空拳或桑枝棒叩击拍打体表及肌肉的手法。“轻击为叩”，术者常用半握拳或伸开手掌的尺侧面操作，臂力带动腕，手作轻快有节奏地弹打，肘为支点，肩、肘、腕放松。

(2) 击法　术者用拳背、掌根、鱼际、指尖或桑枝棒以单手操作，动作快速而有弹性，手腕伸直，一击即起的手法。

(3) 捶法　术者拳以重力对准治疗点稳、猛、准捶击，发出闷实声音的方法。

6. 抖拉类手法

特点：被动地活动肌肉关节。

（1）抖动　分肢体和肌肉抖动。肢体抖动时，用单手或双手握住被按摩者的肢体远端，在轻微的持续牵引下，稍用力做连续小幅度的上下快速抖动。肌肉抖动时，用手轻轻拿住肌肉，进行短时间的左右快速振动。

（2）运拉　一手握关节近端肢体，另一手握关节远端肢体，做回旋转动或屈伸运动。环转又可称为摇法。

（二）他人养生按摩

1. 头面部保健按摩

受术者坐位或仰卧位，术者站立或坐其头前。

（1）开天门　术者以拇指腹置于受术者两眉间印堂穴，两手拇指轮流向推抹前发际20～30次。要领：指腹用力均匀、和缓有力，使局部微红酸胀温热及头目清爽。

（2）抹双柳　术者以两拇指端同时对称着力掐受术者双侧眉头，再自眉头沿眉弓推抹，往返数次。要领：由内向外推抹，不可逆行，速度宜缓慢。

（3）头部六线点揉　术者用双手拇指指腹点揉受术者前额至头顶部的六条线。第一、二条线从双侧眉头至头顶。第三、四条线从双侧眉中至头顶。第五、六条线从双侧眉尾至头顶。要领：点揉力量均匀，使患者舒服，反复进行2～3遍，百会穴处应稍停并重压点揉半分钟。

（4）掐鱼腰　术者以两手拇指指甲掐受术者两眉弓中点1～2分钟后，自眉头至眉梢反复摩动2～3分钟。要领：摩动应循行眼眶上缘，用力缓慢，均匀有力。

（5）分推前额　术者以两手拇指偏峰置于受术者前额正中线，向两侧分推到太阳穴和头维穴。要领：反复往返分推3～5次，用力均匀有力。可配合指腹于前额左右方向推搓。

（6）揉太阳　术者用两手拇指桡侧，分别置于受术者两侧太阳穴，做上下、左右、前后环转揉动2～5分钟，再用力自头维穴向外下方，经太阳穴分推至耳门穴，反复推摩2～5分钟。要领：指揉用力宜轻，摩动时稍着力。

（7）推揉颊车　术者以两手拇指指腹按揉受术者两侧颊车穴1～2分钟，之后置于两耳前下方凹陷处，沿下颌外缘反复推摩5～7次。要领：推动时手法宜轻，按揉时用力稍重。

（8）搓掌浴面　术者两掌搓热，迅速置于受术者面部，由额面部向下，经眉、目、鼻、颧、口掌摩面部10～20次。要领：手法不宜过重，注意保护皮肤。受术者术后应感觉面部温热、头脑清爽。

（9）双揪铃铛　术者以两手拇指与食指揉捏受术者耳部，并向下方揪耳垂3～5次。要领：牵拉耳垂方向不能错。

（10）推正顶　坐位，头略后仰，术者以拇指指腹端，自受术者鼻尖部经鼻向上沿头部中正线，经印堂、百会推摩到头后，反复操作2～3分钟。要领：往上推摩时，沿经穴位应配合点按。

（11）干洗头　术者双手十指略分开并自然屈曲，以指端及指腹着力于受术者头部两侧耳上发际处，对称抓挠搓动，由头两侧缓慢移动到头顶正中线，双手十指交叉搓动，反复操作数次。要领：双手用力均匀和缓，抓挠搓动有序，移动缓慢，手法灵活，搓而不滞，动而不浮，不要损伤头皮。

（12）指尖叩击　术者以两手五指指端有节奏地叩击受术者头部，保持垂直方向。要领：动作要灵巧，用力要均匀。镇静安神，手法要轻；清脑益智，手法要稍重。

（13）头部梳理法　术者站在受术者头前方，一手托住受术者头枕部，另一手五指分开且屈曲，以指端着力，从头维穴向头顶百会穴梳抓几遍后，各指间关节再作屈伸搓动几遍。要领：手指屈伸频率可稍快，幅度均匀，上下移动速度要稍慢，做到"快搓慢移"。

（14）颈部理筋　术者一手托起受术者头枕，另一手大拇指与其余四指相对，分别于受术者颈椎棘突两旁，自下而上按揉，再自上而下捏拿颈部肌肉，如此反复操作10遍。要领：受术者颈部肌肉放松，动作要柔和，用力要均匀，上下移动速度要稍慢。

2. 胸部保健按摩

受术者仰卧，术者立其侧方。

（1）分肋法　术者以两手拇指分置于受术者胸骨柄两侧，其余四指抱定胸部两侧，沿肋间隙由内向外分推至腋中线。由上而下，分推各肋间隙至乳根平高处止，3～5分钟。要领：受术者自然呼吸，分推时术者两手拇指用力均匀一致，轻揉缓慢。

（2）推揉肋间肌　术者用单手四指指腹（除拇指外）推揉受术者一侧肋骨间隙。要领：推揉时，自上而下，均匀用力，反复进行5遍，然后再推揉另一侧。

（3）胸部震颤　术者以一手掌的尺侧缘贴实于受术者胸前两乳中，施以颤抖。要领：以腕力连同臂部作快速而细微的摆动。

（4）按压中府、云门　术者以两手四指并置一侧胸大肌，从胸骨缘沿受术者肋间隙向外梳摩至中府、云门穴数次。再以两手四指着力长按穴位3～5分钟。要领：梳摩均匀、缓和、有力，以皮肤微红为度；按压由轻至重，忌蛮力，使受术者上肢有温热感。

（5）点按胸骨　受术者呼气时，术者以拇指或四指端从上向下点按受术者胸骨数次。要领：要迎随受术者呼吸，呼时点，吸时抬。用力缓慢，均匀有力。

（6）开胸顺气　术者两手掌心分别置于受术者胸和背部上方，沿胸背正中线自上向下抚摩数次。要领：双手掌用力要均匀对称，着力缓慢。摩动时手掌要紧贴皮肤，避免搓擦动作。

3. 腹部保健按摩

受术者仰卧位，术者立其侧方。

(1) 腹部横摩　术者以一手或两手四指的掌侧置于受术者左或右上腹，横摩至另一侧腹部5～8分钟。然后，以一手掌指置于受术者下腹部左或右髋骨内缘，横摩到另一侧小腹5～8分钟。要领：下腹部较上腹用力稍轻，饭后不宜立即进行，按摩下腹部前受术者应排空尿。

(2) 腹部斜摩　术者两手四指掌侧并置于受术者左右季肋下，自上向对侧内下方斜摩。双手交替，反复5～10分钟。要领：先在左右季肋下摩动5～10次，再斜摩，上腹部用力稍重，下腹部用力稍轻。

(3) 提拿腹肌　术者以两手四指分置于受术者左右季肋下，向内将其腹肌挤起。或两手交叉，以双掌归拢扣合腹部肌肉，双手拇指置于腹肌一侧，余指置于腹肌另一侧，提拿腹肌，自上向下移动提拿。要领：受术者腹肌要放松，先挤拢腹肌后再提拿。

(4) 狮子滚绣球　术者双手拇指自然伸直，余四指并拢略屈曲呈半圆，以尺侧小鱼际及掌根着力于受术者腹部中央，进行顺时针或逆时针旋转滚揉，逐渐扩大范围，连续操作3～5分钟。要领：双手用力要均匀一致而有节奏。手法要轻揉，不可挤压、按扣或暴力施术。左旋为补，右旋为泻，保健按摩常补泻平调。

(5) 脐周团摩　术者用掌心以受术者脐为中心，先顺时针，后逆时针，各旋转团摩30次。要领：手法轻柔，频率要慢。

(6) 搓摩腹部　术者用单手掌及五指按受术者腹直肌，来回做摩、搓手法3～5分钟，再用双手掌自剑突下方沿肋弓下缘向两侧分推10次。要领：手法不宜过重，分推时用力均匀，频率要慢。

4. 背部保健按摩

受术者俯卧位，术者站于其体侧。

(1) 拿捏颈背斜方肌　术者双手拇指与其余四指相对，沿受术者两颈侧向外下肩部拿捏10遍。然后以拇指腹点按肩井穴1～3分钟。要领：两手提拿用力均匀一致，由轻及重，再由重渐轻，不可突施暴力。点按后，应轻揉或抚摩两肩，以消除刺激后的不适感。

(2) 掌推肩胛　受术者双手叉腰，上臂后伸，术者以一手固定受术者肩部，另一手用掌根沿肩胛骨和脊柱缘，向外下方斜推至腋中线5～10遍。要领：受术者应仰头挺胸。

(3) 分推背部　术者以两手拇指指腹或掌根，分置受术者脊椎两旁肩背部，余指置其两侧，自内上向外下，沿背部肋间隙，分推至左右腋中线，反复5～10遍。要领：受术者自然呼吸；术者用力均匀，至腋中线时手法稍轻柔，手指伸直。

(4) 按揉背部　术者右手掌心自受术者背部大椎穴沿脊柱至腰上，再从肩部向下至腰上,反复旋转按揉2～3分钟。要领:手法轻柔,掌心紧贴皮肤,缓缓而下。

(5) 双滚肩背　术者腕部带动拳在受术者肩背部作旋、滚、揉、摇。要领:双手用力均匀一致而有节律。手法灵活自如,动而不滞,摇而不浮,边滚边移。

(6) 弹拨骶棘肌　术者用双手拇指指腹反复用力弹拨受术者两侧骶棘肌各10遍。要领:弹拨后作局部按、揉,使之放松。

(7) 推按背三经　术者以单手掌根着力,从受术者大椎穴开始沿背部正中及左右两侧,从上至下分别反复推按10遍。要领:施术手要紧贴皮肤,带动皮下组织。着力均匀,推进速度缓慢。

(8) 吉庆有余　术者双手五指并拢,或空拳交替着力反复叩打受术者肩背及夹脊部位数次。要领:手法轻巧,富有弹性,用力由小到大,叩击有节奏,如击鼓庆贺丰收。

5. 腰部保健按摩

受术者俯卧位,术者站于其体侧。

(1) 推按腰背肌　术者沉肩伸臂,将双手交叉横置于受术者脊柱两侧,掌心向内,手指向外伸直,同时由上而下向腰背两侧反方向用力推按2～5分钟。要领:推按时着力和缓连贯,双手用力均匀一致。

(2) 拿揉腰肌　术者以单手或双手着力拿揉受术者腰背脊柱两侧的俞穴数次。要领:用力保持对合,动作连贯不间断,保护好皮肤。

(3) 叠掌按腰　术者双手掌重叠,置于受术者腰部,以正中线命门穴为中心,有节律地按压3～5分钟。要领:受术者呼气时按,术者要用巧劲,不可用暴力,以受术者能耐受为度,力要贯足。

(4) 双龙点肾　术者以两手拇指伸直,指端分别置于受术者双侧肾俞穴,相对用力略向上斜点3次。要领:双手同时着力,由浅入深,由内略向上。

(5) 横摩腰　术者以一手全掌着力于受术者左侧或右侧臀部,经骶部横推到对侧臀部3～5分钟。要领:全手掌紧贴腰部皮肤,腰部有紧压感。

(6) 搓点强　以四指指腹或掌面自上至下揉搓受术者骶部穴位,局部温热时,以拇指指腹点揉长强穴。要领:两侧穴位均往返揉搓,刚中有柔。

(7) 按压环跳　术者以两手拇指或肘尖点按受术者环跳穴3～5分钟。要领:受术者臀部肌肉放松。术者用力均匀,逐渐加压,以能耐受为度。

(8) 叩击腰部　术者以双手空拳或掌叩击和拍打受术者腰部。要领:用力均匀,切勿暴力。

6. 下肢部保健按摩

受术者卧位,术者站于其体侧。

(1) 推后下肢　术者以手掌自受术者承扶穴经委中、承山推到足跟。要领:

用力均匀。

(2) 股后揉捏　术者两手由受术者承扶穴经委中、承山到昆仑穴，反复揉捏数次。要领：大腿部用力重于小腿部。

(3) 拳顶合揉　术者双手握拳，两拳对合旋转揉动受术者下肢两侧肌肉，同时自上向下，边揉边移，反复进行。要领：应缓慢有力，重而不滞，动作灵活。以顺时针方向为主，动作应有节律，频率每分钟120次左右。手法大腿部重、小腿部轻。体弱者用空拳。

(4) 提拿足三阴、足三阳　术者双手拇指与余四指对合，沿受术者大小腿外侧提拿到外踝及足背，往返数次。再循下肢内侧提拿到内踝及足心，往返数次。要领：两手着力要协调，均匀一致。

(5) 提拿腿后侧　术者以两手拇指与四指自上而下揉捏提拿受术者腿后侧的肌肉。要领：用力由轻至重，移动缓慢。

(6) 拍打下肢　术者空拳有节奏地拍打受术者下肢后侧。要领：用力均匀，和缓而有节律。

(7) 推搓足部　术者用拇指指腹、鱼际或拳推搓受术者足背、足底、足跟，每处推搓1～2分钟，最后运拉踝关节和各趾关节。要领：用力应缓慢有力，重而不滞；运拉时应轻柔。

(8) 抖动下肢　受术者两下肢自然伸直，肌肉放松，术者抖动其下肢1～2分钟。然后，向左右方向抖动踝部1～2分钟。要领：肌肉自然放松。抖动幅度小、频率快。

7. 上肢部保健按摩

受术者坐位，术者站于其体侧。

(1) 肩周摩按　术者反复以一手的掌侧自受术者颈根，经肩井穴、肩峰摩按至肩胛3～5分钟。然后，由肩峰沿上肢三角肌摩到肘腕，反复操作3～5分钟。要领：摩中有按、用力均匀有节律。

(2) 双手揉球　术者双手指略屈曲，双掌心对合置于受术者肩关节前后，如球在手中般揉动肩部，持续3～5分钟，然后揉捏三角肌、肩窝前后。要领：双手揉动要协调，不可摩揉皮肤。

(3) 推手三阳、手三阴　术者两手由受术者肩部分别依外侧后、中、前部推到腕部。然后再沿前、中、后，依次由腋推到腕部，每经各推5～7遍。要领：推力应均匀，内侧用力轻于外侧，沿经点按上肢穴位。

(4) 揉捏肩臂　术者一手托受术者腕部，另一手揉捏肩及手臂肌肉反复5～10遍。揉捏2遍后，可点揉上臂穴位。然后，继续揉捏肩臂肌肉。要领：患肢肌肉放松。用力均匀，揉捏动作有节奏，上下移动缓慢。

(5) 摇臂神抖　术者一手扶肩，另一手握腕，抖动受术者上肢。要领：握腕不能过紧，幅度由小到大，不宜过快，要和缓平稳。

(6) 双手搓臂　术者一脚踏一方凳，膝半屈，把受术者上肢放在大腿上。由肩至腕往返搓动数次。要领：用力适度，搓而不涩。

(7) 捋抖十指　术者以拇指与食指腹夹合，推捏受术者指关节，自上向下捋抖到指端。捋疾速，抖有响声。要领：手法要连贯自如，依拇指至小指逐指进行。

(8) 抖动双臂　术者双手分别握住受术者两手，先左右，后上下，交替抖动臂，持续操作数次。要领：抖动幅度要小，频率要快，每分钟可达300次左右。

(三) 自我养生按摩

1. 头部自我保健按摩

(1) 十指梳头　坐或立位，双手十指弯曲成耙状，将十指端贴前发际向上推，经头顶直推到后发际。每日早晚各做20～30次。

(2) 搓掌浴面　坐或立位，两手掌相对搓热后手贴脸，沿中线从前额至下颌，再向外至颊车穴、耳前、鬓角，回到前额擦摩，如此为1次，每日早、晚各做10～20次。

(3) 熨目转睛　双手摩擦至掌心发热，掌心敷于紧闭的双眼，待温热感消退再做，至少3次；然后用力睁开眼睛，眼球顺、逆时针方向各旋转7圈，最后闭目养神片刻，再睁开眼睛。

(4) 擦鼻迎香　拇指与食指成"八"字形，其余三指屈曲，拇指抵于颌下，两手食指贴在鼻翼两侧，鼻根与鼻孔两侧间上下来回擦动10～15次，或以发热为度。

(5) 搓耳益聪　坐或立位，头微前俯。双手掌捂住两侧耳孔，前后往返搓动耳轮20～30次，或以发热为度。每日做2～3次。

(6) 鸣鼓清脑　坐或立位。双手掌心紧贴两侧耳孔，两手手指轻叩头后枕骨36次，可听到"咚咚"声响。接着双手掌心按住两侧耳孔，四指紧按头后枕骨，骤然抬掌，此时听到"嘭"一声轻响，如此重复10次。最后双手食指或中指插入耳孔，转动3～5次后骤然将手指拔出，听到"嘭"声，如此重复3～5次。

(7) 鼓漱咽津　闭口，口中如含物。然后用腮和舌做漱口动作36次。待唾液腺分泌增加，充满口内，分3次慢慢下咽。

(8) 叩击固齿　口轻闭，两侧上下磨牙先后各用力叩击36次，最后再分三口将津液咽下。每日早、晚各做1次。

2. 躯干部自我保健按摩

(1) 浴胸　两手掌分别从两侧上胸部向下轻推至小腹，两手食、中、无名、小指自胸骨向外平推各15～20次，每日做1～2次。

(2) 摩腹　仰卧屈膝屈髋，手掌平放脐侧，以脐为中心做腹部顺时针方向运摩。圈子由小到大，再由大到小摩遍全腹，反复3～5次，每日1次。

(3) 擦少腹　仰卧微屈膝。两手小鱼际贴脐侧，由外上向内下往返斜擦，使少腹微热。每日1次,妇女经期及月经前后1～2日禁用。

(4) 擦腰　两手掌擦热,左手贴左腰部,右手贴右腰部,上下推擦15～20次,或以发热为度。然后用掌指关节突出部按揉肾俞穴3～5次,每日做1～2次。

3. 上肢自我保健按摩

(1) 浴臂　坐或立位,右手掌紧贴左腕内侧,沿前臂、上臂前内侧向上擦到腋下。然后,由肩沿上臂后外侧擦到左手背,如此往返共擦10～15次。接着用左手如上法擦右臂。每日做1～2次。

(2) 擦手　两手掌相对摩擦至热,交互擦手背各40～50次。每日早、晚各做1次。

4. 下肢自我保健按摩

(1) 浴腿　下肢伸直坐于床上,双手从内外两侧抱住一侧大腿根部,向下擦至踝足,随即再向上擦回大腿根部。一上一下为1次,擦10～15次,然后再擦另一腿。每日做1～2次。

(2) 擦足掌　坐位,把左小腿放在右大腿上,用右手掌或手的尺侧面擦摩左脚掌至发热。然后把右小腿放在左大腿上,用左手擦右脚掌。每日做1～2次。

(四) 耳部按摩

耳不仅是听觉器官,内耳前庭还掌控着身体平衡。中医学认为,"肾主藏精,开窍于耳"。经常按摩耳可增强听觉和平衡能力,起到养生保健的作用。耳部的结构特殊,选用合适的按摩手法特别重要,是治疗与保健效果的保障。但其方法简便易行,方法如下。

(1) 揉耳郭　两手掌搓热,掌心对准耳郭轻轻揉搓,先上下,再前后,再转圈揉,直到局部发红发热。

(2) 拉耳垂　两手拇指、食指捏住两耳垂,轻轻牵拉,先向上下牵拉50次,再向前后牵拉50次。

(3) 钻耳孔　两手小指分别插入两耳外耳道,前后旋转,像钻头钻孔,连续钻50次。

(4) 按耳屏　两手食指按压耳孔前耳屏,一按一松,使外界气体对鼓膜产生按摩,连续按压50次。

(5) 推耳背　两手四指并拢托住耳背,向前轻推,使耳郭盖住耳孔,然后松开。如此反复50次。

第三节　针灸、按摩养生常用经络穴位和反射区

经络之气聚集的穴位和脏腑、组织器官对应的手足反射区,是针灸、按摩发

挥养生效果的作用点，以下为分布于手、足、头、体、耳与五脏六腑功能联系密切的常用养生穴和反射区，根据其作用可针对性选择和配合应用。

一、常用养生穴位

(一) 体穴

1. 养老

以掌向胸，当尺骨茎突桡侧缘凹陷中，腕背横纹上1寸处(图 11－1)。有抗衰防老作用。用于目视不明，肩、背、肘、臂酸痛。

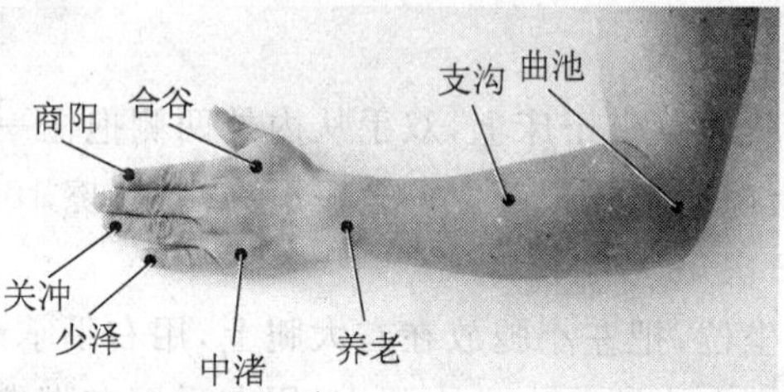

图 11－1

2. 神门

位于掌侧腕横纹上，当尺侧腕屈肌腱的桡侧凹陷中(图 11－2)。常揉能增强记忆，预防心悸、失眠。有利于消除失眠健忘，精神恍惚，精力不足，易疲劳等。可防治神经衰弱和冠心病。

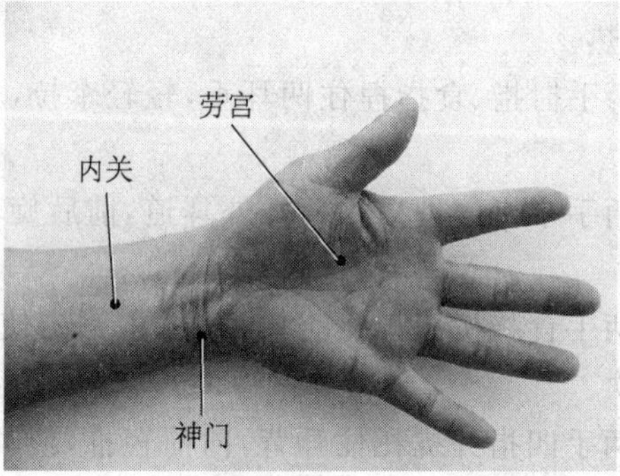

图 11－2

3. 曲池

曲肘成直角，在肘横纹头与肱骨外上髁连线的中点(图 11－1)。可振奋阳经气血和疏散风热，用以防治感冒和外感热病，并能调节胃肠功能和降低血压，抗过敏，防治肠炎、风疹瘙痒和肘臂酸痛。

4. 气海

位于下腹部，肚脐与耻骨连线上，肚脐下 3/10 的位置（图 11－3）。具有强壮身体，使泌尿生殖系统功能保持正常的作用，有助于治疗内脏下垂、男子不育、女子不孕、尿频、遗尿等。还能调整内分泌功能，用于消渴、肥胖、浮肿及甲状腺功能减退、慢性肾病等。

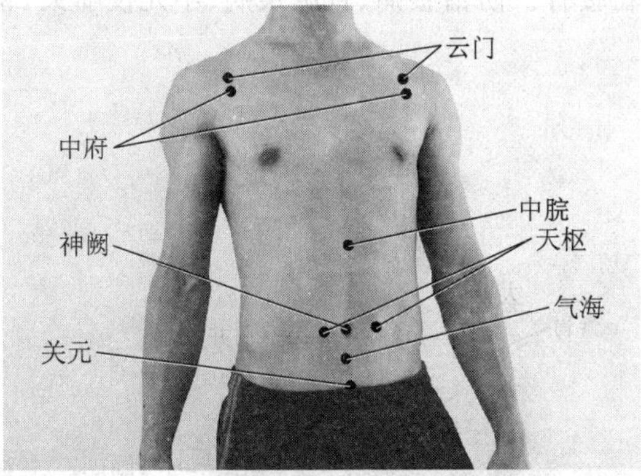

图 11－3

5. 关元

位于下腹部，肚脐与耻骨连线上，肚脐下 6/10 的位置（脐中央直下 3 寸）（图 11－3）。作用和应用与气海相似。

6. 血海

屈膝，髌骨内上缘 2 寸，当股四头肌内侧的隆起处（图 11－4）。左手掌按右膝，右手掌按左膝，大拇指自然落下指尖所指处。养生作用有清利肠道，消除过敏，调月经，止遗精。适用于肠鸣辘辘，隐痛不舒，月经不调，贫血，舌疮口臭，常发瘙痒疹块及紫癜等。

7. 丹田

上丹田在两眉间，中丹田在两乳间，下丹田脐下 2～3 寸间。意念集中或按摩丹田具有重要养生作用。上丹田可使心率增快和升高血压，中丹田防治心脏病和内脏下垂，下丹田降血压和减慢心率，综合应用可减轻神经衰弱症状。

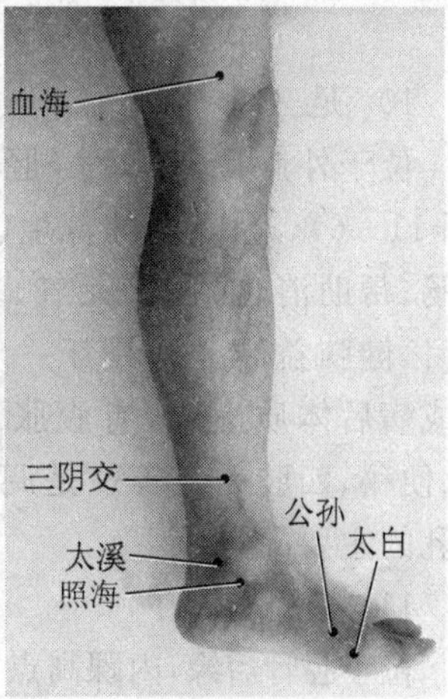

图 11－4

8. 肾俞

位于第 2 腰椎棘突下旁开 1.5 寸（图 11－5），有滋养肾精、补益脑髓、聪耳明目、强腰脊、定虚喘、壮阳起痿、调月经、止遗溺、通利小便等养生作用。可预防早衰；防治动则气喘；治疗小孩发育迟缓；防治目眩耳鸣，虚烦难寐，健忘耳聋，易疲劳和泌尿生殖系统等。

9. 命门

脊柱保持正直，腰后正中线上，第 2 腰椎棘突下凹陷处(图 11－5)。养生作用为补肾壮阳，强壮腰脊。防治腰痛、肾脏疾病、小儿夜啼哭、精力减退、疲劳感、老人斑、青春痘等。

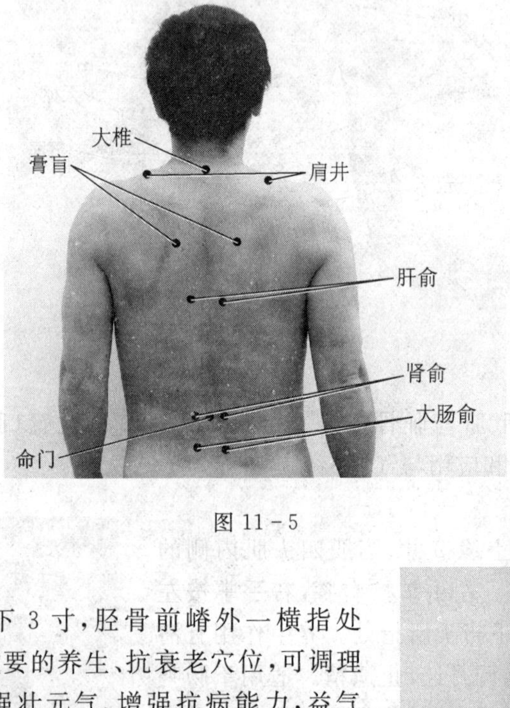

图 11－5

10. 足三里

位于外膝眼下 3 寸，胫骨前嵴外一横指处(图 11－6)。是重要的养生、抗衰老穴位，可调理胃肠、帮助消化、强壮元气、增强抗病能力，益气明目，健脑益智。适用于一切胃肠功能低下，久病或病后体质虚弱，有腹胀、腹痛、食欲不振、泄泻、便秘、四肢无力等。是调节血压，美容、减肥、丰乳的主要配穴。

11. 三阴交

位于胫骨后缘，内踝高点直上 3 寸(图 11－4)。有健脾开胃消食，调经止带，宁心安神，增精力，清内热，除过敏等养生作用。对心、脑血管及血液系统有良性影响，可防治消化与泌尿生殖系统疾病、湿疹、神经性皮炎、荨麻疹等。

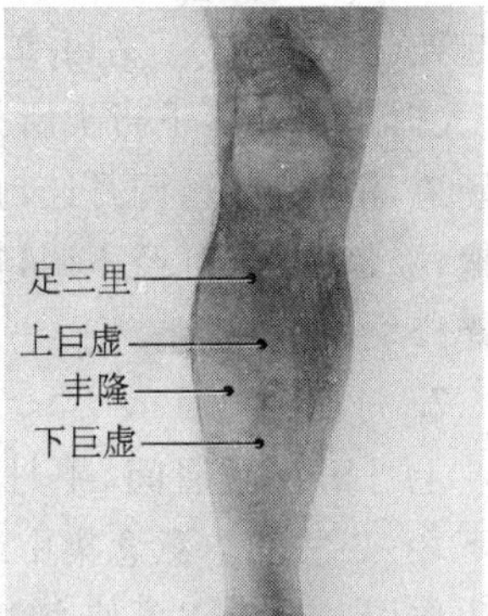

图 11－6

12. 膏肓

位于肩胛骨内侧，当第 4 胸椎棘突下，左右四指宽处（图 11－5）。具有强壮和防治肩膀肌肉僵硬、酸痛的作用。

（二）手穴

各穴见图 11－1。

1. 少泽

位于手的小指末节尺侧，距指甲角 0.1 寸。有通经活络养生作用，防治头痛、项部不适。

2. 商阳

位于食指桡侧指甲角旁 0.1 寸。有清热作用，可防治齿痛、咽喉肿痛等五官疾患。

3. 合谷

手微握拳，小指的掌指关节后的远侧掌横纹赤白肉际处。有宁心安神，清热利湿作用。防治前臂及肘部酸痛拘挛，颈项强直，痹症，五官疾患等。

4. 中渚

在手背部，无名指掌指关节的后方，第四、五掌骨间凹陷处。有开窍益聪的养生作用，防治前臂及肘部挛痛。

5. 关冲

位于无名指尺侧爪甲角旁 0.1 寸处。有清热作用，防治头痛、目赤、耳聋、咽喉肿痛、热病、晕厥等。

（三）足穴

1. 涌泉

足底中线的后 2/3 与前 1/3 相交凹陷中（图 11－7），为重要的养生穴。有滋阴清热作用。防治神经衰弱、精力减退、倦怠感、妇女病、失眠、多眠症、高血压、晕眩、焦躁、糖尿病、过敏性鼻炎、更年期综合征、怕冷症、肾脏病等。

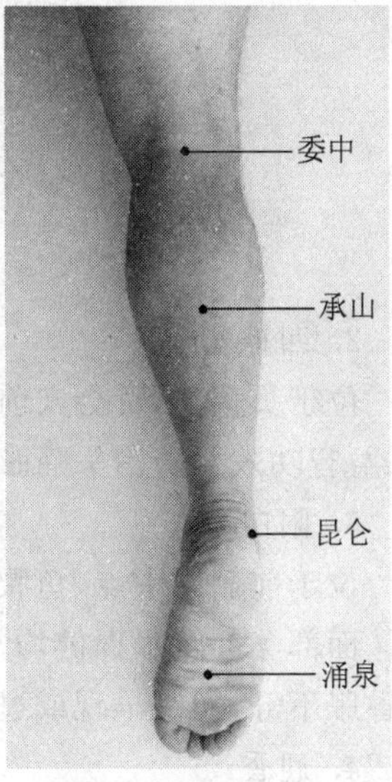

图 11－7

2. 太冲

位于足背，第一、二趾跖骨连接部（图 11－6）。有疏肝理气、育阴潜阳、清利头目，调月经、止遗精，缓解挛急，助消化作用。防治肝阳偏旺头晕、目胀，烦躁易怒，咽燥口干，胁肋胀满不适等。

3. 至阴

位于足小趾外侧，距趾甲角 0.1 寸许（图 11－6）。防治头痛、目痛、鼻塞、鼻出血、胎位不正及难产。

4. 太溪

位于内踝高点与跟腱后缘连线的中点(图 11－4)。有补肾作用,防治头痛目眩、失眠健忘、咽喉肿痛、齿痛、耳鸣耳聋,咳嗽气喘、咯血胸痛,消渴、小便频数、便秘,月经不调、遗精、阳痿,腰脊痛、下肢厥冷。

5. 太白

位于足内侧缘,当第1跖骨小头后下方凹陷处(图 11－4)。可健脾理气利湿,防治胃痛、腹胀、吐泻、痢疾、湿疹等。

(四) 头穴

1. 百会

位于项后发际上7寸,头部前后正中线上(图 11－8)(向前折耳轮,两耳尖直上连线与正中线交点处)。有疏通脑部脉络、强健精神、振奋阳气、升举中气的养生作用。防治健忘失眠、精神委顿、头昏目眩、腰脊酸软无力等。

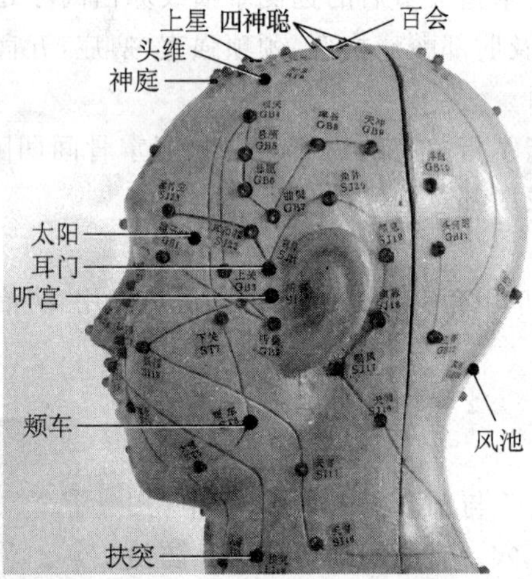

图 11－8

2. 四神聪

位于头顶部,百会穴前后左右各1寸处,共4穴(图 11－8)。有疏通脑部脉络、益智功效。防治头痛眩晕、失眠健忘等。

3. 阳白

位于前额眉中点(鱼腰)直上1寸处(图 11－9)。有明目除胀,舒额消皱作用。面部美容及眼保健均常选此穴。并用于防治头昏目眩,夜盲,眼睑润动,额头昏胀不舒,额纹早现或过多,额、面肌肉松弛等。

4. 迎香

位于鼻翼外缘中点旁开 0.3 寸处(图 11－9)。有通利鼻道、泪道,醒脑明

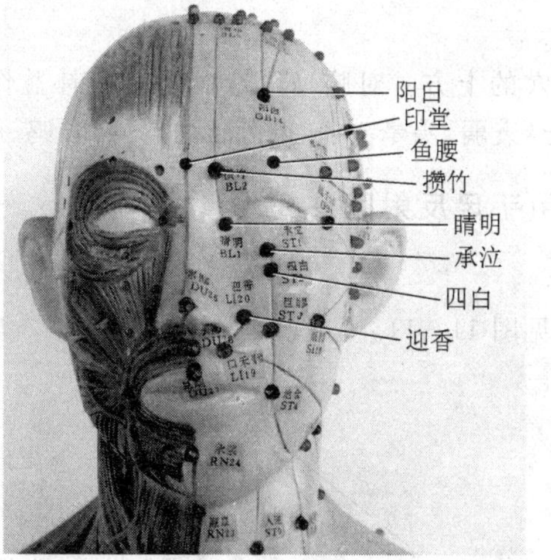

图 11-9

目，增强鼻腔黏膜免疫力，预防感冒的养生作用。防治感冒、鼻炎、泪囊分泌不畅等。

5. 听宫

在紧靠耳屏中点的前凹陷中（图 11-8）。有聪耳作用，防治听力减退、耳鸣耳聋。

（五）耳穴

各穴位见图 11-10。

1. 内分泌

位于屏间切迹底部稍前方。有调节内分泌，促进吸收、排泄、代谢，抗过敏，抗风湿作用。防治各种内分泌紊乱、妇产科、泌尿科及血液病等。

2. 神门

对耳轮上、下脚相交处盆腔穴的内上方。有调节大脑皮质兴奋与抑制，镇静镇痛，抗过敏作用。防治精神神经系统疾患、高血压、干咳、过敏性哮喘、瘙痒症及各种原因引起的疼痛。

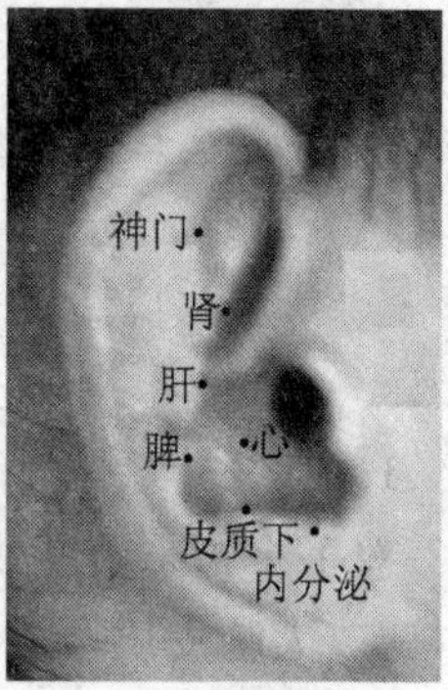

图 11-10

3. 皮质下

在屏间切迹上，对耳轮内壁前侧，紧连脑点和小脑处。有调节大脑皮质兴奋与抑制的作用。防治失眠、嗜睡等精神神经系统疾患，并消炎、止痛、止汗。

4. 脾

与耳屏相对的近对耳轮耳甲内。有健脾益气、升提举陷作用。防治消化不良、肌萎缩、血液病、崩漏、脱肛、内脏下垂、重症肌无力等。

5. 肾

耳甲腔内小肠穴的上方。对脑、肾、造血系统有补益作用。用于脑发育不全、记忆力减退、神经衰弱、头晕头痛、倦卧乏力、耳聋耳鸣、脱发等。

二、养生常用手足反射区

(一) 手反射区

各反射区位置见图 11-11。

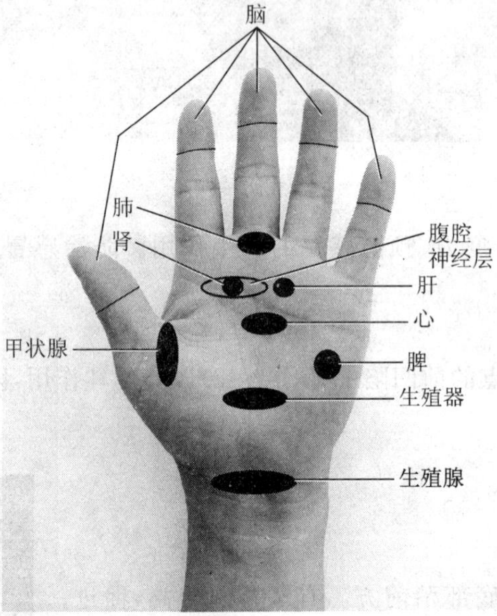

图 11-11

1. 脑

双手十指末节螺纹面均为大脑反射区,特别是大拇指末节指腹。可健脑益智,调节大脑皮质及血管功能。防治头痛头晕、失眠、高血压、中风、脑血管病变、神经衰弱等。操作时,从指尖向指根推按 10～20 次。

2. 肾

位于手掌第二、三掌骨间的横纹下线上,相当于劳宫穴处。有强肾固腰功效。防治神经衰弱、头晕耳鸣、腰痛、坐骨神经痛。

3. 肝

位于手掌第三、四掌骨间的横上线处。有疏肝理气功效。防治肝炎、神经性头痛、眩晕、胃痛、胸胁痛。

4. 心

位于手掌纵线与横上线的交叉点。有强心、降压、升压、抗心律失常作用。防治冠心病、胸闷、胸痛、失眠、心悸、怔忡、心律不齐。

5. 脾

左手掌的四、五掌骨处，膈反射区与横结肠反射区之间。防治炎症、发热、贫血、高血压、肌肉酸痛、舌炎、唇炎、食欲不振、消化不良、皮肤病等。

6. 肺

位于手掌面中指的掌指关节横纹中央。有宣肺利气作用。防治呼吸系统和皮肤各种疾病、盗汗、自汗等。

7. 甲状腺

位于双手掌第一掌骨近心端至第一、二掌骨之间，转向拇指尖方向至虎口边缘连成带状区域。转弯处为反射区敏感点。防治甲状腺疾病及由此引起的心脏病、心悸、失眠、烦躁、肥胖、小儿生长发育不良等。

8. 腹腔神经层

位于双手掌侧第二、三掌骨及第三、四掌骨之间，肾反射区的两侧。防治胃肠功能紊乱、腹胀、腹泻、胸闷、呕逆、烦躁、失眠、头痛、更年期综合征、生殖系统疾患等。

9. 生殖腺

双手掌根腕横纹中点处。防治性功能低下、不孕不育、月经不调、前列腺增生、子宫肌瘤等。

10. 生殖器

位于手掌面纵线上，掌横下线与腕横纹之间 1/2 处。有调经止遗作用。防治男子梦遗、滑精，女子月经不调、痛经、白带过多，胎位不正。

（二）足反射区

各反射区位置见图 11－12。

1. 大脑

双足大踇趾腹。左脑反射区在右脚，右脑反射区在左脚。调节大脑皮质兴奋与抑制以及血管功能。防治头晕头痛、失眠、血压异常、脑血管病变和神经衰弱。

2. 脑下垂体

双脚大踇趾腹中央约一米粒范围。有调整内分泌作用。与腺垂体调节各内分泌腺、神经垂体调节抗利尿激素分泌的功能相应。

3. 肾

脚底中心深处。有增强肾功能作用。防治肾过滤功能不足、肾炎、结石、尿蛋白、水肿、尿毒素、风湿症、关节炎、高血压、动脉硬化、静脉曲张。

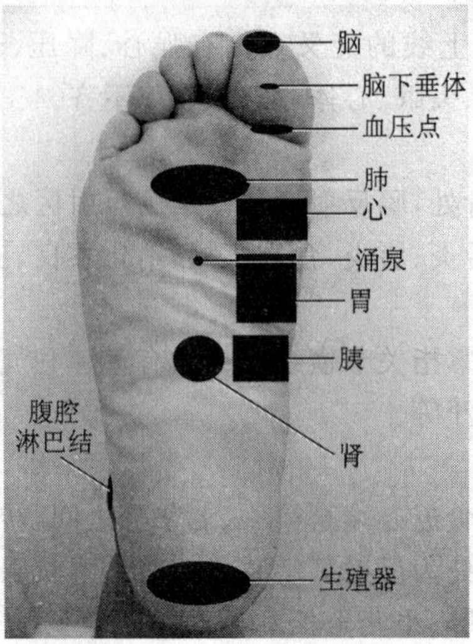

图 11－12

4. 胰

双脚底内侧弓中央。有控制胰岛素分泌、维持血糖稳定、帮助消化作用。防治糖尿病、血糖过低等。

5. 心

左脚前掌第四趾跖骨下方深处。有调节血液循环作用。防治心脏病、动脉硬化。

6. 胃

脚底内侧弓形的前部，接近大踇趾根部关节下方。有调节胃功能作用。防治胃酸过多、胃痛、胃溃疡、消化不良、急慢性胃炎。

7. 肺

在脚底前掌多肉凸起处。提高呼吸系统免疫功能，防治肺气肿、肺炎、肺结核、气喘、咳嗽、感冒等。

8. 生殖器

双脚跟外侧及脚底后跟中央。促进幼儿成长激素分泌、促进性功能、调经和抗衰老，防治生长发育迟缓、不孕不育、更年期病变、女子月经不调、男性前列腺炎症等。

9. 血压点

位于双足底大踇趾根部。调节血压，防治高血压、低血压。

10. 腹腔淋巴结

位于双足外踝前下方凹陷处。调节免疫功能，防治身体的炎症、免疫力低下、肿瘤、发热等。

复习思考题

1. 针、灸、按摩发挥养生作用的中医机制有何异同？
2. 常用养生体穴、头穴和耳穴的位置和养生作用如何？
3. 常用养生反射区的位置和养生作用如何？
4. 试述常用养生针、灸和耳穴贴丸法的注意事项。
5. 试述自我保健按摩方法及主要禁忌。
6. 试述他人不同部位的保健按摩手法。

主要参考文献

1. 王玉川. 中医养生学. 上海：上海科学技术出版社，1991.
2. 张奇文. 实用中医保健学. 北京：人民卫生出版社，1995.
3. 施杞. 实用中国养生大全. 上海：学林出版社，1990.
4. 史绍蓉，贺洪，刘祥梅. 运动人体实验技术. 长沙：湖南师范大学出版社，2009.

（刘祥梅）

附录：中国古代养生名录

中国传统养生文化饱含中国传统文化的思想精髓，是中华民族大文化的重要组成部分。本附录摘取中国古代养生的一些名录，供读者研学并与作者共勉。

一、贵生重己

人法地，地法天，天法道，道法自然。（《道德经》第二十五章）

【按语】老子提倡的道就是“自然”或客观自然规律。人们只要懂得了自然规律，然后顺应这种规律去生活，就能够祛病健身、延年益寿。

二、天之四大

道大，天大，地大，人亦大。域中有四大，而人居其一焉。（《道德经》第二十五章）

【按语】中国古代的伟大哲学家老子把人提到了与宇宙、天地同大的地位，提示我们每一个人都要珍爱自己的生命。

三、万物人贵

天覆地载，万物悉备，莫贵于人。人以天地之气[①]生，四时之法[②]成。君王众庶，尽欲全形。（《黄帝内经·素问·宝命全形论》）

【注释】

① 天地之气：天气，指风、寒、暑、湿、燥五气；地气，指酸、苦、甘、辛、咸五味。

② 四时之法：四时，四季；法，法度。唐代王冰注云：“温凉寒暑，生长收藏，四时运行，而方成立。”

【按语】自然之间，以人为贵。人凭借着天地之气而生，顺应着四季的变化规律而长。上至君王下至民众，人们全都希望有一个健全的体魄。此论高度肯定了人在宇宙中的崇高地位，并且充分肯定了人们追求健康长寿的美好愿望。

四、阴阳化生

地气上齐[①]，天气下降。阴阳相摩，天地相荡。鼓之以雷霆，奋之以风雨，动之以四时，暖之以日月，而百化兴焉。(《礼记·乐记》)

【注释】 ① 齐(jī)：通“跻”，升起。

【按语】 地之气向上升腾，天之气向下沉降，阴与阳互相摩擦，天与地彼此激荡，加之以雷霆的震响，风雨的飞动，四时不息的运转，日月光华的照耀，于是千姿百态的生物便在其间生长起来了。《礼记》认为人是大自然的产物。大自然运行中所发生的方方面面，几乎无一不对包括人在内的一切生物的生命活动发生这样那样或显或微的影响。因此，善于养生的人一定要注意正确处理机体与自然环境之间的关系。

五、五福六极

五福：一曰寿，二曰富，三曰康宁，四曰攸好德[①]，五曰考终命[②]。

六极[③]：一曰凶短折[④]，二曰疾，三曰忧，四曰贫，五曰恶，六曰弱。(《尚书·洪范》)

【注释】

① 攸好德：攸，行；好，美好。

② 考终命：考，老；终命：善终的意思。

③ 六极：极，诛、惩罚的意思。

④ 凶短折：没有成人就死去称凶，不足 20 岁死去称短，没有结婚就死去称折。凶、短、折，均谓早死。

【按语】《尚书》将长寿列为五福之首，早死列为六不幸之冠。健康长寿的重要性可见一斑。

六、长久之计

名与身孰亲？身与货孰多？得与亡孰病？甚爱必大费，多藏必厚亡。故知足不辱，知止不殆[①]，可以长久。(《老子》第四十四章)

【注释】① 殆(dài):失败,危害。

【按语】过分的爱惜必将造成大的浪费,过多的储存必将导致更大的损失。因此,知道满足才不会遭受困辱,懂得适可而止方不会遭到失败,这样才能长久地存在下去。这是《老子》的基本养生思想。

七、颐 养 之 义

圣人设卦,推养之义,大至于天地养育万物,圣人养贤以及万民,与人养生、养德、养人,皆颐养之道也。动息节宣,以养生也;饮食衣服,以养形也;威仪行义,以养德也;推己及物,以养人也。(程颐《伊川易传》卷二)

【按语】圣人创制八卦,阐发"养"的意义,认为大到天地滋育万物,圣人养育贤才和万民,乃至每一个人养护生命、培养美德、赡养老人与抚育后人,都包含着颐养的意思。调节动静,使呼吸宣畅,这是为了养生;谨慎饮食穿着,这是为了养身;留意仪表,坚持正义,这是为了养德;由爱护自己而扩展到爱护万物,保护大自然的和谐,这是为了整个人类更好地生存。

八、大 化 有 四

人自生至终,大化有四:婴孩也,少壮也,老耄[①]也,死亡也。其在婴孩,气专志一,和之至也;物不伤焉,德莫加焉。其在少壮,则血气飘溢,欲虑充起,物所攻焉,德故衰焉。其在老耄,则欲虑柔焉,体将休焉,物莫先焉;虽未及婴孩之全,方于少壮,间[②]矣。其在死亡也,则之于息焉,反其极[③]矣。(《列子·天瑞》)

【注释】

① 耄(mào):老。《札礼·曲礼上》:"八十、九十曰耄。"

② 间(xián):安稳,闲静。

③ 极:尽头。这里指根源,即人最初的出发处——大自然。

【按语】人从生到死要经历婴孩、少壮、衰老、死亡四个时期。婴孩时期,神气贯注,心意专一,元气最为淳和。少壮时期,血志飘溢,欲虑充盈,德性开始衰退。老年时期,欲虑减弱,身体由外向的进取逐步转为内向的保养。此时虽然不及婴孩德性的完备,但比起少壮时期则要好多了。到了死亡的时候,人就进入了安息状态,重新回到了其根源之地——大自然之中。

九、法天遵道

生我者道也，灭我者情也。（曾慥《至游子》）

【按语】能使我长生的是遵道修行，顺应自然规律；能使我短寿的是情欲。

十、啬以长生

治人事天[①]，莫若啬[②]。夫唯啬，是谓早服[③]。早服谓之重积德[④]。重积德则无不克，无不克则莫知其极。莫知其极，可以有国。有国之母[⑤]，可以长久。是谓深根固柢[⑥]、长生久视之道。（《老子》第五十九章）

【注释】

① 事天：河上公注："治身者当爱精气不放逸。"王纯甫："事天，谓全其天之所赋，即修身之谓也。"《孟子·尽心》："存其心，养其性，所以事天也。"

② 啬：爱惜，保养。啬本为收藏之义，引申为爱而不用。这里指收藏神形而不用，以归于无为。

③ 早服：及早从事，早为准备。河上公注："早，先也；服，得也。"姚鼐："服者，事也。啬则进暇而力有余，故能于事物未至，而早从事以多积其德，逮事之至而无不克矣。"另一种解释：服：复返；早服：早返于道。《韩非子》："夫能啬者，是从于道而服于理也。"

④ 重积德：不断地积蓄"德"。重：多，厚，含有不断增加的意思。

⑤ 有国：保国；母：比喻保国的根本大计。

⑥ 柢（dǐ）：树根。

【按语】治理国家、养护身心，没有比爱惜精力更重要的了。爱惜精力，便是早作准备；早作准备，就是不断地积"德"；不断积"德"，就没有什么不能胜任的；没有什么不能胜任的，就无法估量他的造就。无法估量他的造就的人，便有能力保护一个国家。掌握了保护国家的根本方法，就可以长久地存在下去。这就是深根固柢、长生久视的根本道理。

十一、注重细节

其安易持，其未兆易谋，其脆易破，其微易散。为之于未有，治之于未乱。合抱之木，生于毫末；九层之台，起于累土；千里之行，始于足下……民之从事，常于几成而败之。慎终如始，则无败事。(《老子》第六十四章)

【按语】任何病患的发生，都有一个由无而有、由微而巨的过程。认识了这一点，人们就应高度重视可能造成各种病患的根源，防微杜渐，消灭病患于未萌或初萌的状态。同样，任何好的成效的取得，都需要经达漫长的、持之以恒的努力。只有坚持不懈，慎终如始，才不至于功亏一篑。

十二、法于阴阳

上古之人，其知道者，法于阴阳，和于术数，食饮有节，起居有常，不妄作劳，故能形与神俱，而尽终其天年，度百岁乃去。(《黄帝内经·素问·上古天真论》)

【按语】上古时代，人们懂得养生之道，能够效法天、地自然的运动变化规律，适应着客观的环境条件，饮食有节制，起居有常度，不过分操劳，所以能使形体和精神都很健盛，从而健康地活到他们应有的年岁——一百岁以后才去世。

十三、精神内守

夫上古圣人之教下也，皆谓之虚邪贼风，避之有时[①]，恬淡虚无，真气从之，精神内守，病安从来。(《黄帝内经·素问·上古天真论》)

【注释】

① 时：适时。避之有时：适时回避(虚邪贼风的)侵袭。

【按语】古代一些精通养生之道者教导人们时，都说要适时回避自然界的虚邪贼风，情志要安闲清静，清除妄念，体内的真气就会调达顺畅，精神内守不致耗散。如果真做到了这些，疾病还会从哪里来？

十四、养生之本

天生阴阳、寒暑、燥湿、四时之化，万物之变，莫不为利，莫不为害。圣人察阴阳之宜[①]，辨万物之利以便生[②]，故精神安乎形，而年寿得长焉。长也者，非短而续之也[③]，毕其数也[④]。毕数之务，在乎去害。何谓去害？大甘、大酸、大苦、大辛、大咸，五者充形则生害矣。大喜、大怒、大忧、大恐、大哀，五者接神则生害矣。大寒、大热、大燥、大湿、大风、大霖[⑤]、大雾，七者动精则生害矣[⑥]。故凡养生，莫

若知本，知本则疾无由至矣。（吕不韦《吕氏春秋·尽数》）

【注释】

① 察：洞察，了解。宜：合宜，适宜。

② 便：利，利益，这里作“益处”。便生：给生命带来益处。

③ 续：延续，延长。

④ 毕：尽。数：寿数，指人本来俱有的自然寿命。

⑤ 霖：即霖雨，连续数天的大雨为霖。

⑥ 动精：这里理解为“耗精”，就是消耗人体的精气。

【按语】天生出了阴阳、寒暑、燥湿、四季的更替变化，万物的化生变更，没有一种不给人带来益处，也没有一种不给人带来危害。精通养生之道的人了解阴阳变化的规律，分辨万物有利的一面给生命所带来益处，所以精和神能安守在形体之中，而寿命得以长久。长久，并不是说寿命本是短的而人为地使它延长，而是使寿命尽其天年。尽其天年的当务之急是避开充满人的形体就会危害生命的东西。什么东西充满人之形体就会危害生命？过甜、过酸、过苦、过辣、过咸，这五种味的东西充满形体就会危害生命。过喜、过怒、过忧、过恐、过哀，这五者和人的精神相接触就会危害生命。过寒、过热、过燥、过湿、过大的风、过多的大雨、过多的雾，这七种外邪能消耗人体内的精气、危害人的生命。所以，凡是养生，没有比知道这个更重要的了，知道了养生的根本，疾病就无法产生了。

十五、养生五难

养生有五难：名利不灭，此一难也；喜怒不除，此二难也；声色不去，此三难也；滋味不绝，此四难也；神虚精散[①]，此五难也。五者必存，虽心希难老[②]，口诵至言，咀嚼英华，呼吸太阳，不能不回其操，不夭其年[③]也。五者无于胸中，则信顺日济，玄德日全[④]。不祈喜而有福，不求寿而自延，此养生大理之所效也。（嵇康《答难养生论》）

【注释】

① 神虚：神情虚妄。精散：精气四散。

② 难：不容易。难老：即不老，长生不老。

③ 不夭其年：即不在中年早丧。

④ 玄德：即大德。

【按语】养生有五大难：追名逐利的心不灭，这是第一难；喜怒之情不消，这是第二难；声色之欲不去，这是第三难；贪食美味之念不绝，这是第四难；神情虚妄，精气四散，这是第五难。这五大难若存于心，虽然心里希求长生不老，嘴上诵读着至理名言，口里嚼着芬芳的花蕊，呼吸着洁净的空气，仍然很难做到不让事与愿违，不在中年早丧。如果心中消除了这五大难，就可取信于人，事事顺利，日日长进，至大美德与日俱增。不祈求自有福禄，不求高寿而自然延年益寿，这就是养生的基本精神。

十六、贵生重己

我命在我不在天。（葛洪《抱朴子·黄白》）

【按语】人的生命靠自己把握，与上天无关。

十七、顺时养生

夫四时阴阳者，万物之根本也。所以圣人春夏养阳，秋冬养阴，以从其根，故与万物沉浮于生长之门。逆其根，则伐其本，坏其真矣。故阴阳四时者，万物之终始也，死生之本也。逆之则灾害生，从之则苛疾不起，是谓得道。道者，圣人行之，愚者佩之。（《黄帝内经·素问·四气调神大论》）

【按语】深明养生之道的人，春夏则养阳，秋冬则养阴，从而在根本上取得机体与自然环境变化之间的和谐。违背了这种变化规律，就会戕害生命的根本，败坏机体的真气。所以，阴阳四时的变化，贯穿于万物的始终，是影响万物生死的根本条件。违背它就会产生灾害，顺应它就不会生大病。

十八、五味辨证

阴之所生①，本在五味②，阴之五宫③，伤在五味。是故味过于酸，肝气以津，脾气乃绝。味过于咸，大骨气劳④，短肌，心气抑。味过于甘，心气喘满，色黑，肾气不衡。味过于苦，脾气不濡⑤，胃气乃厚⑥。味过于辛，筋脉沮弛，精神乃央⑦。是故谨和五味，骨正筋柔，气血以流，腠理以密，如是则骨气以精，谨道如法，长有天命。（《黄帝内经·素问·生气通天论》）

【注释】

① 阴：指阴精。

② 五味：指酸、苦、甘、辛、咸五种味道的食物或药物。

③ 五宫：即五脏。

④ 大骨：此泛指全身骨骼。

⑤ 濡：湿润。

⑥ 厚：此作壅滞。

⑦ 央：同“殃”。

【按语】阴精的产生，来源于饮食五味，储藏阴精的五脏，因五味而受伤。饮食过于酸，会使肝气淫溢而亢盛，从而导致脾气衰竭；饮食过于咸，会使骨骼损伤，肌肉短缩，心气抑郁；饮食过于甜，会使心气满闷，使脾气过燥而不濡润，从而使胃气壅滞；饮食过辛，会使筋脉坏死，发生弛纵，精神受损。因此，谨慎地调和五味，会使骨骼强健、筋脉柔和、气血通畅、腠理致密，如此则骨气精强有力。重视养生之道，并且依照正确的方法加以实行，就会长久保持天赋的生命力。

十九、活人之本

饮食，活人之本也。是以一身之中，阴阳运用，五行相生，莫不由于饮食。故饮食进则谷气充，谷气充则血气盛，血气盛则筋力强。脾胃者，五脏之宗，四脏之气皆禀于脾，四时[①]以胃气为本。由饮食以资气，生气以益精，生精以养气，气足以生神，神足以全身，相须以为用者也。人于日用养生，务尚淡薄，勿令生我者害我，俾五味得为五内贼，是得养生之道矣。（高濂《遵生八笺·饮馔服食笺》）

【注释】① 四时：中医学理论认为，四经应四时，肝应春，心应夏，肺应秋，肾应冬。

【按语】饮食是维持人体生命活动的根本条件。人的身体之中，阴阳得以运用，五行得以相生，各个系统、器官得以发挥正常的功能，无不由于摄入饮食而获得动力。所以饮食进入体内就会生气充盈，生气充盈就会血气旺盛，血气旺盛就会筋骨坚强。脾胃是五脏的根本，肝、心、肺、肾四脏之气都需要凭借胃气才能发生，春、夏、秋、冬四时之气才能起到补益肝、心、肺、肾四脏的作用。由摄入饮食而滋养真气，气盛则精充，精充又反过来补益真气，气足则神旺，神旺就能保全身体，提高防病抗病的能力。因而，这些都是相互为用的。人们在日常生活中讲究养生，一定要注意饮食淡薄，不要让本来能够补益人体的东西反而危害了自己，使五味成了损伤五脏的盗贼。如果把握了这一点，那么也就把握住养生之道了。

二十、食药有别

夫安身之本，必须于食；救病之道，惟凭于药。不知食宜者，不足以全生；不

明药性者，不能以除病。（王怀隐《太平圣惠方·食治养病诸方》）

【按语】强身的根本，在于饮食；治病的方法，在于用药。不知道合理饮食的人，不能长寿；不知道药性的人，治不好病。

二十一、妙合阴阳

圣人不绝和合之道，但贵于闭密以守天真也。（李鹏飞《三元延寿参赞书》）

【按语】圣人不禁绝房事，但主张爱惜元气，以保护自己、延长寿命。

二十二、孔子三戒

君子有三戒：少之时，血气未定，戒之在色；及其壮也，血气方刚，戒之在斗；及其老也，血气既衰，戒之在得。（《论语·季氏》）

【按语】君子有三件事应该警惕：年轻的时候，血气未定，要戒色；壮年时，血气正旺，要戒争斗；等到人上了年纪，血气已经衰弱，要懂得放弃。

（魏胜敏）

郑重声明

反盗版举报电话：(010) 58581897/58581896/58581879

反盗版举报传真：(010) 82086060

E - mail：dd@hep.com.cn

通信地址：北京市西城区德外大街 4 号

高等教育出版社打击盗版办公室

邮　　编：100120

购书请拨打电话：(010)58581118